ESSAI

SUR LE

PUERPÉRISME INFECTIEUX

CHEZ LA FEMME ET CHEZ LE NOUVEAU-NÉ

(Epidémie observée à l'hôpital Saint-Antoine en 1869, service de M. Lorain.)

PAR

Eugène QUINQUAUD,

Docteur en médecine de la Faculté de Paris,
Ancien interne des hôpitaux et hospices civils de Paris,
Lauréat des Hôpitaux,
Ancien interne lauréat de l'hôpital de Limoges,
Membre de la Société anatomique, de la Société botanique,
de la Société entomologique de France, etc.

AVEC 17 PLANCHES INTERCALÉES DANS LE TEXTE.

PARIS

ADRIEN DELAHAYE, LIBRAIRE-ÉDITEUR

PLACE DE L'ÉCOLE-DE-MÉDECINE

1872

ESSAI

SUR LE

PUERPÉRISME INFECTIEUX

CHEZ LA FEMME ET CHEZ LE NOUVEAU-NÉ

(Epidémie observée à l'hôpital Saint-Antoine en 1869, service de M. Lorain.)

PAR

Eugène QUINQUAUD,

Docteur en médecine de la Faculté de Paris,
Ancien interne des hôpitaux et hospices civils de Paris,
Lauréat des Hôpitaux,
Ancien interne lauréat de l'hôpital de Limoges,
Membre de la Société anatomique, de la Société botanique,
de la Société entomologique de France, etc.

AVEC 17 PLANCHES INTERCALÉES DANS LE TEXTE.

PARIS

A. PARENT, IMPRIMEUR DE LA FACULTÉ DE MÉDECINE

RUE MONSIEUR-LE-PRINCE, 31

1872

A LA MÉMOIRE DE MA GRAND'MÈRE.

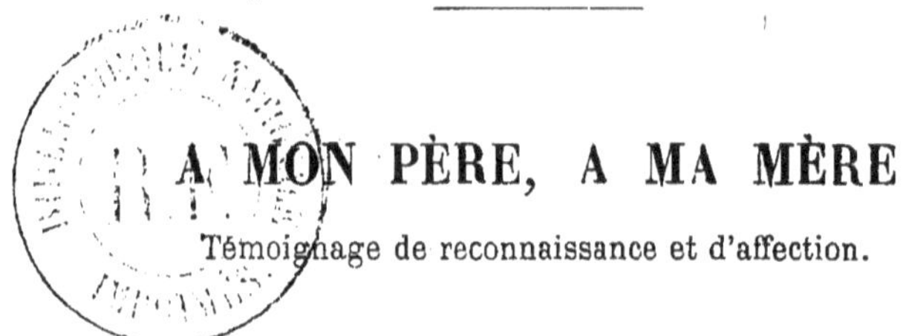

A MON PÈRE, A MA MÈRE

Témoignage de reconnaissance et d'affection.

A MES PARENTS.

A MES AMIS

DUGUET ET DAMASCHINO,

Professeurs agrégés à la Faculté de médecine de Paris.

Ern. MALINVAUD,

Ern. ROZE,

Vice-président de la Société botanique de France.

CORNU,

Docteur ès-sciences.

J. BARBARIN,

Pharmacien.

A MES MAÎTRES DANS LES HÔPITAUX :

A LA MÉMOIRE DU PROFESSEUR NATALIS GUILLOT.

A LA MÉMOIRE DU PROFESSEUR JARJAVAY.

A LA MÉMOIRE DE MOREL-LAVALLÉE,
Chirurgien de l'hôpital Beaujon.

A MON SAVANT MAITRE M. LABOULBÈNE,
Médecin de l'hôpital Necker.

A M. LÉON LABBÉ,
Chirurgien de l'hôpital de la Pitié.

A M. LORAIN,
Médecin de l'hôpital de la Pitié.
Hommage de sincère amitié.

A M. MOLLAND,
Médecin des hôpitaux.

A M. LABRIC,
Médecin de l'hôpital des Enfants-Malades.

A L'ILLUSTRE MAITRE M. BAZIN,

Médecin de l'hôpital Saint-Louis.

Profonde reconnaissance de son élève.

A M. CHARCOT,

Médecin de la Salpêtrière.

A M. LE PROFESSEUR VULPIAN,

Médecin de l'hôpital de la Pitié.

A MES AUTRES MAITRES DANS LES HÔPITAUX :

MM. TARNIER, GUÉNIOT, DESNOS,
PÉAN, DE SAINT-GERMAIN, ERN. BESNIER, GUYOT.

A M. MESNET,

Médecin de l'hôpital Saint-Antoine.

A M. DUMONTPALLIER.

Médecin des hôpitaux,
Secrétaire général de la Société de biologie.

A M. LADREIT DE LA CHARRIÈRE,

Médecin et chirurgien en chef des Sourds-Muets.

A M. PÉRIER,

Professeur agrégé de la Faculté de médecine de Paris.

ESSAI

LE PUERPÉRISME INFECTIEUX

CHEZ LA FEMME ET CHEZ LE NOUVEAU-NÉ

AVANT-PROPOS.

a. Dès le début de mes études de médecine, je me suis pénétré des deuxième et troisième préceptes de Descartes, qui peuvent se résumer en deux mots : commencer par la méthode analytique et finir par la synthétique. Appliquant cette pensée à la science médicale, j'ai tâché d'analyser les divers phénomènes que présentent l'homme sain et l'homme malade.

Mais, pour remplir convenablement cette tâche, des notions étendues de physique, de chimie, de mécanique, de mathématiques même, sont indispensables. C'est en effet à l'application de toutes ces sciences à l'analyse que doivent tendre les efforts du médecin scientifique, c'est là aujourd'hui une vérité banale. L'observation clinique pure et simple qui est la gloire de la médecine antique ne suffit plus. Voici d'ailleurs ce que pense un savant clinicien de notre temps (1) : « La tendance de tous les hommes savants « de nos jours, dans quelque spécialité que le hasard les ait « jetés, est la même, et c'est une grande consolation pour

(1) Etudes de médecine clinique par Lorain (le Pouls dans les maladies, p. 7).

« les médecins qui suivent avec attention les progrès de la
« science, de voir avec eux et comme eux les physiciens et
« les chimistes, armés du pendule, de la balance, du mano-
« mètre et du thermomètre, renoncer à l'excès des vues
« spéculatives et attachés à déterminer sans parti pris et
« sans découragement les conditions objectives saisissables
« dans tout phénomène physique : durée, poids ou pres-
« sion, chaleur. » Toutefois l'observation du malade doit
primer tout.

Pour apprécier justement les phénomènes morbides de
l'organisme, en un mot, pour connaître la dynamique
pathologique, il faut préalablement connaître la dynamique physiologique, tant il est vrai que ces deux espèces
de connaissances ont des liens intimes.

Tous les actes physiologiques, toutes les fonctions peuvent se résumer en une réaction chimique complexe, dans
laquelle rien ne se perd, rien ne crée ; il n'y a, dans l'économie, que transformation de forces en fonctions dynamiques, que transformation de produits chimiques infinis,
d'où résulte une difficulté extrême pour résoudre, par
exemple, le grand problème de la chaleur animale. Der-
nièrement encore M. Berthelot montrait que les substances
albuminoïdes (amides) peuvent donner lieu à la chaleur :
1° lors de leur hydratation avec dédoublement ; 2° lors de
leur déshydratation avec combinaison ; que les hydrates
de carbone dégagent de la chaleur par leur seul dédoublement ; que les corps gras neutres peuvent donner de la
chaleur en se dédoublant et par simple hydratation, par
exemple sous l'influence du *suc pancréatique* (1).

Jusqu'à ces derniers temps, un grand nombre de médecins ont traité ce qu'ils appelaient la chimiâtrie de science

(1) Académie des sciences, 1863, et Mémoires de la Soc. de biologie,
1864, p. 155.

incapable de rien apprendre sur les maladies. Aujour-
d'hui, nous n'avons qu'à jeter les yeux sur les travaux de
Lavoisier, Fourcroy, Berzélius, Thénard, Dumas et Prévost,
Boussingault, Vauquelin, Liebig, Simon, Lhéritier,
Lehmann, d'Andral et Gavarret, Becquerel et Rodier,
Robin et Verdeil, Frerichs, Scherer, Streiker, Neubauer
et Vogel, Schottin, Reuling, Hoppe, Oppler, Al. Schmid,
G. Bird, Hassell, de Beale, Denis, Wurtz, Berthelot,
Réveil, du professeur Gubler et de son élève Durante,
Schutzenberger, Chalvet, de regrettable mémoire, Brouar-
del, Molé et tant d'autres, pour apprécier les services
immenses que la chimie a rendus à la médecine. Mais
pour que la chimie rende à la science médicale tous les
services possibles, il faut que le clinicien devienne chimiste.
En même temps qu'il observe les phénomènes morbides et
apprécie le jeu de la machine, il doit analyser les produits
qui servent à l'alimenter ou qui ont cessé d'être utiles à
son mécanisme. Il prendra des observations chimiques
journalières avec des appréciationsde thermométrie, de
pesée, etc., il notera la qualité et la quantité des ingesta,
s'il veut arriver à des résultats exacts et précis.

b. Dans cette étude du puerpérisme infectieux, j'ai essayé
d'analyser la sécrétion urinaire à l'état normal et à l'état
pathologique chez les femmes et chez les enfants, surtout
au point de vue du chlore et de l'urée, coïncidemment j'ai
tracé des courbes de la température et du pouls. J'ai réuni
par groupe les divers phénomènes infectieux qui surviennent chez la nouvelle accouchée et chez le nouveau-né ;
enfin de nombreux examens histologiques m'ont permis
de décrire exactement les lésions. J'ai voulu insister sur
quelques particularités de l'état physiologique de la mère
et de l'enfant, afin que l'on pût mieux établir les différences
d'avec l'état pathologique.

Je rejette l'expression de fièvre puerpérale, défendue avec un remarquable talent par P. Dubois, le professeur Depaul, etc., on verra plus loin, d'après la multiplicité des affections épidémiques, que j'ai pu observer combien il semble rationnel de rejeter la fièvre puerpérale.

Je n'ai pas accepté le nom de *maladies puerpérales*, attendu que le mot maladie ne saurait s'appliquer qu'au puerpérisme infectieux ; écoutons ici comment mon illustre maître, le Dr Bazin, définit la maladie : « La maladie, « dit-il, est un état accidentel et contre nature de l'homme, « qui produit et développe un ensemble de désordres fonc-« tionnels et organiques isolés ou réunis, simultanés ou « successifs » (1) ; tandis que les affections ne sont que les symptômes de la maladie.

Ainsi entendus, je pourrais désigner les différents états fébriles sous le nom d'affections puerpérales.

J'ajoute qu'on ne saurait employer le mot d'empoisonnement ; car en pathologie générale il a un sens précis : « Le mot empoisonnement, disent Hardy et Béhier, doit « être réservé pour les cas particuliers où l'élément morbide « consiste en un agent chimique connu. » Ils différencient l'infection de l'empoisonnement.

Je ne saurais admettre davantage l'expression de miasmes. Ces agents, en effet, ne peuvent être appréciés que par leur action sur l'économie. Or, il n'y a pas d'analogie entre la fièvre intermittente palustre et l'infection puerpérale. Tout au plus trouvons-nous quelque ressemblance entre l'action de certains virus et l'action des agents qui produisent les accidents aigus puerpéraux. Nous voyons, en effet, le virus syphilitique, par exemple, produire des lymphangites, des adénites, affections que nous rencontrons dans le puerpérisme.

---

(1) Leçons théoriques et cliniques sur la scrofule. Paris, 1861.

Je réserve donc le mot puerpéral à l'état physiologique de la nouvelle accouchée, dont les suites de couches sont normales, et l'ensemble des états pathologiques auxquels cet état prédispose, constitue à mes yeux le domaine du *puerpérisme* qui comprend des états fébriles traumatiques, des phlegmasies, etc. Dans ce groupe nosologique si vaste et si complexe, ce sont les formes infectieuses qui ont fixé mon attention d'une manière plus spéciale et que je me suis surtout proposé de décrire dans ce travail. De là, le titre que je lui ai donné; on m'excusera d'avoir employé un mot nouveau, ou plutôt d'avoir changé la terminaison d'une expression reçue, dans un but de précision.

Je me suis efforcé, dans ce travail, d'être exact et concis ; chaque chiffre, chaque assertion cités, se retrouvent dans les observations, recueillies par moi-même. Je n'ai point voulu exposer l'état de la science sur le puerpérisme infectieux, mais apporter quelques documents à l'histoire de ces accidents puerpéraux.

Qu'il me soit permis de remercier ici un maître éminent, M. le Dr Lorain, qui m'a toujours honoré de ses conseils et que je prie de recevoir ici l'hommage de ma vive affection.

Je ne saurais oublier l'accueil bienveillant que j'ai reçu dans les services de MM. Bourdon et Isambert, où j'ai pu refaire des analyses d'urines chez des femmes en couches.

Je n'oublierai point les conseils d'un chimiste émérite, M. Schutzenberger, directeur du laboratoire de la Sorbonne.

INTRODUCTION.

a. Avant d'exposer les principaux résultats de mes observations personnelles, j'ai le devoir de signaler une partie des auteurs qui m'ont été utiles, soit au lit des malades, soit à l'amphithéâtre. Je suis heureux de déclarer ici, à la gloire de la médecine française, que le plus grand nombre des pathologistes qui ont étudié cette question portent des noms français.

On trouvera d'amples renseignements sur ce sujet dans les travaux de Spach, Gastelier, Doulcet, Ermerins, Gasc, Laënnec, Schweighaeuser, Lobstein, Routier, Mercier, Sédillot, Scoutetten, Dugès, Dance (excellent travail sur *la phlébite*), Danyau, Tonnellé (qui signale la *lymphangite utérine*), Legallois, Baudelocque, Conquest, Récamier, Vest, Nonat, Bérard, Cruveilhier, Berrier-Fontaine, Duplay, Sidey, Voillemier, le professeur Tardieu (très-bon mémoire en 1841); Bourdon (récit fort exact d'une épidémie observée à l'Hôtel-Dieu de Paris), Lasserre, Bouchut, Ducrest et de Castelnau (très-bon travail sur les abcès multiples), Moreau (Alex.), Botrel (excellent travail), Hersent, Masson, Sédillot, Wiéger, Duhamel, Lorain (qui établit, d'après des faits bien observés, l'identité de nature entre les accidents qui surviennent chez la femme, le fœtus et le nouveau-né, 1855), Charrier, Leborgne, Simpson, Lepetit, Barbrau, Dumontpallier (excellente thèse sur l'infection putride et purulente à la suite de l'accouchement, 1857), Tarnier (très-bon travail en 1857), Jacquemier, le professeur Béhier (savantes recherches sur les maladies des femmes en couches), Hélot, Gallard, Virchow, Wrotnowski, etc.

Je ne ferai que rappeler le célèbre et brillant débat aca-démique, auquel prirent part P. Dubois, Bouillaud, Velpeau, Trousseau, Depaul, Cruveilhier, Danyau, Cazeaux, Beau, Hervez de Chégoin, Piorry, Guérard et J. Guérin.

Dans ces dernières années, citons : Bernutz et Goupil, Second-Féréol, Siredey, Commenge, Dufresne, Dor, Témoin, Gubler, Métivier, Pajot (savantes cliniques en 1862), Sieffermann, Semmelweis, Churchill, Blot, Campbell, Warrington, Labéda (bonne thèse avec observations du service du professeur Hardy), Vacher, Douenel.

Récemment, à la Société de chirurgie, Tarnier, Guyon, Trélat, Lefort, étudiaient avec le plus grand soin l'hygiène des maternités et discutaient la question d'épidémicité, de contagion et d'infection.

Signalons encore Frarier, Gueneau de Mussy, Duncan, Mac-Clintock, Elsesser, J. Simon, Delore, Lauth, Trélat, Guyon, Hervieux (travail considérable sur les suites de couches), Ragot, Vaille, Martin, Braunberger, élèves de Lorain, Décornière, Français, Thierry (très-bonne thèse avec observations du service du professeur Hardy), Fontaine, Lucas-Championnière (excellente thèse), M. d'Espine (très-bon travail en voie de publication dans les *Arch. de méd.* de Lasègue et Duplay).

Je dois citer enfin la récente discussion de la Société médicale des hôpitaux, qui fut suivie d'un excellent rapport d'Hipp. Bourdon, discussion à laquelle prirent part Lorain, Hervieux, Labbé, Guyot, Moissenet, Chauffard, Dumont-pallier, Hérard, Moutard-Martin, Gallard, Delasiauve et Lailler.

Le lecteur ne doit pas chercher dans ce travail une longue critique historique, qu'il m'a été impossible de faire, j'ai dû me borner à relater fidèlement les faits que j'avais observés.

(Voir à la fin l'index bibliographique.)

Avant d'entrer en matière, je dois indiquer les méthodes que j'ai employées pour doser le chlore et l'urée. Mes analyses chimiques s'élèvent à 280.

b. *Recherches de la quantité de chlore et d'urée dans les urines.* — Indiquons d'abord les conditions indispensables pour pouvoir apprécier d'une manière assez exacte la quantité de ces deux éléments : chlore et urée.

1° Il faut obtenir la quantité d'urine sécrétée en vingt-quatre heures. Ceci est peut-être plus important que le dosage tout à fait exact. La méthode qui consiste à rapporter la quantité à 1000 gr. d'urine est fausse et Chalvet aurait certainement rencontré de nombreux résultats contradictoires s'il avait beaucoup multiplié les dosages. Dans les hôpitaux c'est une condition assez difficile à remplir. Mais je crois que lorsqu'on n'est pas sûr de la quantité d'urine il est préférable d'en rejeter les résultats.

2° Il faut analyser chaque jour l'urine excrétée en vingt-quatre heures et cela pendant tout le temps de la maladie. Il est bon même de savoir quelle est la quantité d'urée que le malade excrète physiologiquement en vingt-quatre heures.

3° Il faut connaître la densité de l'urine qui offre une indication pour les matières solides dissoutes.

4° Il faut boucher les bocaux et ne pas attendre que l'urée soit transformée en carbonate d'ammoniaque.

5° Il faut aussi débarrasser l'urine de l'albumine quand il en existe.

Ces deux dernières conditions sont importantes au point de vue du dosage de l'urée.

Nous avons surtout employé pour le dosage du chlore, la méthode volumétrique.

Cette méthode consiste à avoir une liqueur titrée de nitrate d'argent de façon que pour précipiter un volume donné de chlore, on laisse écouler par une pipette de Mohr 1 centimètre cube de la liqueur.

Exposé du procédé. — Nous avons suivi la méthode de Mohr d'après les conseils de M. Schutzenberger, directeur du laboratoire de la Sorbonne. On prend une quantité connue d'urine et l'on y ajoute la solution titrée d'azotate d'argent tant qu'il se forme un précipité. A ce moment tout le chlore est transformé en chlorure d'argent ; il reste à saisir ce moment. Pour cela, on ajoute une dissolution de chromate neutre de potasse, et la première goutte d'azotate d'argent en excès forme avec le chromate neutre une belle coloration rouge-sang.

Préparation de la solution titrée. — On pèse à l'aide d'une balance de précision 17 grammes de nitrate d'argent pur que l'on verse dans de l'eau distillée et l'on étend la solution à un litre. Nous avons vu que le chlore était tout entier précipité par le nitrate d'argent. Nous aurons donc l'équation suivante :

Cl. $=$ AgO AzO 5, mais l'équivalent de l'azotate d'arg. $= 170$, celui du chlore $= 35,5$. Nous aurons donc :

35,5 $=$ 170, ce qui veut dire que 170 de nitrate d'argent précipitent 35,5 de chlore, de sorte qu'une liqueur au dizième d'équivalent donnera 3,55 de chlore, mais les 17 grammes sont dissous dans 1000 cent. cubes d'eau distillée, — 1 centimètre cube en précipitera mille fois moins ou 0,00355.

Manière d'opérer. — Il est souvent utile de filtrer l'urine ; rarement on aura besoin de la décolorer. Un premier point consiste à s'assurer de la neutralité du liquide. Le chromate d'argent qui est très-soluble se dissoudrait en partie et retarderait l'apparition de la couleur rouge. Puis on verse 10 centimètres cubes d'urine dans un verre de Bohême, où l'on ajoute plusieurs gouttes de chromate de potasse et on laisse tomber goutte à goutte la solution titrée d'azotate d'argent contenu dans la pipette de Mohr. On agite de temps à autre le liquide contenu dans la vase de Bohême, puis on continue à laisser écouler la solution titrée jusqu'au moment où apparaît une légère teinte rouge, et dans toutes les opérations il faut s'arrêter au même degré de coloration.

Calculons maintenant la quantité de chlore qu'on trouve dans ces 10 cent. cubes d'urine. Je suppose qu'il ait fallu pour arriver à la couleur rouge 15 cent. cubes de la solution titrée. Nous savons qu'un cent. cube de cette solution précipite 0,00355 + de chlore. 15 cent. cubes en précipiteront donc 0,00355 × 15.

Voilà ce qui est précipitée dans 10 centilitres cubes, dans 1 cent. cube il yen aura $\dfrac{15 \times 0,00355}{10}$; et si la malade excrète 1200 gr. d'urine par exemple, la quantité totale de chlore excrétée en vingt-quatre heures sera

$$\frac{15 \times 0,00355}{16} \times 1200 = 6,39).$$

Dosage de l'urée. — *Exposé du dosage.* — Nous nous sommes servi de la méthode de Liebig. Si à une solution étendue d'azotate de bioxyde de mercure on ajoute une solution également étendue d'urée tout en neutralisant l'acide libre avec du carbonate de soude, on voit bientôt se former un précipité blanc insoluble dans l'eau, et si l'on continue d'ajouter la solution de mercure et la solution de carbonate de soude alternativement, tant qu'il se forme un précipité on voit bientôt se produire une coloration jaune d'hydrate de bioxyde de mercure. Ce liquide filtré permet de constater que toute l'urée a été précipitée ; ce précipité contient pour un équivalent d'urée, 4 de bioxyde de mercure et en se basant sur les explications déjà fournies par la préparation de liqueur titrée de nitrate d'argent, on arrivera à faire la solution suivante :

Moyen de préparer la solution titrée. — Il faut **peser.** 71 grammes 48 de mercure pur, qu'on verse dans un vase en verre et qu'on dissout dans de l'acide azotique pur jusqu'à ce qu'il ne se forme plus de vapeurs rutilantes; l'évaporation se fait au bain de sable, puis on étend l'azotate de bioxyde avec de l'eau distillée jusqu'à un litre. 1 cent. cube de la solution précipite 0,010 milligr. d'urée.

Manière d'opérer. — On précipite d'abord les phosphates et les sulfates de l'urine à analyser, à l'aide de la solution barytique suivante : un volume de nitrate de baryte pour deux d'eau de baryte, puis on filtre et l'on prend, à l'aide d'une pipette, 15 centim. cubes de cette urine, qui ne contiennent que 0,10 c. c. d'urine.

On verse ces 15 c. c. dans un verre de Bohême, où on laisse tomber goutte à goutte la solution titrée, en neutralisant de temps à autre, mais jamais d'une manière complète, jusqu'à ce qu'il se produise une coloration jaune d'hydrate de bioxyde de mercure sur la goutte que l'on dépose sur le verre de montre,— goutte sur laquelle on verse du carbonate de soude.

Je suppose qu'on ait employé 20 c. c. de la solution titrée, et que le malade ait excrété 1200 gr. d'urine, nous aurons pour la quantité totale d'urée excrétée en vingt-quatre heures :

$$\frac{0,010 \times 20}{10} \times 1200\,\text{gr.} = 24\,\text{gr.}$$

Toutefois pour avoir des chiffres très-exacts il faut faire quelques corrections, lorsque l'urine contient plus ou moins de 2 0/0 d'urée, ou du sel marin en proportion notable. (Voir Beale, *De l'urine et des dépôts urinaires*, 1865.)

Procédé Boymond. — Enfin, on peut avoir d'excellents dosages d'urée à l'aide d'un petit appareil proposé par mon ami M. Boymond (Thèse de pharmacie 1872). Cette

méthode est basée sur la décomposition de l'urée en azote
et en acide carbonique au moyen de l'acide azoteux (réactif
Millon) avec détermination de la perte de poids.

La vraie réaction serait la suivante :

$C^2H^4Az^2O^2 + (AzO^5HO) + AzO^3 = (AzH^3AzO^5HO)$
HO + 2Az + 2CO . (Liebig, Wohler, Ludwig, Kroh-
meyer.)

Ainsi, $C^2H^4Az^2O^2$ produisent $\quad\quad 2Az + 2CO^2$
$\quad\quad\quad\quad$ 60 $\quad\quad\quad$ » $\quad\quad\quad$ 28 + 44
$$\overline{\quad\quad\quad\quad\quad}$$
$\quad\quad\quad\quad\quad\quad\quad\quad\quad\quad\quad\quad\quad$ 72
$\quad\quad\quad$ 100 d'urée $\quad$ » $\quad\quad\quad$ 120 de gaz.

En faisant agir le réactif Millon sur l'urée, dans cet appareil spécial pesé avant et après, en perdant les gaz, on
arrive à un dosage très-sensiblement exact.

La perte de poids indique la quantité d'azote et d'acide
carbonique dégagée :

$\quad\quad$ 1 gr. d'urée doit produire 1 gr. 20 de gaz.
$\quad\quad$ 0,20 cent. d'urée $\quad\quad\quad$ 0 gr. 240

La réaction s'effectue dans un des appareils de Geissler
employés au dosage de l'acide carbonique par la perte de
poids. Le plus simple de ces appareils, qui sont d'un verre
mince et d'un poids très-faible, consiste en un petit ballon
sur lequel sont soudés une tubulure à robinet destinée à
contenir le réactif de Millon (mélange d'azotate et d'azotite
de mercure) et une autre tubulure à deux boules, contenant
de l'acide sulfurique, dans lequel passent les gaz produits
par la réaction. L'acide sulfurique absorbe la vapeur d'eau
et le bioxyde d'azote et ne laisse dégager que l'azote et
l'acide carbonique.

Dans le ballon on introduit l'urine avec une pipette gra-
duée en centimètres cubes et on place dans les tubulures
l'azotite de mercure et l'acide sulfurique; on pèse ensuite
l'appareil avec précision. On laisse écouler par le robinet

l'azotite de mercure ; la réaction se produit immédiatement à froid ; on l'achève en chauffant légèrement au bain de sable, on laisse refroidir en pratiquant une aspiration pour faire passer tous les gaz de l'appareil dans l'acide sulfurique. On pèse de nouveau et on constate une diminution de poids due au dégagement de l'azote et de l'acide carbonique de l'urée. Il est facile de calculer la quantité d'urée à laquelle correspond cette perte de poids sachant que 1 gr. d'urée doit produire 1 gr. 20 de gaz. Si, par exemple, 10 c. c. d'urine ont perdu 0,268 mill. de gaz, la proportion suivante indique la quantité d'urée correspondante :

$$\frac{1,20}{1} = \frac{0,268}{x} \qquad x \; \frac{0,268}{1,\,20} = 0 \text{ gr. } 22,333$$

soit 22 gr. 333 pour 1000 c. c. d'urine.

Une méthode de calcul plus simple consiste à multiplier la perte de gaz par la fraction

$$\frac{5}{6} \text{ soit N gaz } \frac{\times\,5}{6} = \text{ urée.}$$

Avant de commencer ce travail, je tiens à mettre ici un index, à l'aide duquel on pourra comprendre la signification des courbes.

Index

Poids   P + + + + + + + +
Pouls   P . — . — . — . —
Température   T - - - - - - - -
Chlore   Cl _________
Urée   U _________

PREMIÈRE PARTIE

CHAPITRE PREMIER

Etat physiologique de la nouvelle accouchée.

Les auteurs ont décrit l'état général de la femme qui vient d'accoucher. Ils ont montré sa fatigue, ses frissonnements consécutifs; mais ils ne parlent pas des modifications survenues dans la sécrétion urinaire. Les changements du pouls ont été étudiés par M. Blot, par M. Hémey et par M. Lorain (voir le pouls dans les maladies). Quant à la température, elle a été à peine signalée. Aujourd'hui, je tiens à établir à l'aide de ces 3 éléments : « pouls, température, urine, » quel est l'état physiologique de la femme après la parturition. Pour l'étude des lochies, je renvoie aux recherches de MM. les professeurs Vulpian, Pajot et Robin, de M. Tarnier

1° *Température.* Au moment de l'accouchement la température rectale de la femme ne dépasse pas 37°,6; la perte normale de sang ne fait point baisser la chaleur. Il n'est pas rare de voir certaines femmes prises pendant le travail de frissonnements; la température vaginale s'élève parfois à 39°,5; mais c'est là une fièvre passagère, car 3 ou 4 heures après l'accouchement le thermomètre descend à 38°. Ce fait important a conduit certains pathologistes à penser que c'était là le début d'une infection puerpérale. Nous allons voir tout à l'heure la réalité du mouvement fébrile dans la sécrétion de l'urine. Quelques heures après le part, la chaleur, qui était à 37°,6, monte à 38°,2 : l'état général correspond à cette légère élévation de la température : c'est la réaction fébrile secondaire. A la 12ᵉ et à la 15ᵉ heure la température est descendue à 37°,5. Les jours suivants, le thermomètre doit rester au-dessous de 38°. Chez les femmes qui accouchent à la campagne, cette règle ne souffre presque pas d'exceptions. Il en est autrement dans nos hôpitaux : si l'on veut bien prendre, matin et soir, la température vaginale des nouvelles accouchées, ainsi que je l'ai fait moi-même, on peut trouver que sur 550 accouchées 325 ont eu un mouvement fébrile notable, le thermomètre dépassant 38°. Ainsi donc, dans l'état physiologique proprement dit, le thermomètre doit osciller entre 37°,4 et 37°,8. La sécrétion lactée n'influe guère sur l'élévation de la chaleur. Il n'y a pas de fièvre de lait à proprement parler; mais au moment de la congestion des mamelles il survient des modifications dans la sécrétion de l'urine, que nous étudierons plus loin. En résumé, la courbe générale de la température chez une nouvelle accouchée nous montre une 1ʳᵉ période faiblement ascendante, et une 2ᵉ presque horizontale avec de légères oscillations. Winckel a noté les variations thermométriques après l'accouchement.

Pouls. Pendant l'accouchement le nombre des pulsations s'élève un peu au moment des contractions utérines (76 en moyenne). En même temps le pouls acquiert certaines qualités sphygmographiques; ainsi, au moment des fortes douleurs, il est déprimé avec un peu d'amplitude, absolument comme si l'on comprimait l'aorte. Après la cessation de la douleur, il reprend ses caractères ordinaires. L'accouchement terminé, l'amplitude du pouls est plus prononcée, le dicrotisme plus marqué : cet état dure pendant toute la période réactive. Dans la 2ᵉ période, assez souvent le pouls devient lent; il peut descendre à 40 et même à 34. Toutefois chez la majorité des femmes, ce caractère a manqué. On peut encore trouver, après l'accouchement, dans les 24 heures, le pouls bigéminé, trigéminé. Quant au chiffre des pulsations il ne doit pas dépasser 80. Ainsi la courbe physiologique de la chaleur est presque toujours la même ; le thermomètre monte à 38° ou un peu au-dessus 3 ou 4 heures après ce travail, pour rester ensuite entre 37° et 38° ; ou bien il survient une légère ascension vers 38° à 38°,4 au 3ᵉ jour : c'est une légère fièvre traumatique.

La courbe du pouls offre deux manières d'être : tantôt légère ascension dès la 3ᵉ ou 4ᵉ heure après l'accouchement, puis dépression du pouls, qui est lent ; il remonte ensuite vers le 5ᵉ ou 6ᵉ jour ; tantôt le pouls devient lent après le part, mais le 3ᵉ jour il augmente de fréquence (76 à 90 puls.). Ceci correspond à une faible fièvre traumatique : la courbe est à concavité inférieure ; enfin le 2ᵉ jour, le pouls est un peu fréquent (80 à 90 puls.), mais il descend progressivement les jours suivants ; la courbe n'offre qu'une période descendante.

3. *Sécrétion urinaire pendant les trois premiers jours.* Les nouvelles accouchées chez lesquelles on ne constate pas de mouvement fébrile pendant le travail, excrètent après l'accouchement moins d'urée qu'à l'état normal. On se rend compte de cette modification lorsqu'on a pu faire l'analyse de l'urine pendant la grossesse. Dans ce dernier état, d'après mes recherches, la quantité d'urée sécrétée en 24 heures dépasse de beaucoup la moyenne physiologique ; chez les femmes enceintes l'urée varie de 30 à 38 grammes en 24 heures. Dans les 24 heures qui suivent l'accouchement, l'urée descend à 20 et 22 gr.

Chez les femmes qui ont eu un mouvement fébrile durant le travail, l'urée est augmentée. Elle peut dépasser 38 gr. On peut également trouver cette modification dans la quantité de l'urée chez quelques femmes qui n'ont pas eu de température élevée pendant l'accouchement. Le 2° jour après la parturition, l'urée augmente, mais ne dépasse guère la quantité normale, à moins d'un mouvement fébrile qui est indiqué par le thermomètre. Le 3° jour, s'il n'existe pas de fièvre, l'urée peut dépasser 30 gr.

Quantité d'urée après le 3° jour. A cette époque il survient des modifications des plus intéressantes du côté de la sécrétion urinaire. Ces changements, il est vrai, sont troublés par des accidents fébriles divers, tels que la fièvre traumatique et le puerpérisme infectieux. Dans les cas où il n'y a pas de fièvre ; dès le 4° jour, si la femme a beaucoup de lait, si l'enfant tette bien, la quantité d'urée est diminuée. Elle peut descendre à 19 gr. en 24 heures ; chez les nourrices la quantité durée excrétée est faible (20 à 22 gr.).

Quantité de chlore pendant les trois premiers jours. Nous ne dosons que l'équivalent chlore ; mais, comme la quantité de chlorures que renferme l'urine consiste presque exclusivement en chlorure de sodium, rien]n'est plus facile à l'aide de nos chiffres et des équivalents que d'obtenir la quantité de chlorures.

La courbe du chlore suit exactement la courbe de l'urée. Le 1er jour, diminution ; le 2° ou le 3°, augmentation ; le 4°, état stationnaire, et les jours suivants, diminution si la femme allaite ; si elle ne donne pas le sein, et s'il survient un engorgement laiteux, les quantités d'urée et de chlore sont augmentées.

Densité. D'une manière générale la densité de l'urine est diminuée, pendant le 1er ou le 2° jour ; elle varie de 1010 à 1018, à moins toutefois qu'il ne soit survenu de la fièvre pendant l'accouchement, auquel cas la densité peut s'élever à 1020, 1022. Il est très-rare que la densité s'élève au delà de ce chiffre.

Les jours suivants, la densité de l'urine augmente. Elle s'élève à 1022 et au delà, même dans les cas où il n'existe pas de mouvement fébrile. Chez la nourrice, il n'est pas rare de voir la densité de l'urine à 1025.

Quantité. L'urine des premières 24 heures est très-abondante. Il existe une légère polyurie qui peut aller jusqu'à 2360 gr.; la moyenne est de 1600 gr. Il est assez rare de voir la quantité d'urine au-dessous de 1300 gr.

Chez certaines femmes, la quantité d'urine est un peu moindre; mais la polyurie passagère survient le deuxième jour de l'accouchement, quelquefois le troisième; et dans ce cas les quantités d'urée et de chlore augmentent. Les jours suivants, la quantité d'urine varie de 700 gr. à 1200 gr.

Couleur. L'urine des deux ou trois premiers jours teintée par du sang, est d'un rouge-carmin léger. A partir du quatrième ou du cinquième jour, l'urine tend vers la couleur orangée pour prendre vers le septième ou le huitième jour la teinte jaune.

4° *Montée du lait.* Si l'on consulte les hommes compétents en cette matière on les trouve divisés en deux camps : les uns avec Cazeaux admettent cette entité morbide, les autres avec M. Depaul la rejettent, disant que la fièvre survenant à cette époque chez certaines femmes est due à des phlegmasies. M. Pajot nous paraît être resté dans le vrai, en admettant qu'au moment de la montée du lait le nombre de pulsations n'est augmenté que de 15 à 20, il apporte surtout comme argument ce qui survient chez les femmes de la campagne où les phlegmasies ne jouent qu'un rôle minime. Il faut toutefois apporter une modification à cette manière de voir. Ayant eu l'occasion de prendre 8 observations de femmes accouchant en pleine campagne avec température et pouls, j'ai vu comme M. Pajot survenir un peu de chaleur à la peau et une légère augmentation dans la fréquence des pulsations qui n'ont jamais dépassé 84. Chez deux d'entre elles il n'y eut qu'un peu de céphalagie; chez les autres pendant 12 à 24 heures, il survint quelques sueurs, un peu de mal de tête, une légère inappétence, mais ce qui est capital c'est que le thermomètre n'a jamais dépassé 37°,8.

Voyons maintenant ce qui a lieu du côté de la sécrétion urinaire. Après l'accouchement, la femme, quand elle n'a pas eu de mouvement fébrile pendant le travail, excrète moins d'urée dans les 24 heures que dans l'état normal.

Puis, au moment de la montée du lait, alors qu'il n'existe pas d'augmentation de chaleur, la quantité d'urée augmente parfois considérablement pour redescendre ensuite.

On comprend sans peine dès lors pourquoi nous rejetons le terme fièvre de lait, attendu que les deux éléments de la fièvre, chaleur et urée, ne sont pas augmentés en même temps. Avec les données scientifiques modernes, pour qu'il y ait fièvre, il faut qu'il y ait plus de chaleur qu'à l'état normal, avec augmentation d'urée, ou bien plus de chaleur avec accroissement des matières extractives. Voici un exemple de la marche de la température et de l'urée au moment de la montée du lait.

OBSERVATION I.

Montée du lait; pouls, température, chlore et urée.

La nommée Georges, âgée de 27 ans, entrée à l'hôpital Saint-Antoine, service de M. Isambert, le 20 avril 1872, y est accouchée d'un enfant à terme et bien portant, le 21 avril à 7 heures du matin. P. 82, T. 37°5.

Quinquaud.   3

Le 22. P. 68, T. 37°6. Urine 800 gr., densité 1020 ; les mamelles sont flasques ; urée 18 gr., chlore 4 gr. 53.

Le 23. P. 64, T. 37°6. Le lait est monté, les seins sont tuméfiés, l'enfant commence à teter, à peine un peu de chaleur à la peau, un peu de céphalalgie pendant la nuit, pas de frissons. Rien du côté de l'utérus, la malade se trouve bien ce matin, aucune douleur abdominale à la pression ; urine 1230 gr., densité 1023 ; urée 34 gr. 44, chlore 10 gr. 13.

Le 24, matin. P. 58, T. 37°5. Seins tendus, l'enfant tette, la malade ne souffre pas. Urine 830 gr., densité 1022 ; urée 25 gr. 32, chlore 5 gr. 73.

Le 25. P. 56, T. 37°4. Seins non engorgés, aucune douleur, la malade mange une portion. Urine 900 gr., densité 1020 ; urée 22 gr., chlore 5 gr. 60.

Les 6 jours qui suivirent, cette femme ne rendit que 20 à 21 gr. d'urée et 5 à 6 de chlore ; il faut dire qu'elle nourrissait son enfant, et avait assez de lait.

CHAPITRE II.

De la fièvre puerpérale traumatique.

Je donne ce nom à la reaction fébrile qui survient peu de temps après l'accouchement, sans péritonite, phlébite, lymphangite, etc. Après une amputation, le deuxième, troisième ou quatrième jour, on voit une rougeur autour de la plaie, et si l'on prend la température et que l'on compte le pouls, on constate une augmentation de ces deux élćments. On peut admettre, en effet, que toute phlegmasie donne lieu à un changement isomérique dans les matières albuminoïdes, par suite duquel elles acquièrent des propriétés pyrogéniques (les matières extractives du sang augmentent dans l'inflammation) (Chalvet).

Il en est de même chez la femme nouvellement accouchée : elle possède non-seulement la plaie utérine, mais encore des éraillures, des déchirures du col, du vagin et des organes génitaux externes. Chez les primipares rien n'est plus facile à constater; chez les multipares, bien que les éraillures manquent assez souvent, il y a de la contusion des tissus du petit bassin, et partant une réaction inflammatoire consécutive. Cet état morbide a été entrevu par Cruveilhier, qui n'a signalé que l'analogie sans décrire les caractères de cet état fébrile. Grünwaldt a étudié cette fièvre traumatique, que d'Espine rapporte à la septicémie. — Certes, plus d'une fois on a pu constater cette réaction fébrile, mais on était imbu de la tradition, et toute fièvre apparaissant le deuxième ou le troisième jour était mise sur le compte de la fièvre de lait, entité morbide qui n'existe pas.

La fièvre traumatique présente ce caractère général qu'elle existe en tout temps dans les salles d'accouchements, tandis que les phénomènes infectieux apparaissent à certaines époques, puis disparaissent pendant plus ou moins de temps, pour revenir ensuite. — Ainsi, cette fièvre se distingue du puerpérisme infectieux, en ce qu'il n'existe aucune altération ni du péritoine, ni des veines, ni des organes éloignés.

Fréquence.— Sur 180 femmes (primipares et multipares), je l'ai constatée 100 fois; elle existe cependant plus souvent chez les primipares, car, 5 femmes sur 50 ont eu la fièvre traumatique, et 15 seulement sur 50 multipares.

Jour du début. — Rarement elle apparaît dans les vingt-quatre heures; le plus souvent c'est à la fin du deuxième jour, ou au commencement du troisième. — On peut dire que tout mouvement fébrile qui survient le quatrième ou le cinquième jour est dû à une altération de l'utérus ou de ses annexes.

Caractères du pouls. — D'une manière générale, le pouls ne présente pas une fréquence extrême : au maximum, 112 à 116. Voilà donc un caractère différentiel avec les phénomènes aigus infectieux ; tantôt le pouls s'élève progressivement à son maximum en douze à vingt-quatre heures. D'autres fois, il l'atteint d'un seul bond ; quelquefois, en douze heures, il s'élève de 72 à 110 et 112. Arrivé à cette période, il décroît rapidement ; en douze à trente-six heures au plus, il revient à 80, 92 environ.

Température. — Le plus souvent la chaleur ne s'élève guère au delà de 39°,5. Dans certains cas, cependant, elle peut atteindre 40°,2. Au début, en vingt-quatre heures, elle atteint son maximum ; mais elle décroît bientôt et tombe à 39°,2, 39°, pour descendre, le deuxième ou troisième jour de la fièvre, au-dessous de 39°, 38°,5, ou 38°. Ainsi, l'élévation de la chaleur ne persiste pas, et la courbe, dans son ensemble, forme un angle aigu ou légèrement obtus. Il n'existe pas de période horizontale ou d'état ; la courbe présente une première période ascendante, une deuxième descendante.

Frissons. — Le plus souvent le frisson manque : ainsi, la fièvre peut durer neuf jours sans qu'on observe ce symptôme. D'autres fois ce sont des frissonnements, mais qui ne se répètent jamais le deuxième jour de la fièvre. — On peut aussi voir survenir des frissons plus forts qui n'ont jamais l'intensité de ceux qui dépendent de l'infection puerpérale.

Vomissements. — Ils sont exceptionnels dans la fièvre traumatique ; la malade perd l'appétit, elle a de la soif, la langue un peu saburrale ; mais il arrive assez souvent que la nouvelle accouchée prend volontiers des bouillons, des potages. — Quant aux troubles cérébraux, ils n'existent pas.

Douleur. — La douleur présente elle-même certains caractères qu'on ne retrouve pas dans les phénomènes infectieux. Du côté de la région hypogastrique, il peut se manifester une douleur subite assez vive, mais qui disparaît en douze à vingt-quatre heures au plus. En outre, ce n'est point la douleur superficielle de la péritonite, ou plus profonde de la phlébite, étudiée avec soin par M. Béhier, mais plutôt une sensibilité utérine exagérée. Elle peut être provoquée ou spontanée, elle peut disparaître d'elle-même ou à l'aide d'une application de sangsues ou de ventouses. Enfin, il n'y a pas de tension à l'épigastre.

Un autre caractère qui distingue la fièvre traumatique de l'infection puerpérale, c'est que la quantité d'urée, au moment de sa période d'augment, qui est courte d'ailleurs, ne dépasse pas 34 à 35 gr., tandis que, dans les phéno-mènes infectieux, la quantité d'urée, au début de la fièvre, est plus considérable.

Urines. — Dans la fièvre traumatique puerpérale, au moment où la courbe du pouls et de la température devient ascendante, c'est-à-dire quand le thermomètre s'élève de 38°,2 à 39°,5 et 40°, il survient une augmentation dans l'excrétion de l'urée, partant cette courbe devient sem-blable à celle du pouls. — Pour bien se rendre compte de ces variations de la quantité d'urée, il faut connaître quelle est la quantité moyenne d'urée que la femme en observa-tion excrète en vingt-quatre heures, à l'état physiologi-que ; car, ainsi que nous l'avons déjà remarqué, la gros-sesse, l'accouchement, l'allaitement apportent de nom-breuses modifications à la quantité d'urée excrétée. — De plus, la quantité excrétée normalement en vingt-quatre heures par un individu varie d'un sujet à l'autre. — Chez les femmes, la moyenne est de 24 à 26 gr. ; dans la fièvre traumatique elle s'élève à 29, 32, 36 gr., suivant l'inten-sité. Il existe donc ici un fait constant qu'on ne peut pas toujours chiffrer d'une manière exacte, mais qu'on peut énoncer comme il suit : au début de la fièvre traumatique, dans les premières vingt-quatre heures, la quantité d'urée excrétée augmente. Il en est de même pour le chlore (moyenne 6 à 8 gr. en vingt-quatre heures). On trouve en effet que, dans la fièvre traumatique, les femmes excrètent 10 à 14 gr. de chlore en vingt-quatre heures. Donc, dans tout mouvement fébrile, il n'y a pas toujours une diminution du chlore, ce qui ne paraît pas avoir frappé Julius Vogel (p. 432) : « Dans toutes les maladies aiguës fébriles, dit-il, la quantité de chlore éliminée par l'urine diminue rapidement. » Plus loin il ajoute : « excepté pour les fièvres intermittentes (1). »

Après cette poussée, qui peut durer quarante-huit heures, l'urée diminue, bien qu'il y ait encore fièvre, elle descend de 29 et 30 gr. à 22, 20, 19 gr.

Le chlore diminue encore bien davantage ; ainsi, en trois, quatre jours, il descend à 1 gr., au lieu de 6 à 7 gr. C'est là encore une petite erreur allemande à relever : Neubauer et Vogel disent que dans tout mouvement fébrile il y a augmentation d'urée et diminution de chlore. Or, ici nous voyons bien une diminution du chlore, mais la quantité d'urée excrétée est faible.

Voici encore un fait qui a échappé à ces auteurs : quand la fièvre traumatique est sur le point de cesser, non-seulement la quantité de chlore commence à augmenter, ce qui est d'un excellent pronostic, mais la quantité d'urée excrétée est beaucoup plus considérable qu'à l'état normal ; elle peut même dépasser le chiffre du début de la fièvre traumatique.—La convalescence de la nouvelle accouchée sera donc indiquée par une augmentation du chlore et de la quantité d'urée, qui peut s'élever à 34, 38 gr. pendant quatre ou cinq jours.

(1) De l'urine et des sédiments urinaires, trad. par le Dr Gautier. Paris, 1870.

Ainsi, double erreur de la part des chimistes allemands :
1° il n'y a pas augmentation d'urée pendant la fièvre ;
2° l'urée augmente alors qu'il n'existe pas de fièvre. Nous retrouvons ces erreurs dans les autres lésions du puerpérisme infectieux. Je livre ces résultats aux défenseurs de la chimie germanique, Kolbe et Volhard (1).

La théorie régnante de la fièvre s'écroule, et je crains qu'elle n'entraîne dans sa chute de grandes *vérités* d'outre-Rhin.

La fièvre de lait, pour Cruveilhier, est une fièvre traumatique.

Pour Raciborski, c'est également une fièvre traumatique occasionnée par le travail de l'accouchement, et bornée aux veines de l'utérus.

Pour Mattei, la fièvre de lait est due à l'inflammation très-limitée de la surface utérine après l'accouchement.

La fièvre traumatique est due à l'inflammation circonscrite qui se développe dans les organes contusionnés pendant le passage de la tête de l'enfant.

Observation II.

Fièvre traumatique. Pouls. Température. Dosages quotidiens du chlore et de l'urée.

La nommée X..., entrée à l'hôpital Saint-Antoine le 18 avril 1872, salle Sainte-Marguerite, n° 6, service de M. Isambert, est accouchée d'un enfant à terme et vivant. Pas d'hémorrhagie. P. 84, T. 37°7.

Le 19. P. 92, T. 38°9. Quelques coliques utérines ; aucune douleur à la pression, déchirure vulvaire, légère tuméfaction des petites lèvres. Urine du 18 au 19, 1600 gr., densité 1018, rouge-carmin ; urée 21 gr., chlore 8 gr.

Le 20. P. 108, T. 39°9. Cette femme a eu une douleur vive dans le côté droit de l'abdomen, une application de 6 ventouses sèches l'a calmée complétement. Ce matin la pression ne détermine pas de douleur, légère tuméfaction de la vulve, aucune induration,

____

(1) Journal für praktische Chemie, 1870.

ni sensibilité sur les parties latérales de l'utérus. Urine 2120 gr., densité 1010, rouge léger; urée 29 gr. 50, chlore 10 gr.

Le 21. P. 104, T. 39°3. Aucune douleur, la malade a sommeillé; les déchirures de la vulve sont un peu tuméfiées, mais ne font pas souffrir la malade. La montée du lait s'est faite régulièrement. Urine 900 gr., densité 1013, coloration jaune léger; urée 19 gr. 55, chlore 4 gr. 98.

Le 22. P. 96, T. 38°5. Toujours tuméfaction vulvaire, aucune douleur à la pression, l'utérus revient sur lui-même. Jamais de frissons. Urine 700 gr., densité 1018, jaune-orange; urée 17 gr. 22, chlore 2 gr.

Le 23. P. 84, T. 38,4. La malade mange une portion et se trouve bien, sommeil la nuit. Urine 900, densité 1020, jaune-orange; urée 19 gr., chlore 1 gr. 89.

Le 24. P. 80, T. 38,3. Même état. Urine 1200 gr., densité 1021; urée 22 gr., chlore 1 gr. 50.

Le 25. P. 76, T. 38,2. La malade ne souffre pas, elle allaite son enfant, la tuméfaction vulvaire a un peu diminué. Urine 1650 gr., densité 1017, orange; urée 38 gr. 77, chlore 5 gr. 62.

Dans la fièvre traumatique, comme dans l'infection puerpérale, l'influence du milieu joue un rôle considérable; pour les plaies, la réunion par première intention est la règle à la campagne, lorsque l'individu est isolé; la phlegmasie autour de la plaie est l'exception ; dans les grandes villes le contraire est la loi. Toutefois on ne doit pas s'exagérer ces faits, car le problème est complexe et les soins du chirurgien sont pour beaucoup dans les phlegmasies consécutives.

Ce que l'on a désigné sous le nom de fièvre traumatique *secondaire* existe aussi chez l'accouchée : on voit en effet sur certaines courbes une première période dans laquelle le pouls et la chaleur s'élèvent puis décroissent vers le cinquième jour; à ce moment une recrudescence arrive, l'abdomen qui était indolore devient douloureux à la pression, on sent une induration, ou une tension extrême de l'hypogastre : une phlébite ou une pelvi-péritonite se sont déclarées. On voit combien le mot fièvre traumatique secondaire est défectueux, puisqu'il indique une phlegmasie. Dans l'ordre chirurgical, l'étude de la fièvre traumatique est déjà ancienne, elle a été reprise par Billroth, Otto Weber, etc ; dans ces derniers temps, par le professeur Verneuil et ses élèves.

CHAPITRE III.

Puerpérisme infectieux : ses formes.

Si l'on veut bien suivre un service de femmes en couches pendant deux ou trois ans, on pourra facilement observer tout ce que je décris dans ce travail, on verra des accès infectieux avec guérison rapide, des gangrènes, des thromboses artérielles et veineuses, des endocardites, des pleurésies, des pneumonies, des congestions pulmonaires, des contractures, des érysipèles, des péritonites, des phlegmons, des phlébites, des métrites, des affections graves avec période fébrile de 10 à 15 jours et convalescence un peu longue, ou bien des accidents de longue durée à période fébrile rémittente : ce sont surtout des péritonites purulentes enkystées ; enfin des affections mortelles, qui varient de siége, la plus fréquente étant la péritonite ; mais, pour bien se rendre compte de la diversité des localisations, il faut assister à une longue épidémie sévissant sur un grand nombre de femmes ; car à certains moments les femmes meurent de péritonite suraiguë ou de phlébite aiguë avec infection purulente. Avant de décrire toutes ces modalités du puerpérisme, je vais dire quelques mots sur la statistique de l'épidémie et sur l'anatomie pathologique.

A. *Statistique.*

Les faits que je me propose de publier dans ce travail

ont été observés pendant une épidémie ou plutôt durant deux épidémies de puerpérisme infectieux.

Ils ont été recueillis en 1869, dans le service du D' Lorain, à l'hôpital Saint-Antoine. Avant de décrire les états morbides, je crois utile d'indiquer en quelques lignes la marche de cette épidémie. Le nombre total des accouchements pour l'année fut de 546.

Les femmes en couches, à l'hôpital Saint-Antoine, sont admises à la salle Sainte-Marguerite, peu de temps avant leur accouchement; toutefois au mois d'avril, en pleine épidémie, la salle fut encombrée de femmes enceintes, qui séjournèrent de 5 à 8 jours dans le service; on les fit évacuer chez les sages-femmes de la ville; elles étaient au nombre de 8, aucune d'elles n'eut d'accidents fébriles (je l'ai constaté moi-même à l'aide du thermomètre).

La salle est située au rez-de-chaussée, d'une hauteur satisfaisante, laissant à désirer sous le rapport de la largeur : de chaque côté est un petit espace réservé aux jardins plantés de quelques arbres. Au fond existe la salle de douleurs qui contient 2 lits.

Comme prélude épidémique je signale l'apparition d'érysipèles chez des mères et chez des enfants; ces érysipèles débutent par la face ou par la vulve, pour de là s'étendre aux régions avoisinantes. Plusieurs de ces cas ont été cités par M. Lorain dans les cours scientifiques (année 1870). Je signale en même temps les ophthalmies des nouveau-nés.

Vers la fin de l'épidémie d'érysipèle, quelques femmes avaient en même temps différentes formes de puerpérisme infectieux : phlébite avec arthropathies, péritonite, etc.; comment voir dans toutes ces combinaisons des entités morbides différentes par leur essence?

Évidemment érysipèles et péritonites tiennent de la même cause.

L'épidémie commencée le 9 février était dans toute son

intensité dans le courant de mars, bien qu'on eût diminué le nombre des admissions ; enfin, dans la première quinzaine d'avril, sur les instances de M. Lorain, on se décida à fermer la salle et à disséminer les femmes dans d'autres services et chez les sages-femmes de la ville. Bucquoy et Mesnet ont signalé à la Société médicale des hôpitaux l'état sanitaire des femmes qui ont accouché dans leur service (Rapport sur les maladies régnantes, par Ernest Besnier, 1869).

Quelques femmes accouchèrent dans la salle de travail et furent atteintes d'infection ; comme on supposait qu'il y avait contagion, on les fit accoucher dans les services ordinaires : quelques femmes succombèrent encore au puerpérisme infectieux. Voici d'ailleurs la proportion :

Salle Sainte-Marguerite 6 décès sur 80 accouchements.

—	Sainte-Cécile. .	3	—	8	—	
—	Sainte-Geneviève.	2	—	6	—	
—	Sainte-Thérèse .	1	—	4	—	
—	Sainte-Jeanne . .	3	—	8	—	

Ainsi 15 décès sur 106 accouchements ; l'une des femmes de Sainte-Cécile et une autre de Sainte-Jeanne, accouchées chez elles, en ville, furent atteintes de péritonite puerpérale, et succombèrent ; nous n'avons pu retrouver de contagion chez ces femmes, qui étaient accouchées seules, avec l'aide de matrones ; des renseignements pris chez les sages-femmes du quartier nous ont appris qu'on ne connaissait pas de femmes malades de leurs suites de couches.

Voici des dates pour la salle Sainte-Marguerite (elles me manquent pour les autres).

Une femme, accouchée le 9 fév., est prise le 3e jour de frisons, de péritonite généralisée et succombe quelques jours après.

Le 18 fév., accouche une femme de 20 ans, très-bien portante pendant sa grossesse ; elle éprouve quelques jours après les premiers symptômes du puerpérisme infectieux auquel elle succombe le 15 février.

Le 24 février, une femme dé 21 ans, couchée au n° 15, Sainte-Marguerite, est prise d'accidents infectieux quelques jours après, et succombe le 1er mars.

Le 3 mars, une jeune femme de 23 ans, accouchée à Sainte-Marguerite, est transportée à Sainte-Adélaïde : quelques jours après une péritonite se déclare; [mort le 10 mars.

Le 11 mars, une femme accouche à Sainte-Marguerite, elle est transportée à Sainte-Cécile après la délivrance, la fièvre se déclare le troisième jour, et elle succombe le 20 mars.

Le 12 mars, une femme, âgée de 18 ans, couchée à la salle Sainte-Jeanne n° 21, mourait de phlébite avec infection purulente.

Le 14 mars, une femme accouche à Sainte-Marguerite puis est transportée à Sainte-Jeanne; quelques jours après se déclare une péritonite mortelle; décédée le 21 mars.

Le 15 mars, une femme accouche à Sainte-Jeanne, dans la salle même; le deuxième jour se déclare une péritonite et la femme succombe le 23.

Le 24 mars, accouchait, à la salle Sainte-Marguerite, une femme de 24 ans, qui succombait le 1er avril à une péritonite puerpérale.

Le 5 avril, à Sainte-Cécile, n° 25, une péritonite puerpérale enlevait une femme de 34 ans, accouchée depuis 12 jours.

La nommée Fouque, âgée de 21 ans, mourait de péritonite le 14 avril, à 2 heures du soir.

Le 23 avril, succombait à une péritonite une autre femme, âgée de 32 ans, au quinzième jour de ses couches.

Brun (Maria), accouchée le 1er avril, meurt de phlébite avec arthrites le 27 avril.

Au n° 23, salle Sainte-Adélaïde, succombe à une phlébite avec arthrites, une autre jeune femme.

Enfin, à la fin d'avril, une autre femme succombe, à la salle Sainte-Thérèse, de péritonite puerpérale.

Pendant le mois de février, à partir du 9, on constate 3 décès sur 50 femmes, 10 furent malades. Dans le mois de mars 6 décès sur 35 accouchements.

Une phase de l'épidémie s'étend aux mois de septembre, octobre et novembre de la même année.

Malgré le nettoyage de la salle, les fumigations répétées, les femmes éprouvèrent dès le premier mois de la réouverture des accidents de toutes sortes comme aux mois de février et de mars; nulle prédominance d'une affection puerpérale, si ce n'est de péritonites aiguës. Quant aux formes inflammatoires ou typhoïdes nous n'avons rien vu de semblable; mais ces états généraux coïncidaient plutôt avec certaines lésions spéciales : la forme typhoïde avec la phlébite et la forme inflammatoire avec la péritonite aiguë ou suraiguë.

Dans ces derniers mois de l'année, 19 femmes, sur 163 accouchées, ont succombé à des accidents divers (4 d'entre elles sont mortes chez elles, 7 ou 8 jours après leur sortie) :

1 à un phlegmon diffus gangréneux ;

1 à un phlegmon diffus disséminé ;

2 à une dégénérescence aiguë du foie et des reins avec gangrène ;

2 à une phlébite utérine seule ;

2 à l'infection purulente ;

5 à des péritonites aiguës ;

2 à des méningites ;

2 à la péritonite cholériforme ;

2 à des pleurésies purulentes.

Comme on le voit, rien de plus varié que ces affections puerpérales : l'épidemie a frappé toutes ces femmes à peu près dans les mêmes conditions : l'une succombait à une péritonite suraiguë en 48 heures, sa voisine de lit ne mourait qu'au 40ᵉ jour avec une phlébite chronique et de l'infection purulente.

Indépendamment de ces accidents mortels, chez un grand nombre j'ai vu survenir des accidents fébriles, des phénomènes infectieux d'une gravité moindre ; l'histoire de 45 de ces femmes a été rapportée par M. Lorain à la Société médicale des hôpitaux en 1869 : pendant un mois, sur 56 accouchées, 45 ont été malades à divers degrés. Durant l'épidémie, sur 276 accouchements, 180 femmes ont eu des accidents infectieux ; un certain nombre d'une gravité exceptionnelle, avec tous les symptômes de la phlébite ou de la péritonite, avec amaigrissement ; température 40° et au delà ; toutes les femmes ont guéri rapidement, d'autres fois elles ont eu une convalescence longue : ce sont donc là de petites épidémies de phlébite, de lymphangite, de péritonite, etc., qui guérirent.

En jetant un coup d'œil général sur la manière dont on a compris les accidents puerpéraux, on sait qu'on a séparé des phénomènes bénins d'avec des phénomènes épidémiques graves que l'on a nommés fièvre puerpérale. Aussi, au point de vue de leur essence, a-t-on regardé les premiers comme différents des seconds.

Je pense, et en cela je partage l'opinion de mon maître, M. Lorain, que tous ces accidents constituent un tout, identique dans sa nature: que l'épidémie bénigne, comme la maligne sont sous la dépendance de la même cause, ou plutôt du complexus étiologique, dont nous ignorons encore bien des éléments.

Rien n'est plus variable que la manière de débuter pour ces épidémies, que les formes prédominantes du puerpérisme ; mais, si le nombre des femmes en couches était considérable, si l'épidémie pouvait s'étendre à un grand nombre d'individus, nul doute que nous verrions toutes les formes survenir, dans des rapports différents bien entendu ; nous assisterions à une multitude de phénomènes divers.

Si, à côté de la mère malade, nous regardons le nouveau-né, nous voyons qu'il est pâle, qu'il vomit, que son ventre est tendu et ballonné, qu'il a de la diarrhée verte, qu'il ne tette plus, que son poids décroît. Les symptômes de l'enfant ont donc une incontestable analogie avec ceux de la mère.

A l'amphithéâtre l'analogie est la même.

L'épidémie de puerpérisme infectieux infantile qui a frappé du même coup mères et enfants, a débuté le 23 février 1869 par un jeune enfant de 10 jours qui a succombé à une péritonite purulente.

Le 4 mars, mourait un autre enfant qui avait présenté tous les signes de la péritonite puerpérale, constatée à l'autopsie.

Le 6 mars, décès d'un garçon nouveau-né qui présente les lésions d'une péritonite généralisée.

Le 12 mars, autopsie d'un enfant atteint de péritonite purulente.

Le 27 mars, on constate à la salle d'autopsie une péritonite purulente chez un nouveau-né.

Le 28 mars, décès, péritonite avec fausses mombranes jaunâtres chez un jeune enfant.

Le même jour, autopsie d'une péritonite purulente chez un nouveau-né.

Le 29 mars, un nouveau-né succombait à une phlébite ombilicale.

Le 30 avril, l'enfant Grain succombait à une péritonite purulente.

Le 4 avril, décès d'un enfant : à l'autopsie, on trouve du liquide purulent dans le péritoine avec fausses membranes.

Le 5 avril, autopsie d'un enfant âgé de 6 jours, chez lequel on rencontre de la péritonite purulente.

Le 5 avril, mort d'une petite fille âgée de 4 jours, avec du pus dans le péritoine.

Le 8 avril, décès d'une fille âgée de 3 jours, avec une péritonite purulente.

Le 10 avril, nouveau-né de 4 jours, mort de la péritonite nfectieuse.

Le 14 avril, décès d'un enfant âgé de 2 jours, avec une péritonite purulente.

Le 18 avril, autopsie d'un enfant de 5 jours, mort d'une péritonite purulente avec fausses membranes.

Ainsi, du 23 février au 18 avril, 16 nouveau-nés sont morts de péritonite purulente franche offrant le même aspect que celle des mères, qui succombaient au puerpérisme infectieux ; on ne peut nier l'épidémicité, qui est ici de la dernière évidence.

Ce n'est pas le froid qui cause ces péritonites, ces phlébites, puisqu'en décembre et en janvier, époque à laquelle il y avait 40 et 50 accouchements par mois, c'est-à-dire plus qu'au mois de mars (du 9 février au 28 mars, il n'y a eu que 65 accouchements), on n'a pas constaté un seul cas de péritonite purulente.

Sur 20 enfants morts d'infection puerpérale, je ne trouve que 2 fois de la phlébite ombilicale, et dans ces 2 cas, il n'y avait pas de péritonite; il y avait là analogie avec la phlébite seule, qui existe chez les mères.

Nous ne rencontrons chez ces enfants aucun point de sclérème, aucun œdème. Quant au développement de la rate, le professeur Béhier pense qu'il peut s'accompagne de rit o nite, pour moi, j'ai bien souvent trouvé une hypertrophie de la rate, mais sans trace de phlegmasie du péritoine.

Quant à l'ictère il a existé 6 fois sur 20 cas, mais il s'est montré alors que l'élévation du thermomètre et que les autres signes étaient très-évidents ; en un mot c'est un signe de l'infection.

La mortalité des enfants et des mères présente donc une courbe parallèle.

Si nous passons à la deuxième phase de l'épidémie, nous trouvons que la mortalité des enfants a beaucoup diminué; pendant le mois d'octobre 4 enfants ont succombé l'un à une phlébite ombilicale, les autres à des péritonites purulentes pseudo-membraneuses.

B. Quelques mots d'anatomie pathologique.

a. *État du sang.* — Le professeur Depaul, Vogel, et autres, ont insisté sur les altérations du sang, soit au point de vue de ses caractères physiques, soit de ses caractères chimiques, nous n'y insisterons pas ; mais il est un caractère histologique sur lequel nous voulons appeler l'attention : lorsque l'on vient à examiner le sang d'un homme sain, on voit au microscope les hématies bien caractérisés, çà et là les globules blancs, quelques granulations et jamais de fibrilles. Or si l'on examine de la même manière le sang d'une femme atteinte de puerpérisme infectieux grave, on voit très-peu de temps après de nombreux filaments, des bâtonnets immobiles, les uns assez courts, d'autres beaucoup plus longs et ressemblant à des fibrilles de fibrine, mais souvent ni les acides, ni les alcalis ne les font disparaître. Dans d'autres cas l'acide acétique les fait pâlir. En été cet état disparaît assez vite. Il est probable que c'est là un état particulier de la fibrine, je crois qu'il ne faut pas confondre ces filaments avec des bactéries.

Quant à l'analyse de ce liquide, des chimistes de grand talent y renoncent, tant est grande la difficulté d'obtenir des produits naturels.

Quinquaud.   4

b. *Lymphangite réticulaire sous-pleurale.* — Dans 2 cas j'ai rencontré cette lésion assez singulière. Tous les lymphatiques formaient des réseaux à mailles assez serrées dans lesquelles existait de l'hyperémie. Ces lymphatiques présentaient en moyenne 1 mm. de diamètre ; de distance en distance on voyait de petites dilatations ampulliformes qui paraissaient d'un blanc jaunâtre à travers la plèvre. Ils sillonnaient toute la surface du lobe inférieur dans un cas et dans l'autre, le moyen du côté opposé. De là ils se dirigeaient vers le bord antérieur, puis vers la face interne du poumon où ils ne présentaient plus que des mailles très-allongées et devenaient beaucoup moins visibles que sur la surface externe. En dernier lieu ils se rendaient aux ganglions bronchiques, dont quelques-uns étaient infiltrés de pus. Une section faite à leur niveau montrait qu'ils contenaient une matière puriforme, dans laquelle on trouvait de la graisse, quelques leucoytes et de petits éléments atrophiés de 0,005 à 0,007 de millim. La paroi était constituée par des fibrilles entre lesquelles on rencontrait des petits noyaux assez nombreux de tissu connectif.

La plèvre était recouverte de fausses membranes minces et récentes qui tapissaient en certains points les réseaux lymphatiques. Quant au tissu pulmonaire, on trouvait à peine de petits points de pneumonie vésiculaire agglomérés d'un jaune rougeâtre, non purulents ; dans les dernières ramifications des vaissaux pulmonaires le sang était fluide et noirâtre. Ce n'est que dans les divisions plus volumineuses qu'on rencontrait quelques caillots fibrineux.

Il ne faut point confondre cette lésion avec une autre qui présente avec celle-là quelque analogie, et que j'ai rencontrée dans le puerpérisme infectieux et dans d'autres états morbides, c'est la thrombose de vaisseaux pulmonaires qui rampent à la surface du poumon. On aperçoit en effet de petits cordons sans ampoules, de 2 millimètres environ de diamètre. La couleur est légèrement jaunâtre et à la coupe on reconnaît de petits caillots filiformes en voie de régression. Ils ne se rendent pas aux ganglions lymphatiques, mais se jettent dans des vaisseaux de plus gros calibre.

c. *Lymphite des membres.* — 1° *Réticulaire.* — Elle peut survenir sans plaie autour des genoux dans la continuité des membres ; elle est formée par des réseaux qui laissent entre eux des espaces sains, où l'on remarque quelques traînées rouges. Il n'y a aucune ressemblance avec les plaques d'érysipèle, ni avec la rougeur qui accompagne les arthrites. Les ganglions sont toujours tuméfiés. J'en ai 3 observations sous les yeux, dont 2 ont été recueillies à l'hôpital Saint-Antoine et une à la Pitié. Cliniquement elle s'annonce par des douleurs passagères survenant rapidement, puis arrive un peu d'œdème, au niveau duquel on constate une douleur très-vive, spontanée et, à la pression, pouvant durer 12 à 60 heures, le tissu est turgescent, présentant une teinte rosée ; souvent, à l'autopsie, on ne rencontre pour toute lésion qu'une hypertrophie du ganglion, l'œdème et la rougeur ont disparu.

2° *Lymphite des troncs.* — Cette lésion seu e est très-rare, je n'en ai vu qu'un cas où les lymphatiques de la jambe droite, surtout ceux qui accompagnent les saphènes, formaient autant de petits cordons avec de petites ampoules cà et là, présentant une coloration jaunâtre ; le tissu cellulaire ambiant était hyperémié, leurs parois étaient hypertrophiées, contenant de jeunes cellules ; le liquide granulo-graisseux de l'intérieur du vaisseau renfermait des leucoytes. Les artères et les veines étaient saines, un ganglion du creux poplité était infiltré de pus. Quelques ganglions inguinaux étaient volumineux sans traces de matière purulente. La femme avait succombé à une péritonite puerpérale, il n'y avait aucune trace de plaie, ni d'écorchure au membre de ce côté.

d. *Abcès de la vessie.* — Dans deux cas d'infection purulente puerpérale, et dans trois cas d'infection purulente traumatique, observés à l'ambulance des Sourds-Muets, j'ai rencontré des abcès vésicaux, au nombre de 12 dans un cas, de 2 dans un autre, de 4 dans un troisième, de 5 dans un quatrième; enfin dans le cinquième les parois de la vessie étaient criblées de petits noyaux purulents. Ces faits sont rares, et à peine signalés dans les auteurs. Le volume variait depuis celui d'une tête d'épingle, jusqu'au volume d'une grosse noix, ces derniers proéminant à la face interne, mais surtout à la face externe. Lorsqu'on examinait cet organe on voyait autant de petites bosselures fluctuantes sans aucun changement de coloration de la muqueuse. Ces différents foyers étaient isolés les uns des autres et placés dans la couche moyenne de la vessie. En quelques points cependant, ils communiquaient les uns avec les autres et formaient une grande poche. Au niveau de l'un d'entre eux la muqueuse était atrophiée, exulcérée dans une étendue de 3 à 4 millim., il est probable que ce foyer se serait ouvert dans la vessie. Lorsqu'on sectionnait les parois il s'écoulait un liquide purulent, demi-fluide, dans lequel on retrouvait beaucoup de graisse et de nombreux leucocytes.

On aurait pu croire dans ces cas, qu'une phlegmasie circum-utérine s'était propagée à la vessie, mais la phlébite n'existait que dans un tronc du paquet utéro-ovarien, et autour de la vessie il n'y avait pas trace d'inflammation. D'ailleurs chez nos blessés on ne pouvait invoquer cette cause, ni même un traumatisme dans les régions avoisinantes, puisque dans les deux cas il s'agissait de plaies du membre supérieur. Nous avions donc bien affaire à des abcès métastatiques.

e. *Abcès du cerveau.* — Je n'ai rencontré que deux fois cette altération dans l'infection purulente puerpérale. Le plus souvent le foyer purulent est superficiel, on sent un point ramolli, une demi-fluctuation et à son niveau les méninges sont congestionnées et œdématiées, il n'est pas rare de rencontrer dans les petits vaisseaux des coagulations fibrineuses en voie de régression. Si l'on sectionne la paroi, il sort un liquide demi-fluide, crémeux, purulent, dans lequel on rencontre beaucoup de graisse, de nombreux leucocytes déformés, des corps granuleux, de petits éléments à noyaux brillants, transparents, de 0,007 à 0,008 m. de millim., et sur le trajet des capillaires, on trouve des amas de granulations graisseuses. La paroi est tapissée par une matière crémeuse de 2 millim. d'épaisseur, où l'on retrouve des éléments du tissu nerveux en voie d'altération, des tubes nerveux brisés et une congestion des capillaires.

f. *Kystes purulents de l'ovaire.* — Dans les auteurs on trouve signalées dans quelques observations de petites poches purulentes de l'ovaire. Tantôt on les rapporte à un abcès métastatique, d'autres fois à une suppuration du parenchyme. Nous avons eu cinq fois l'occasion d'examiner de ces poches, elles ont presque toujours présenté les mêmes caractères. Si l'on fait une coupe, on voit 1° de petits kystes séreux dans lesquels on ne trouve que quelques éléments grenus; 2° des kystes avec un liquide trouble dans lesquels on rencontre des leucocytes; 3° des kystes purulents avec de nombreux leucocytes; il est donc probable que la suppuration a envahi certains de ces kystes pendant l'état infectieux. Assez souvent aussi on rencontre l'infiltration œdémateuse de l'ovaire.

g. *Pneumonie granuleuse, vésiculaire.* — Cette forme

anatomique se rencontre assez souvent dans le puerpérisme infectieux, mais elle ne paraît pas avoir une influence
considérable sur les caractères de la maladie. D'ailleurs
elle est en géneral peu étendue, envahissant les bords
antérieur ou postérieur, elle est caractérisée par de petites
indurations isolées ou agglomérées de la grosseur d'un
grain de chènevis qu'on sent très-bien par la palpation,
dont le centre est d'un jaune-rouge et entouré d'une zone
hypérémiée. L'épithélium des vésicules est graisseux. Dans
la portion jaune centrale on trouve un fond granuleux
dans lequel sont placés de petits éléments à noyau central. Ce n'est pas la pneumonie lobulaire avec sa périphérie polyédrique, ses contours nets. Ici la lésion se confond
insensiblement avec le tissu ambiant. De plus ce sont des
grains au centre desquels on rencontre quelquefois une
fine ramification bronchique avec un liquide puriforme
et épithélial. Elle peut exister au niveau des points atélec-
tasiés. Au niveau de la plèvre existe assez souvent une
légère couche exsudative. Cette forme n'est pas spéciale
au puerpérisme, on la rencontre dans la variole, dans la
fièvre typhoïde, etc.

h. *Arthrites.* — La séreuse articulaire est hyperémiée
surtout dans les culs-de-sac. Au microscope sa surface est
granuleuse, les éléments épithéliaux sont déformés, mais
sa trame n'est pas très-modifiée, les vaisseaux capillaires
y sont nombreux, remplis de globules rouges, les éléments
cellulaires sont tuméfiés et le tissu connectif ambiant
infiltré de sérosité.

Le liquide qui forme l'épanchement est tantôt séreux,
séro-sanguinolent, trouble, muco-purulent ou franchement
purulent. Au microscope on y voit de gros éléments de
0,015 à 0,020 m. de millim. de diamètre, avec 2, 3 nuléoles
brillants. D'autres de 0,007 à 0,009 m. millim. seulement;

souvent des fibrilles de mucine et de la matière albuminoïde granuleuse.

Tantôt les cartilages paraissent sains à l'œil nu, d'autres fois ils sont villeux, dépolis et même quelquefois ulcérés. Dans tous les cas où il y a eu douleur dans les articulations, il faut observer au microscope les couches superficielles du cartilage; même lorsqu'on ne voit rien à l'œil nu on peut trouver déjà de petits corps granuleux et un commencement de prolifération à la surface du cartilage. Dans l'état villeux les capsules sont remplies de cellules secondaires d'autant plus nombreuses qu'on se rapproche de la surface, où elles deviennent graisseuses et s'atrophient.

i. *Plaques lardacées du phlegmon diffus.* — Le tissu épaissi de ces plaques semble représenter pour le tissu cellulaire la fausse membrane des séreuses. On y rencontre de grands éléments cellulaires, à formes variées qui semblent confirmer les récentes études de M. Ranvier sur le tissu connectif.

A la périphérie, existe une hyperémie intense avec exsudat albumino-fibreux très-abondant retenu dans la trame fibrillaire, c'est ce qui semble lui donner sa dureté. D'ailleurs certaines fausses membranes du péritoine sont parfois très-consistantes. On rencontre, au microscope, dans le phlegmon diffus, des cellules de 0,008 à 0,020 m. de millim. de diamètre, les unes avec un noyaux brillant, d'autres avec des noyaux multiples, les unes arrondies, d'autres polyédriques plus ou moins déformées, gorgés de protoplasma à peine grenu. D'autres petits éléments de 0,008 m. de millim. ovoïdes, qui se colorent très-bien par le carmin ou la fuchsine. Dans les ligaments larges, il arrive souvent que ces plaques sont en contact avec des lymphatiques ou des veines enflammées.

C. *Théorie de l'infection puerpérale.*

Avant d'aborder les vues d'ensemble, nous avons à présenter et analyser des faits particuliers qui nous donneront la clef des phénomènes infectieux, tels que nous les comprenons. Je vais passer successivement en revue quelques expériences, l'état sanitaire des salles d'accouchées, des salles de blessés, l'état infectieux des matières albuminoïdes, etc.

J'ai une observation à faire au sujet des expériences, c'est que je n'accorde aucune importance aux matières qui ont été choisies; toutes les substances à divers états de putréfaction peuvent produire les mêmes altérations que celles mentionnées dans nos expériences. Je veux simplement établir une analogie entre les lésions expérimentales et les lésions cliniques, sans prétendre toutefois qu'il y a identité. Le professeur Bouillaud a depuis longtemps insisté sur l'importance des matières putrides en pathologie. Récemment des injections de matières diverses ont été faites par Marc d'Espine.

a. *Expériences :*

EXPÉRIENCE I.

Inoculation de lochies très-putrides à la région cervicale d'un cochon d'Inde. Fièvre. Mort. Autopsie: Ganglion cervical hypertrophié. Foyers putrides du poumon et du foie ; ni phlegmon, ni lymphite.

Le 8 mars 1869, je fis une inoculation de matières putrides à la région cervicale d'un cochon d'Inde. Ces matières étaient des lochies très-fétides, qui avaient macéré pendant 2 jours à l'air libre ; elles provenaient du n° 6, salle Sainte-Adélaïde, qui succomba le 10 mars à une péritonite. Ajoutons que cette substance étant restée au contact de l'air, la putréfaction était déjà avancée. Une incision d'un centim. fut pratiquée à la région postérieure du cou, préalablement rasée au point où on devait la faire. La matière fut introduite dans la plaie qui était encore le siége d'une légère hémorrhagie, la substance septique se trouvait donc mélangée au fluide sanguin. La région fut recouverte d'une couche de collodion et l'on maintint l'animal en repos jusqu'à ce que survint une demi-dessiccation.

Deux heures après l'animal pouvait manger; la température n'avait pas encore augmenté. Mais le soir le cochon d'Inde resta blotti dans un coin, tandis que ses compagnons mangeaient comme à l'ordinaire. La température à ce moment était à 40,3. Le lendemain l'animal mangea peu. Les jours suivants la température était à 40,5 et les 3e et 4° jours le cochon d'Inde refusa toute nourriture. Nonobstant cette chaleur, l'animal ne succomba que le 6e jour après l'inoculation. L'autopsie, pratiquée le 14 mars dans l'après-midi, donna les résultats suivants:

Le tissu connectif qui entoure la plaie est hyperémié dans une étendue de 3 millimètres. Il existe une légère imbibition de ce tissu par la matière septique, mais il ne s'est pas développé de phlegmon.

Après avoir ouvert le thorax on peut sentir de petites masses indurées occupant le parenchyme pulmonaire, dans l'intérieur duquel, à l'aide de coupes longitudinales on distingue des indurations isolées ou agglomérées, superficielles ou profondes, les unes à forme arrondie, d'autres plus ou moins coniques, les plus petites de la grosseur d'un grain de chènevis; au centre du plus grand nombre on trouvait un liquide ichoreux et fétide, occupant une petite loge à bords déchiquetés et grisâtres. Ce liquide examiné au microscope contenait de la graisse, du pigment, des matières protéiques, des éléments sanguins altérés, quelques fibres de tissu élastique. Çà et là le liquide présentait une teinte jaunâtre. Sur une coupe microscopique du tissu induré on reconnaissait une substance albuminoïde pâlissant sous l'influence de l'acide acétique, au milieu de laquelle on distinguait d'assez nombreux éléments cellulaires graisseux. A la périphérie du poumon et au niveau des foyers putrides on voyait un léger exsudat pleural; vers la racine des poumons on pouvait constater 2 ou 3 ganglions lymphatiques hypertrophiés. A la partie supérieure du thorax existait un ganglion de la grosseur d'une noisette. Les vaisseaux efférents et afférents de ce ganglion paraissaient normaux.

Le cœur contenait de petits caillets filiformes récents.

Le foie était un peu volumineux et à la coupe on rencontrait 5 foyers, dont l'un était gros comme une petite noisette, les autres étaient plus petits et renfermaient également à leur centre une matière grisâtre un peu fétide. L'examen histologique y montrait des cellules hépatiques atrophiées, de la graisse, de petits éléments ressemblant à des leucocytes altérés. Sur une coupe on pouvait voir les capillaires remplis de globules rouges.

La rate, congestionnée, ne présentait aucun foyer putride,

Les reins étaient hyperémiés, à tubuli intacts.

Pas de péritonite. Rien à signaler dans les intestins.

Après avoir fait durcir une portion du tissu qui environnait a plaie, nous examinons les veinules et sur une coupe l'une paraît complétement intacte. D'ailleurs à l'aide d'une dissection attentive il était possible de découvrir plusieurs petites veines qui paraissaient normales.

L'examen des autres régions du corps et des articulations ne fait rien découvrir.

Cette expérience nous montre un foyer artificiel de matières putrides donnant naissance à un état général infectieux qui cause la mort. Lorsqu'on examine les organes on y découvre des foyers putrides. L'observation directe ne fait pas découvrir d'altération des veines, quoiqu'il existe une altération d'un ganglion lymphatique.

Sur 8 inoculations de ce genre, je n'ai rencontré ces lésions que 2 fois, dans les autres cas les animaux ont succombé rapidement avec une fièvre intense et sans lésion apparente.

Expérience II.

Inoculation de lochies purulentes avec leucocytes. Fièvre. Mort le hui-tième jour: lymphite, pleurite, foyers purulents du foie et de la rate, phlegmon et abcès autour du lymphatique.

Le 26 février 1869, je fis des inoculations de lochies non putrides du n° 15, salle Sainte-Marguerite; cette femme est morte le 1ᵉʳ mars d'une péritonite puerpérale. L'incision est encore pratiquée à la région cervicale. Le 1ᵉʳ mars, je fis une inoculation de lochies non putrides de la même femme. Les premières inoculations furent faites sur 3 cochons d'Inde, les deuxièmes sur 2 lapins. Trente-six heures après il ne restait qu'un lapin et un cochon d'Inde, les autres avaient succombé et leur autopsie ne révéla aucune lésion bien nette. Les symptômes offerts par le cochon d'Inde et le lapin furent à peu près les mêmes, la plaie devint douloureuse, il se développa une tumé-faction assez considérable de la chaleur, la température du lapin s'éleva à 42° (la chaleur normale ne dépasse pas 40°). Le phlegmon du cochon d'Inde occupait presque toute la région cervicale et lors-qu'on exerçait une pression même légère l'animal s'enfuyait rapide-ment. Sur le lapin, le phlegmon présentait une forme plus allongée.

Ces animaux mangèrent un peu pendant les quatre premiers jours, mais ils refusèrent bientôt toute espèce de nourriture, le mouvement fébrile étant intense, car la température oscillait chez le cochon d'Inde entre 40° et 41,2 (la température normale ne s'élève pas au delà de 38°2).

Enfin, ce dernier succomba le septième jour et le lapin le huitième après l'inoculation.

Autopsie. Chez l'un et l'autre animal on trouve un phlegmon avec des points purulents multiples. En certains endroits la matière purulente est assez épaisse, caséeuse. Dans les points intermédiaires le tissu est rouge, vascularisé, tuméfié.

L'examen du thorax nous montre une congestion aux 2 bases des poumons sans aucun point induré et sans foyer purulent. Les ganglions du hile du poumon sont volumineux. Le cœur est intact et renferme du sang fluide.

Les lésions du foie sont à peu près les mêmes chez le lapin et chez le cochon d'Inde; elles consistent en une dizaine de petits foyers purulents, presque tous superficiels, qui contiennent un liquide d'un blanc jaunâtre. On y rencontre des cellules hépatiques irrégulières, petites, des éléments granuleux, des leucocytes.

La rate est à peu près saine sur le lapin, mais elle présente plusieurs foyers purulents chez le cochon d'Inde. A leur niveau il existe de petites fausses membranes péritonéales.

Les reins sont normaux à l'examen histologique.

Vers la partie inférieure du cou on trouve un ganglion très-développé, situé sur la limite de la région cervicale et de la région thoracique, il proémine du côté de la plèvre. De ce ganglion part un vaisseau d'aspect purulent qui forme une sorte d'anse au niveau de la séreuse et se dirige ensuite du côté de la région cervicale. Vers cette anse lymphatique la plèvre est tapissée d'une plaque de fausses membranes. On peut suivre ce vaisseau jusque dans le foyer phlegmoneux où il se perd. En sectionnant cette corde purulente on fait sourdre de la cavité du vaisseau un liquide puriforme qui offre sous le champ du microscope de très-petits éléments grenus renfermant des granulations protéiques et graisseuses, et un liquide dans lequel nagent les mêmes granulations. Sur une coupe qui a durci dans l'acide picrique, on peut voir dans une paroi du vaisseau de petits éléments arrondis plus nombreux qu'à l'état normal, et le tissu cellulaire ambiant est congestionné. A un centim. du foyer phlegmoneux on trouve 2 petits abcès situés autour du lymphatique, à un centimètre de distance et près de la zone vasculaire hyperémiée.

En résumé, nous voyons dans cette expérience un foyer purulent primitif et artificiel, des foyers purulents secondaires dans le foie et dans la rate et si l'on veut un intermédiaire on peut le trouver dans le lymphatique lésé.

EXPÉRIENCE III.

Injection dans l'utérus d'une chatte, accouchée depuis douze heures, de liquide utérin provenant d'une femme morte de péritonite puerpérale. Etat fébrile. Mort. Autopsie. Infarctus purulent du foie, peritonite, phlébite.

Le 3 avril 1869, une femme du service succombait à une péritonite infectieuse. J'injectai le liquide pris dans l'utérus de cette femme, dans la cavité utérine d'une chatte qui venait de mettre bas et qui avait une température de 38,4; celle-ci s'éleva à 40°, douze heures après cette injection, qui fut répétée une 2ᵉ fois. L'animal alla se blottir dans un coin et ne voulut point manger de la journée.

Le lendemain matin le thermomètre était à 41°. La chatte paraissait très-souffrante, elle ne voulait point manger. Le soir la chaleur était à 41,2. Quand on lui palpait l'abdomen, elle paraissait souffrir surtout lorsqu'on appuyait sur la matrice. Le troisième jour on ne pouvait toucher la bête tant elle était irritée. Le quatrième jour elle ne mangea pas davantage. La température était à 41,5. Elle ne se laissait pas carresser et avait complétement abandonné un jeune chat, qu'on lui avait laissé. Enfin elle succomba le huitième jour, avec un amaigrissement notable et une température de 42°.

Autopsie. L'utérus contient encore une partie de la substance injectée, qui est fétide. Autour de cet organe on trouve de petites veinules avec thrombose récente. Dans d'autres le caillot est plus dur. Dans 2 veinules à parois épaissies on trouve de la mâtière puriforme dans laquelle nage des leucocytes atrophiés. Quelques-uns des ganglions pelviens sont rouges, mais sans trace de pus. Les poumons sont un peu congestionnés, surtout à la base; mais, pas d'induration, pas de phlegmasie, ni d'abcès.

Le cœur, un peu flasque, contient un sang fluide noirâtre; pas d'altération du péricarde ni de l'endocarde.

Sur le foie un peu congestionné on observe une fausse membrane récente. A ce niveau si l'on vient à faire une coupe, on découvre un petit infarctus conique de la grosseur d'une noisette et contenant une matière puriforme; on y retrouve encore la trame du tissu hépa-

tique avec des cellules en voie d'altération graisseuse et des leucocytes atrophiés. Dans le reste du parenchyme on ne trouve rien de
semblable.

La rate, volumineuse, présente un tissu assez dur, sans traces
d'infarctus.

Les reins sont congestionnés. Vus au microscope les tubuli ont
leur aspect normal.

Le péritoine est très-injecté surtout dans sa moitié inférieure. On
y rencontre du liquide purulent et des fausses membranes siégeant
sur l'utérus ; mais il n'en existe pas sur les autres viscères.

b. *État sanitaire d'une salle d'accouchements.* — En observant avec attention, en prenant régulièrement le pouls et
la température, le chlore et l'urée des femmes qui viennent
accoucher à l'hôpital, on apprécie d'une manière assez
exacte les nombreux états fébriles qui surviennent dans
l'état puerpéral. Nous entendons parler ici de ceux qui se
produisent après les accouchements naturels. — En dres-
sant une courbe exacte de ces divers éléments, on aperçoit
déjà, à l'aide de cette simple notion graphique, des différences bien tranchées dans tous ces états fébriles. — La
courbe de la fièvre traumatique, la courbe de l'érysipèle,
celle de l'infection purulente, celle de la péritonite suraiguë, sont autant de types très-reconnaissables.

Disons d'abord qu'à tous les moments et en tout temps,
dans une salle d'accouchements, il existe des phénomènes
fébriles chez les nouvelles accouchées. Tantôt c'est une
primipare qui a quelque déchirure vulvaire, d'où partent
des irradiations érysipélateuses ou lymphatiques. Tantôt
l'érysipèle manque, mais la femme est prise d'un frisson
passager, la température s'élève à 39°,8, même 40°, mais
ce n'est qu'une poussée de douze à vingt-quatre heures de
durée, puis la chaleur descend à 38°,5, ou au-dessous.

Tantôt la femme est prise d'un frisson et d'une douleur
vive abdominale ; la pression superficielle est douloureuse ;
il survient quelques nausées, la température s'élève (voir

les courbes); puis ce léger orage passe au bout de trois ou quatre jours.

D'autres fois le début est le même, mais la chaleur persiste à un taux élevé pendant sept, huit, douze jours, pour redescendre ensuite. — En temps ordinaire, ces deux dernières séries de phénomènes ne sont pas fréquentes ; mais à certains moments, sans qu'on sache pourquoi, ces accidents deviennent plus nombreux. Les premiers que nous avons décrits sont la fièvre traumatique puerpérale, avec simples lésions inflammatoires autour de la plaie. Les deux dernières séries comprennent des cas de légères péritonites, de phlébites, de lymphangites, de phlegmasies circumutérines.

Au moment où tous ces accidents acquièrent de la fréquence, nous ne retrouvons plus les caractères de la fièvre traumatique, puisque les phénomènes infectieux débutent au même moment qu'elle. — Quand un grand nombre de femmes succombent, quelquefois en vingt-quatre à trente-six heures, nous disons que l'épidémie a envahi la salle, et alors nous pouvons assister à une mort rapide des femmes et des enfants. — Telle est l'épidémie dans toute sa gravité. Des épidémies heureusement moins terribles sont observées plus souvent même dans nos hôpitaux.

Ce ne sont pas seulement les maternités qui sont frappées, car si nous parcourons les annales de la science, nous voyons que l'infection puerpérale a pu débuter en ville avant d'aller ravager les maternités. Il n'est pas très-rare à Paris, par exemple, de voir venir dans les salles ordinaires de l'hôpital une nouvelle accouchée dont le travail s'est fait chez elle, et qui réclame les soins du médecin pour des accidents infectieux puerpéraux. Je dis plus, les petites maternités, même de dix à douze lits, de certaines villes de province, présentent également des cas de puerpérisme infectieux.

Bien que le fait soit exceptionnel, j'ai vu mourir dans mon département une jeune femme avec tous les signes d'une péritonite suraiguë puerpérale.

c. *Etat sanitaire des salles de blessés.* — En observant avec la même méthode les mêmes phénomènes fébriles et les accidents inflammatoires qui surviennent chez les blessés, on reste convaincu, comme Simpson, Trousseau, qu'il existe la plus grande analogie entre les états fébriles de la nouvelle accouchée, et les états morbides que présente le blessé. Simpson avait fait un parallèle exact. Dans les salles d'accouchées, de même que dans les salles de blessés, on voit survenir une première série d'états fébriles qui se produisent le plus souvent sans frissons, et où le thermomètre peut s'élever à 40° et au delà, états fébriles qui ne sont accompagnés que d'une zône inflammatoire autour de la plaie. Il s'agit dans ces cas de fièvre traumatique.

En tout temps et à toutes les époques surviennent ordinairement, plus tard que la fièvre traumatique, des phlegmasies diverses, des lymphites, des phlegmons, des phlébites; et si la plaie est située près de l'abdomen, des péritonites qui ne sont certes pas rares dans le traumatisme des organes génitaux de la femme, en dehors de l'état puerpéral.

Enfin, à certains moments, un grand nombre de blessés succombent : c'est qu'il est survenu une épidémie d'infection purulente avec toutes ses variétés.

Tous ces états morbides, quoiqu'à un plus faible degré, se rencontrent à la ville comme à l'hôpital. Ils peuvent même se présenter en pleine campagne, sous le toit de chaume comme dans les palais; partout peut sévir l'infection purulente. Cette dernière guerre a permis de constater ce fait avec la dernière évidence.

De ce parallèle découle ordinairement ce fait, c'est qu'il

existe une profonde analogie entre la nouvelle accouchée et le blessé. En effet, chez l'une et chez l'autre, nous retrouvons des plaies. Toutefois, je ne saurais admettre une identité entre les affections des blessés et celles des nouvelles accouchées.

d. *Substances inflammatoires.* — Lorsqu'une inflammation se développe, il se produit de la fièvre. Ce mouvement fébrile a été attribué à des matières morbifiques qui partiraient du foyer. Ce fait n'est pas encore démontré ; mais il est fort probable que la phlegmasie de cause interne ou externe a pour résultat de transformer les matières albuminoïdes, d'en changer l'état isomérique, et de faire que ces substances peuvent devenir infectieuses, et être absorbées surtout par les lymphatiques. Nous voyons, en effet, tous les jours qu'avec une simple écorchure on peut avoir une adénite suppurée.

e. Dans une salle d'hôpital, lorsqu'on vient à exposer des vases froids contenant par exemple de la glace, on voit se déposer sur les parois d'innombrables corpuscules de matières protéiques, de spores végétales, des cellules et des noyaux épithéliaux, et si l'on recueille les gouttelettes de liquide qui viennent entraîner ces différentes matières ; si on les verse dans un vase contenant des matières animales fraîches, on voit que la putréfaction se fait deux fois plus vite dans ce vase que dans un autre placé dans les mêmes conditions, mais dans lequel on n'aura pas versé de ces substances condensées à la surface d'une cloche.

Depuis les recherches de Pasteur sur les ferments, les travaux de Chalvet et de Reveil sur l'air des salles de malades, on a fait jouer un grand rôle aux organismes végétaux microscopiques. On connaît les recherches de Lemaire, un travail fort instructif du Dr de Ranse.

Dans le cas actuel, je pense qu'il s'agit d'une autre pathogénie.

f. En 1869, je montrai à la Société de biologie le premier phénomène qui survenait lorsqu'on fait macérer des tiges de certains végétaux : l'eau imbibait d'abord les couches périphériques dans lesquelles se développaient des amylobactères très-caractéristiques. A ce moment il n'y avait pas encore putréfaction. Mais, à mesure qu'on s'approchait de cet état, vers le quatrième ou cinquième jour, les amylobactères disparaissaient pour faire place à de simples bactéries ; et enfin, au moment de la putréfaction, on ne voyait plus que des vibrions. Ainsi donc il existait ici trois états bien caractérisés.

Je crois que ces trois états existent également pour les substances animales. Le premier, qui correspond à la production des amylobactères, consiste en un changement isomérique des matières protéiques ; le deuxième est caractérisé par la production des bactéries, et le troisième par la présence des vibrions. Lors donc qu'une matière protéique cesse de vivre à la surface d'une plaie, celles-ci acquièrent des propriétés nouvelles. M. Robin désigne cet état sous le nom d'état virulent. Pour moi, c'est l'état infectieux ; il n'y a qu'une analogie, non une identité entre ces produits et les virus proprement dits, que nous ne pouvons connaître que par leurs effets dynamiques. Or, leurs effets offrent plus de dissemblances que d'analogies. Toutefois nous pensons, avec M. Robin, qu'il faut distinguer essentiellement cet état d'avec la putridité.

g. *Vues d'ensemble*. — Nous avons réuni deux éléments, l'état du milieu et l'état des substances infectieuses. L'air d'une salle renferme continuellement ces mêmes éléments : je crois qu'il serait difficile d'y admettre un autre miasme spécial, à moins de l'imaginer. En tout

Quinquaud.

temps ces granulations albuminoïdes viennent se mettre en contact avec la plaie, de sorte qu'elles se trouvent dans d'autres conditions d'humidité, de température ; en un mot elles deviennent aptes à transformer les autres matières protéiques qui se trouvent à la surface de la plaie, car elles sont devenues plus diffusibles. A leur tour, les produits inflammatoires engendrent le mouvement fébrile.

Mais si les conditions de transformation sont un peu plus favorables ; si l'absorption est plus considérable, les lymphatiques qui charrient ces matières, les veines, les tissus ambiants s'enflamment. De là des érysipèles, des phlegmons, des lymphangites, des phlébites, de sorte que nous aurons, en dernière analyse, deux éléments pour produire la fièvre : 1° les matières inflammatoires ; 2° les matières infectieuses.

M. Pajot est arrivé à un résultat qui se rapproche de celui-là par l'analyse clinique des symptômes : il admet, en effet, chez les nouvelles accouchées, des états morbides inflammatoires, et des états morbides infectieux.

Ainsi, il est permis de penser que le milieu atmosphérique vient changer l'état isomérique des matières albuminoïdes de la surface de la plaie, ou de la surface absorbante ; d'où il résulte des substances infectieuses, qui engendrent et phlegmasies et état général ; ce dernier pouvant résulter de l'effet combiné des matières absorbées et des matières inflammatoires des veines ou des lymphatiques. L'absorption des infectieux seulement semble produire des foyers métastatiques : on voit en effet, dans la première expérience, des foyers putrides sans lymphites et sans phlébites.

Dans certaines conditions, matières inflammatoires et infectieuses viennent irriter les éléments des tissusencertains départements vasculaires ; il se fait des embolies capillaires, qui agissent surtout d'après leur nature ; d'où une irritation spécifique; il y a là une fécondation cellulaire; les matières putrides engendrent des foyers putrides; le suc cancéreux produit des infarctus spéciaux; il en est de même pour le tubercule; les substances infectieuses produisent des phlegmons, dont les produits deviennent à leur tour des agents infectieux qui s'unissent aux précédents, pour disperser leur action sur les séreuses, sur tous les éléments des tissus : de là des pleurésies, des méningites, des lymphangites disséminées des phlegmons, des arthrites et des foyers métastatiques.

Dans les expériences que j'ai faites, on a pu voir que des matières infectieuses, inoculées ou injectées dans le tissu cellulaire ou dans l'utérus, pouvaient produire des phlegmons, des lymphites, des phlébites et des infarctus viscéraux, autant de lésions que nous retrouvons dans le puerpérisme infectieux. Toutefois, sur 25 inoculations de ce genre, je n'ai jamais déterminé les altérations articulaires que l'on trouve si souvent dans l'infection puerpérale.

On s'explique ainsi, bien qu'il y ait encore là beaucoup de points douteux, les deux premières séries d'accidents que nous avons indiqués; mais, l'épidémicité, quel est son mode de production? Il est probable que les mêmes agents entrent encore ici en jeu, mais qu'il s'y ajoute des influences atmosphériques encore inconnues. — Ainsi, à l'hôpital Saint-Antoine, j'ai vu, aux mois d'avril et d'octobre 1869, 5 femmes, prises le même jour de puerpérisme infectieux très-grave, puisque 2 ont succombé au moment d'un changement brusque survenu dans la température du lieu. — Le même fait s'est reproduit dans les mêmes circonstances à l'hôpital de la Pitié, en 1870 : 2 femmes ont été prises le même jour d'infection puerpérale; l'une d'elles a succombé.

Il reste à expliquer comment agiraient ces agents infectieux. Pour M. Robin, ils changeraient la constitution du liquide sanguin par action catalytique.

« Les infectieux, dit un savant médecin, trop tôt, hélas !
enlevé à la science, commencent par agir sur les actes moléculaires de la nutrition, les uns par actions réflexes, c'est-
à-dire par l'intermédiaire du système nerveux, les autres
par leur contact immédiat (1). »

§ 1er. Accès infectieux (obs. iii et iv).

En temps d'épidémie, on voit survenir chez certaines
femmes un appareil fébrile de 2 à 3 jours de durée, d'une
intensité extraordinaire ; tout cela se termine par une guérison rapide sans que la thérapeutique intervienne, c'est de
de la petite puerpéralité. Il est évident que ces femmes ont
été atteintes par le même agent qui a frappé celles qui succombent, mais d'une manière moins intense. Ce qui m'a
déterminé à employer le mot accès, c'est qu'il y a similitude
de modification urinaire dans les cas infectieux et dans les
accès intermittents palustres : de plus, la maladie est passagère ; elle ne dure que 4 ou 5 jours. Il est donc intéressant
de dresser d'une manière exacte la marche que suivent ces
accidents. Nous verrons qu'ils se distinguent de ceux qui
appartiennent à la fièvre traumatique. En général, le
1er jour se passe bien. Il en est de même du 2e : quelquefois, cependant, à partir des 48 heures, on voit sur-
venir une légère augmentation de la chaleur et du pouls.
Mais, en général, c'est le 3e jour que débutent les phénomènes. Le plus souvent, il existe un frisson intense
avec ou sans nausées, coïncidant avec des douleurs abdominales. Dans certains cas, ce n'est que le 4e jour
que débutent les accidents fébriles. La température monte
rapidement de 37° à 40°,1, et le pouls de 76 à 136. Comme
on le voit, il existe une brusquerie extraordinaire dans

(1) Chalvet. Mém. de la Soc, de biol. Altération des humeurs, etc.,
1869, p. 156.

l'apparition de la fièvre ; la traduction de cet état est très-
bien représentée par la courbe graphique. En même temps,
la nouvelle accouchée ressent une douleur vive vers les
aines et dans les flancs ; souvent même il existe des dou·
leurs lombaires assez vives ; la soif est ardente ; la langue
chargée et saburrale, l'insomnie complète. La montée du
lait peu se faire comme à l'ordinaire, mais souvent aussi
elle est diminuée. Les douleurs du ventre sont spontanées,
vives à la pression, s'exagérant pendant la toux et les
mouvements de la malade. Cette douleur diminue assez
rapidement d'intensité : et le 2e et le 4e jour de son
apparition, elle est peu vive. En même temps existe de la
tension abdominale qui varie d'intensité.

Dans la *période d'état*, la température oscille entre 40° et
39°,5, pendant 24 à 48 heures. C'est à ce moment que les
douleurs du ventre sont très-vives. Il peut survenir quelques vomissements. La respiration devient accélérée : la
face s'amaigrit, le pouls, très-fréquent, dépasse 120. En
un mot, il semble que cette malade soit atteinte d'une
fièvre puerpérale intense.

Période de décroissance. Dans l'espace de 12 heures,
on peut voir le pouls et la température décroître rapidement : le 1er tomber de 124 à 100 ; le 2e de 39°,9 à 38°.
A partir de ce moment, le pouls redescend aux environs
de 80 et la température oscille autour de 38°. Dans certains cas, toutefois, il survient de petits accès secondaires
qui se traduisent par de légers frissons et une élévation
exceptionnelle de la température, surtout le soir ; mais
cette fièvre est passagère. Elle ne dure guère plus de
12 heures.

Dans ces observations, de même que dans la fièvre intermittente, on observe une augmentation dans la quantité
d'urée, qui s'élève à 40, 46 gr., mais ce chiffre ne se main-

tient pas longtemps, 2 ou 3 jours environ pe dant lesquels il survient des oscillations ; puis l'urée tombe à 24.

Quand la convalescence est franche, l'augmentation d'urée varie de 30 à 36 gr., et en pleine convalescence l'urée ne dépasse pas 22 à 24 gr.

Le chlore augmente au moment de l'accroissement brusque de la chaleur et du pouls, mais diminue ensuite jusqu'à la convalescence, époque à laquelle il augmente peu à peu.

Voici deux observations à l'appui :

OBSERVATION III.

Accès infectieux puerpéral.— Courbe de la température et du pouls.
— Guérison rapide.

La nommée Joinot, âgée de 35 ans (3ᵉ grossesse), est accouchée à l'hôpital Saint-Antoine le 11 avril 1869, d'un enfant mort à 7 mois, macéré, mais non putréfié.

12 avril. Soir, P. 60, T. 37,5 ; coliques utérines, délivrance régulière, pas de pertes exagérees ; ses autres enfants sont encore venus avant terme, les uns morts, les autres n'ont vécu que quelques jours ; cette femme n'a jamais eu de rhumatisme ni de maladies aiguës, ni affections syphilitiques.

Le 13. P. 94, T. 39,6 ; hier soir, vers neuf heures, cette femme a ressenti des douleurs hypogastriques et dans les épaules, surtout dans l'épaule gauche ; pendant la nuit, elle a peu dormi ; les mamelles sont devenues dures, mais non douloureuses. Soir, P. 116, T. 40,1 ; elle a vu apparaître ce matin une éruption d'herpès aux lèvres ; les douleurs des épaules sont localisées vers l'acromion ; rien dans les autres jointures ; douleur abdominale à la pression superficielle, hypogastre un peu tendu. Céphalalgie assez vive avec sensation de battements dans les régions temporales ; R. 36, pas de nausées, pas de frissons.

Le 14. M. P. 90, T. 38,9 ; lochies sanguinolentes toujours aussi abondantes ; léger ballonnement du ventre, la douleur des épaules est moins vive ; l'hypogastre est aussi moins douloureux ; seins tuméfiés, pas de frisson. Soir, P. 86, T. 39,4 ; la douleur abdominale persiste ; R. 26 ; la malade se sent mieux, pas d'appétit.

Le 15. P. 94, T. 39,5 ; sueurs abondantes, diarrhée ; la douleur du ventre existe encore. Soir, P. 84, T. 39,6; légère douleur dans le ventre ; la sécrétion lactée a diminué ; la diarrhée continue.

Le 16. P. 74, T. 38 ; cette femme a encore de la diarrhée ; la douleur du ventre est très-légère. — Exeat.

La malade revient quinze jours après à la consultation, très-bien portante.

COURBE JOINOT.

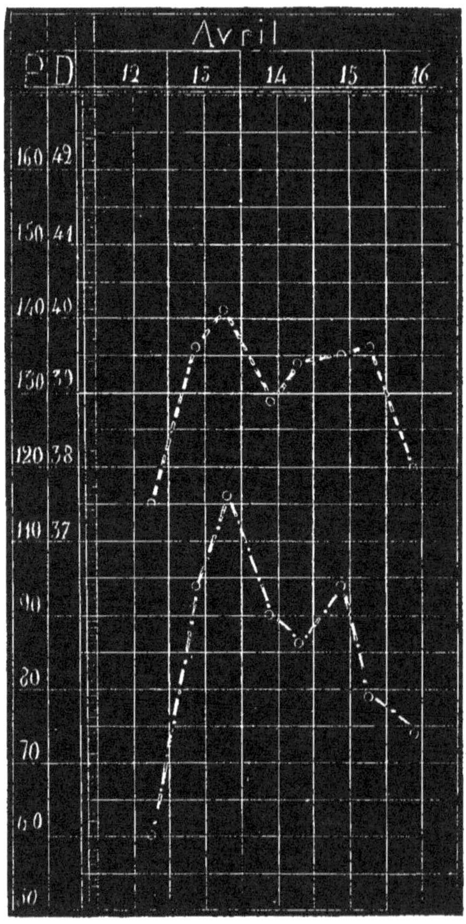

La courbe du pouls indique mieux que celle de la température la marche de la maladie. L'une et l'autre sont

caractéristiques de l'accès infectieux : le pouls s'élève
en 24 heures de 60 à 116 ; la température monte de 37°,5
à 40°,1 ; puis ces deux éléments de la fièvre redescendent
en 56 heures : celui-là à 74, celle-ci à 38°.

En résumé, deux périodes : la 1re ascendante, la 2e descendante ; pas de période d'état.

OBSERVATION IV.

*Accès infectieux puerpéral.— Graphique de la température et du pouls.
— Guérison rapide de la mère, l'enfant ayant succombé à une
péritonite.*

La femme **Pithois**, âgée de 35 ans, est accouchée à l'hôpital
Saint-Antoine le 12 avril, à 3 heures du soir, d'un enfant à terme
et bien portant.

Six heures et demie du soir. Légère perte utérine après la délivrance ; P. 100, T. 37,8.

Le 13. Matin, P. 104, T. 38,7. Elle ne souffre pas ; l'hypogastre
n'est pas douloureux à la pression ; elle se trouve bien. Soir, P. 108,
T. 38,1 ; mamelles flasques.

Le 14. M. P. 104 ; pas de frissons, ni douleurs abdominales ; soif
vive, les mamelles à peine tendues. Soir, P. 150, T. 40,3 ; ventre à
peu près normal, mais douloureux ; même à la pression superficielle, l'utérus reste volumineux ; pas de nausées ni de vomissements.

Le 15. Matin, P. 120, T. 39,9. Douleurs localisées à la région
hypogastrique ; abdomen douloureux à la pression superficielle ;
pas de frissons. Soir, P. 132, T. 40,5.

Le 16. La malade passe au n° 1 de la salle Sainte-Adélaïde.
P. 104, T. 39,8. La malade a sommeillé ; elle se trouve mieux, elle
peut s'asseoir sans douleur sur son lit ; l'hypogastre est moins douloureux. Soir, P. 112 ; T. 40,2. Pas de nausées, ni vomissements,
ni frissons, langue saburrale mais humide.

Le 17. P. 96, T. 38,5. On ne peut retenir cette malade ; elle sort
de l'hôpital le 17, non encore guérie.

Huit jours après, elle revenait à la consultation, encore faible et
amaigrie, mais le pouls était à 80°, et la température à 38° le
matin.

L'enfant de cette femme a été atteint par l'épidémie et a succombé le 14 avril, ayant teté sa mère pendant 2 jours.

COURBE PITHOIS.

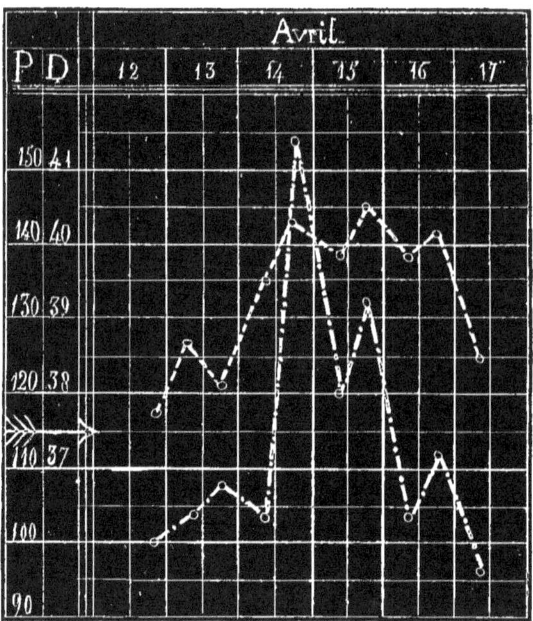

La courbe du pouls et de la température nous montre un type que l'on rencontre souvent dans les épidémies puerpérales : ascension rapide de la température, légères oscillations autour de 40° et déffervescence brusque ; en même temps le pouls bondit de 104 à 154 en l'espace de 12 heures, puis décroît avec la même rapidité. Tous ces accidents durent 4 ou 5 jours, puis la femme se rétablit. Avec la marche de la température et du pouls est-il possible de confondre ces accidents avec la fièvre traumatique ? Certes non. L'élévation de la température et du pouls dans ce dernier cas est progressive et n'atteint jamais le chiffre 120 pour le pouls.

§ 2. ACCIDENTS AIGUS GRAVES.

Nous rencontrerons ici toutes les affections puerpérales qui guérissent, à savoir : la phlébite, la péritonite, les phlegmons, etc.; toutefois, nous n'insisterons ici que sur la péritonite et sur la phlébite, avec ou sans infection purulente.

1° *Péritonite seule.* Le frisson au début est la règle ; en même temps se produit une douleur vive à la région du bas-ventre, des nausées se manifestent ; tantôt les courbes de la température et du pouls à la 1re *période* sont graduellement ascendantes, en 2 ou 3 jours; tantôt elles sont rapides, presque verticales, en 24 à 36 heures. En 2 ou 3 jours l'hypogastre se tend, se ballonne, devient douloureux *superficiellement.* Le lait et les lochies diminuent de quantité, mais ne sont pas supprimés. L'urée augmente au début de la fièvre, le chlore suit la même marche ; dans les cas rapides, avec élévation de 2 ou 3° en 24 heures et des variations correspondantes du pouls, le chlore peut aller jusqu'à 15, 16 gr., mais l'urée ne dépasse guère le chiffre de 34 à 35 gr. (obs. 5.)

Période d'état. Le ventre est douloureux, le ballonnement persiste ; il y a quelques nausées, de l'altération des traits, des vomissements ; la péritonite, qui semblait localisée, acquiert une nouvelle intensité : alors se montre un frisson avec augmentation du chlore et de l'urée.

Le thermomètre se maintient ou peut osciller aux environs de 40°.

Dans cette période, le chlore diminue jusqu'à 1 gr. ; l'urée décroît aussi vers 12 gr., à moins qu'il ne se produise de grands frissons; dans ce cas, l'urée augmente passagèrement.

3. *Période descendante ou de résolution.* Sa durée vorie de 16 ou 20 jours à 5 ou 6 jours; tantôt, en effet, le retour à la santé est graduel, et c'est le cas le plus fréquent; on voit ainsi des femmes qui se lèvent, qui sont amaigries pendant un mois, un mois et demi, offrant une température de 38°,5, 38°,6 le soir (voir obs. 5).

Tantôt la résolution est rapide, la femme qui avait tions digestives se font bien.

Mais ici, à moins de péritonite enkystée ou de formation abondante de pus, la résolution se fait sans secousses, pourvu que la femme ne se fatigue pas. La chaleur varie peu; il en est autrement dans la phlébite.

Ici le chlore et l'urée présentent deux modifications dans leurs courbes. Pendant la plus grande durée, le chlore et l'urée diminuent; l'urée se tient à un chiffre faible et le chlore peut même atteindre 0,30, 0,40 centigr.

Mais vers la fin de cette période, l'urée et le chlore augmentent; à partir de ce moment, la femme est sauvée; on pourrait même fixer le début de la convalescence à ce moment.

Voici un cas de péritonite grave, suivie de guérison :

OBSERVATION V.

Péritonite sous-ombilicale.—Pesées journalières du chlore et de l'urée.—
Courbe graphique d'ensemble.— Guérison.

La nommée Carré (Marie), âgée de 29 ans, entrée à l'hôpital Saint-Antoine le 26 mars, est couchée au n° 8 de la salle Sainte-Marguerite. Elle y est acconchée, pour la septième fois, le même jour, naturellement, d'un enfant vivant et à terme. Bonne santé pendant sa grossesse. Délivrance régulière.

Le 27. Matin, P. 72, T. 37,6. Pas de douleurs à la pression. Quelques coliques de temps à autre, lochies normales. Urine, du 26 au 27, 1,600 gr.; densité, 1,016; teinte carmin; urée, 21 gr.; chlore, 6 gr. 25. Soir, P. 76. T. 36,8.

Le 28. P. 70, T. 37,7. Aucune douleur spontanée ni à la pression. Le malade se trouve bien. Pas de frisson. Urine, 1,000 gr.; densité, 1,020; jaune léger; urée, 26 gr.; chlore, 8 gr. 50.

Le 29. P. 88, T. 38,4. A la pression, légère douleur, surtout à gauche. A ce niveau, l'abdomen est tendu, très-douloureux à la pression superficielle. Les mamelles sont assez flasques. Urine, 900 gr.; densité, 1,024; jaune; urée, 33 gr. 80: chlore, 10 gr.

Le 30. P. 92, T. 38,6. Douleur vive à la pression, occupant toute la région hypogastrique: quelques nausées. Urine, 800 gr.; densité, 1,026; jaune; urée, 29 gr.; chlore, 6 gr. 30.

Le 31. P. 116, T. 39,4. Douleur vive persiste, 30 par minute, quelques nausées, pas de frissons. Urine, 700 gr.; densité, 1,028; jaune orange; urée, 20 gr.; chlore, 5 gr. 20.

1er avril. P. 116, T. 39,3. Douleur hypogastrique toujours vive, bien que l'abdomen soit modérément tendu. La sensation douloureuse s'étend jusqu'à deux travers de doigt au-dessous de l'ombilic. Urine, 600 gr.; densité, 1,030; jaune orange; urée, 19 gr. 15; chlore, 4 gr. 35.

Le 2. P. 104, T. 39". Mêmes caractères de la douleur. Langue saburrale, rouge sur les bords. Amaigrissement. Pas de lésion vulvaire. Légère tuméfaction douloureuse dans le cul-de-sac latéral gauche. Urine, 500 gr.; densité, 1,029; couleur jaune; urée, 18 gr.; chlore, 3 gr. 60.

Le 3. P. 98, T. 38,5. Hypogastre tendu, douloureux; frissonnements pendant le jour. La malade est très-affaiblie et somnolente. Urine, 400 gr.; densité, 1,024; urée, 17 gr.; chlore, 3 gr.

Le 4. P. 100, T. 38,6. Un vomissement bilieux. Les mamelles contiennent un peu de lait, mais sont un peu flasques. Urine, 380 gr.; densité, 1,024; jaune; urée, 18 gr. 25; chlore, 2 gr. 53.

Ce qui gêne surtout cette malade, c'est qu'elle éprouve des douleurs assez vives sur les flancs, qui l'empêchent, dit-elle, de respirer.

Le 5. P. 92, T. 38,8. Nausées. Amaigrissement considérable. Urine, 420 gr.; densité, 1,025; jaune orange; urée, 16 gr.; chlore, 2 gr. 20.

Le 6. P. 106, T. 38,6. La douleur de l'hypogastre est moins vive. Urine, 660 gr.; densité, 1,026; jaune; urée, 15 gr.; chlore, 1 gr. 30.

Le 7. P. 94, T. 38,4. Insomnie. Agitation de temps à autre. Urine, 700 gr.; densité, 1,024; jaune; urée, 19 gr. 75; chlore, 2 gr. 45.

Le 8. P. 86, T. 38,5. Nausées. La malade souffre moins. La région hypogastrique est beaucoup moins tendue. Urine, 800 gr.; densité, 1,022; jaune; urée, 20 gr. 50; chlore, 3 gr. 32.

Le 9. P. 38, T. 38,3. La tension diminue beaucoup. Peu de lait dans les mamelles. Urine, 1,000 gr.; densité, 1,021; jaune clair; urée, 29 gr. 24; chlore, 4 gr. 25.

Le 10. P. 84, T. 38°. Par la pression on détermine toujours de la douleur à l'hypogastre, mais beaucoup moins vive qu'avant. Les douleurs des flancs ont presque disparu. Urine, 1,200 gr.; densité, 1,022; jaune clair; urée, 30 gr.; chlore, 5 gr. 63.

Le 11. P. 80, T. 38,1. La malade respire beaucoup mieux. Elle se sent un peu d'appétit et ne souffre plus spontanément de l'hypogastre. Urine, 1,400; densité, 1,023; jaune; urée, 36 gr. chlore, 6 gr. 25.

Le 12. P. 76, T. 37,9. Plus de nausées. Les douleurs des flancs ont cessé. Respiration normale. Urine, 1,300; densité, 1,022; jaune clair; urée, 34 gr. 29; chlore, 6 gr. 15.

Le 13. P. 72, T. 37,8. La pression détermine toujours de la douleur à l'hypogastre. On y a appliqué plusieurs vésicatoires. Urine, 1,250 grammes; densité, 1,026; jaune; urée, 35 grammes 20; chlore, 7 gr. 15.

Le 14. P. 70, T. 37,7. La malade mange une portion depuis hier, et ne souffre plus du ventre, mais elle est très-amaigrie. Urine, 1,000 gr.; densité, 1,021; jaune; chlore, 7 gr. 10.

Le 15. P. 68, T. 37,5. La malade s'est levée, mais n'a pu rester qu'une heure assise sur sa chaise. Elle est·très-faible, et peut à peine marcher. Urine, 1,220; densité, 1,022; jaune; urée, 22 gr.; chlore, 6 gr. 25.

Le 16. P. 70, T. 37,6. L'appétit est excellent; elle digère bien; n'accuse plus de douleurs; presque pas de lait dans les mamelles; mais, dit-elle, à ses autres couches, elle n'en a pas davantage. Urine, 1,150 gr.; densité, 1,018; jaune clair; urée, 21 gr. 50; chlore, 7 gr. 15.

Elle s'en va en convalescence le 18 avril.

La courbe totale nous montre une 1re période ascendante, où il y a parallélisme de la chaleur et du pouls, la première monte de 37°,6 à 40°,5 en 5 jours. Le second de 72 à 126, et une 2e période de descente, où en 15 jours la première descend à 37°,6 et le second à 70.

Dans le graphique de l'urée et du chlore, nous voyons une 1re période ascendante, qui se produit au moment où la fièvae débuté ; la première monte à 33 gr., et le second à 10 gr. ; mais pendant que le thermomètre marque 39° et au-dessus, les courbes descendent, l'urée diminue,

COURBE CARRÉ.

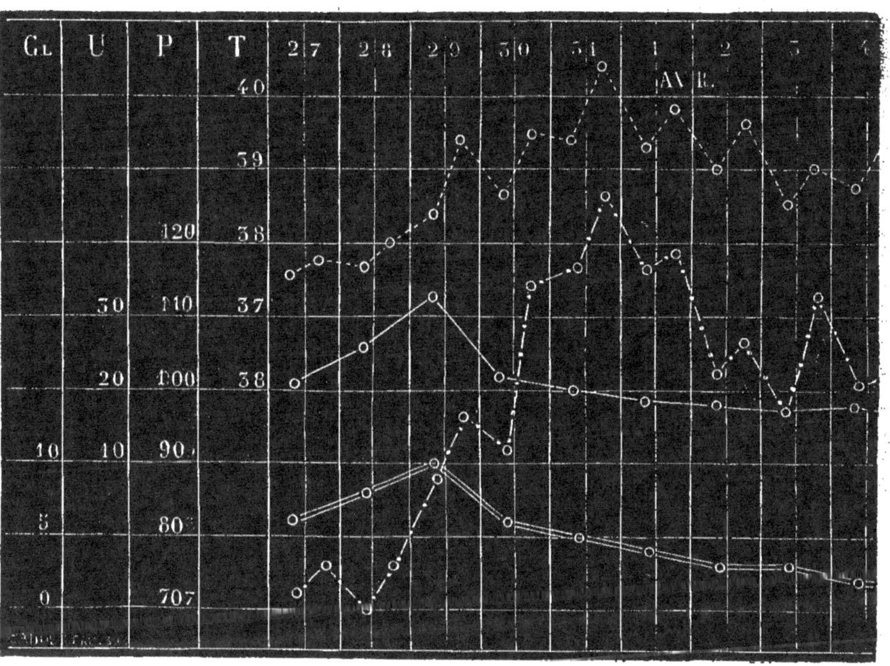

surtout le *chlore*, qui arrive à 1 gr. 30, et l'urée à 15 gr. Puis arrive le moment de la *convalescence*, qui est annoncée par l'augmentation de l'urée et du chlore : la première s'élève à 36 gr., tandis que le second ne subit pas une élévation proportionnelle.

2° *Phlébite seule*. Mêmes périodes que pour la péritonite.
1° Tantòt la courbe est brusque, ascendante, avec varia-

tions rapides du pouls et de la chaleur; le plus souvent le début est insidieux, la douleur abdominale peu vive, ou si elle est instantanée, elle ne dure guère plus de 24 à 36 heures; il y a un instant d'orage marqué par une douleur intense, des frissons, une température à 40°; la respi-

COURBE CARRÉ (suite).

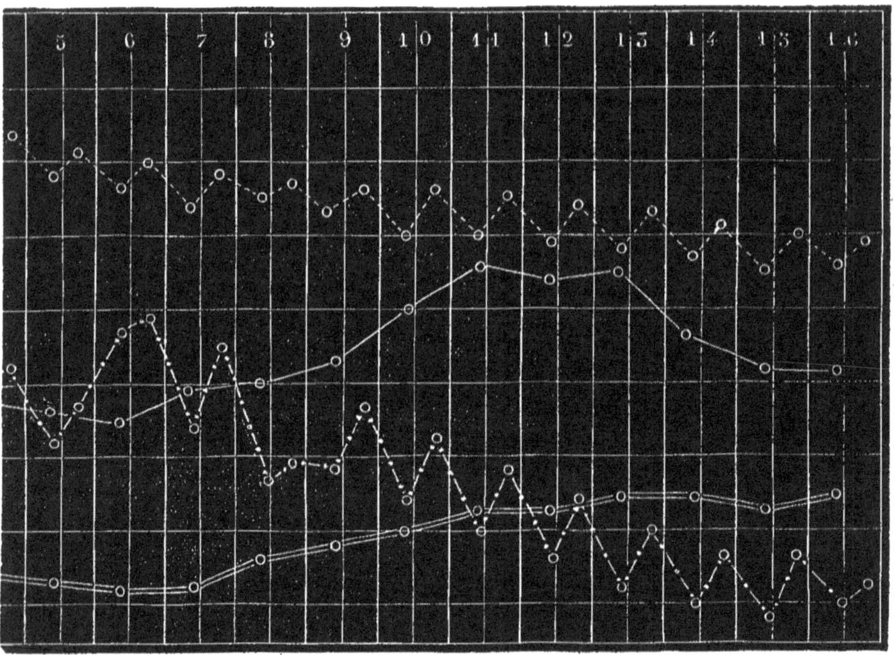

ration est à 44, le pouls à 110, 112; mais le calme revient en 24 ou 36 heures.

Avec le début lent, nous avons une courbe à marche lentement ascendante (voir obs. 6); *l'abdomen est souple* en 36 heures; on ne trouve de douleurs qu'à la pression utérine; la douleur spontanée est peu intense, les nausées passagères

L'urée et le chlore subissent les mêmes modifications

que dans la péritonite ; toutefois, avec le début lent, la quantité d'urée est beaucoup moins considérable qu'avec un début brusque.

2ᵉ *période.* Il survient presque toujours une rémission dans le pouls et dans la température ; le premier descend de 136 à 112, le second de 40°,3 à 39°.

La sécrétion lactée et les lochies diminuent.

Tantôt cette rémission est le prélude d'une résolution : le **pouls** et la température diminuent peu à peu en 10 à 15 jours; la température est normale sans oscillations; l'urée et le chlore augmentent de quantité pour retomber ensuite à la normale.

Mais il arrive souvent aussi que la courbe trahit une nouvelle intoxication de l'économie; ce n'est plus par des douleurs passagères de l'hypogastre, mais par des douleurs articulaires, qui peuvent cesser en 2 ou 3 jours, sans épanchement ; c'est la forme *arthralgique.*

D'autres fois, les articulations se tuméfient, il y a épanchement, avec arthrite grave se manifestant par des frissons, etc. (obs. 7 et 8).

Alors le graphique indique par l'augmentation rapide de la température et du pouls que probablement les matières infectieuses des veines sont passées dans le torrent circulatoire : alors se produisent les frissons et les rémissions excessives de la chaleur.

J'ouvre ici une parenthèse pour expliquer l'infection purulente des blessés, dans le cours de laquelle j'ai vu se produire des crampes des extrémités, tout à fait semblables à celles qui sont survenues chez Léonie ; chez un blessé survint même des douleurs articulaires très-vives : celui-ci succomba; mais un autre survécut après avoir eu une arthrite du poignet, des frissons intenses, une chaleur à 40°,5, tous ces accidents s'étant développés au milieu d'une épidémie d'infection purulente.

J'ai eu l'occasion de faire cinq fois des autopsies d'individus morts à la suite de phlébites avec matière puriforme dans les veines, trois fois j'ai rencontré de beaux abcès métastatiques, mais chez les deux autres, malgré des recherches minutieuses, je n'en ai point trouvé ; en revanche, il existait deux arthrites purulentes de l'articulation scapulo-humérale. Je suis donc porté à penser que, dans ces derniers cas, les abcès métastatiques n'existaient pas ou ne consistaient qu'en de minimes altérations graisseuses, qui peuvent passer inaperçues. D'après les faits que j'ai observés, j'incline à croire qu'il y a des cas bénins chez les blessés comme chez les nouvelles accouchées.

D'ailleurs, dans tous ces faits, la pathogénie est complexe. Les matières albuminoïdes devenues infectieuses à la surface de la plaie, par changement isomérique, peuvent engendrer des foyers purulents, sans que ni la veine, ni le lymphatique, ne soient phlegmasiés. De plus, les produits dégénératifs du caillot altéré et phlegmasiques de la veine peuvent produire également des foyers de pus.

Il en est de même des produits inflammatoires de la lymphangite. On peut donc comprendre déjà combien peut être variable le degré de l'infection ; puisque l'existence ou la non-existence de l'une ou de l'autre de ces lésions affaiblira d'autant la dose infectieuse.

Bien d'autres conditions viennent influer sur la bénignité ou la gravité : la présence de caillots oblitérants, de ganglions lymphatiques nombreux, etc.

3e *période*. Enfin arrive la période de réparation, durant laquelle le pouls et la température décroissent, tout en offrant de plus grandes oscillations que dans la période correspondante de la péritonite : la chaleur, par exemple, est à 37°,6 le matin, le soir elle est à 39°,9 avec ou sans frissons.

Les arthrites persistent pendant très-longtemps, souvent se terminent par ankylose, en mettant des mois à se résoudre.

OBSERVATION VI.

Phlébite utérine. — *Graphique de la température et du pouls.*
— *Guérison rapide.*

La nommée Vervac, âgée de 18 ans, primipare, est accouchée à l'hôpital Saint-Antoine le 2 avril, à sept heures du soir.

2 avril. P. 104, T. 38,1. Tranchées utérines, délivrance normale, pas d'hémorrhagie; l'enfant s'est présenté par les pieds et a les ecchymoses classiques sur la fesse gauche. Soir, P. 108, T. 38,5. Coliques utérines, par des douleurs spontanées dans le bas-ventre.

Le 3. P. 122, T. 39,2. Douleur hypogastrique quand la malade tousse, quand elle fait des mouvements; lochies sanguinolentes. Soir, P. 120, T. 39,6. Sueurs, douleurs assez vives à la pression de l'utérus.

Le 4. P. 124, T. 39,6. Douleurs dans les reins, montée du lait, légère douleur à la pression de l'utérus; tranchées utérines de temps à autre. L'enfant tette bien. Soir, P. 120; T. 39,8. Les lochies sont un peu fétides; déchirures latérales de la vulve.

Le 5. P. 136, T. 39,6. *Aucune douleur* de ventre, ni spontanée ni provoquée; pas de vomissements, pas de frissons (elle n'en a jamais eu). Soir, P. 100, T. 39,1. Céphalalgie; lait en moyenne quantité; pas de douleurs. L'enfant est souffrant depuis deux jours; il a eu quelques vomissements bilieux, de la fièvre, 38,8, la respiration à 84 par moments; enfin son poids décroît et sa physionomie est altérée.

Le 6. P. 104, T. 38,6. Aucune douleur. La malade dit qu'elle va beaucoup mieux. Soir, P. 116; T. 39,2.

Le 7. P. 96, T. 38,4. L'enfant n'a plus de fièvre, 37°; ses vomissements ont cessé et il recommence à teter comme d'ordinaire. La mère ne souffre plus et mange une portion. Exeat.

Elle revient huit jours après à la consultation, peut se livrer ses occupations ordinaires, et n'éprouve rien de particulier.

1° Chez Vervac, ce n'est plus l'accès infectieux avec son début rapide, péritonitique; c'est un début lent, progressif, phlébitique; le pouls monte en 60 heures de 104 à 136 et la température de 38°.à 39°,8 ; puis en 48 heures, le premier descend à 96 (en 12 heures, de 136 à 100), et la seconde à 38°,2.

COURBE VERVAC.

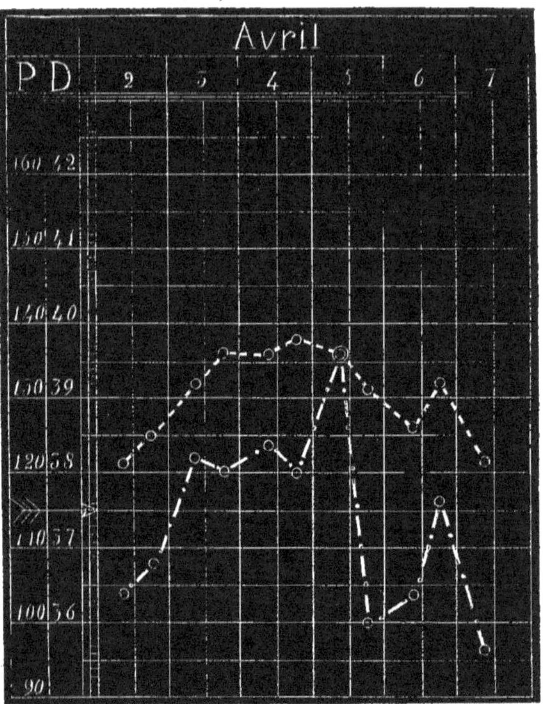

2° Le manque de frisson, la douleur de ventre peu vive, assez passagère, n'existant qu'au moment où l'on presse l'utérus : ce sont autant de caractères qui appartiennent à la phlébite seule ou avec lymphangite.

OBSERVATION VII.

Phlébite utérine. — Contracture des extrémités. — Arthrites multiples
Etat général grave. — Guérison.

Au n° 3 de la salle Sainte-Marguerite, hôpital Saint-Antoine, service du Dr Lorain, est couchée la nommée R. (Léonce), couturière âgée de 30 ans, entrée le 3 juin 1870 et sortie le 23. Elle raconte qu'elle n'a jamais été malade : pas de scrofule, pas d'hystérie, pas d'antécédents rhumatismaux ; elle est bien réglée depuis l'âge de 18 ans, a déjà eu 4 enfants à terme.

Le 29 mai 1870. Elle a beaucoup souffert du dos et des reins dans la nuit ; un médecin de la ville a fait appliquer des sangsues sur les points douloureux.

Le 3 juin. Elle entre à la salle Sainte-Adélaïde pour ses douleurs de reins ; on l'examine avec soin et l'on trouve une grossesse à sept mois et demi.

Le 8. P. 118, T. 39°. Elle accoucha presque sans douleur à 3 heures de l'après-midi, d'une petite fille avant terme. Soir, P. 80, T. 36,8 ; après l'accouchement, la chaleur tombe, perte de sang normale.

Le 9. P. 98, T. 38,6. Soir, P. 115, T. 39,6, la douleur lombaire est peu vive ; peu de lait.

Le 10. P. 80, T. 37,7. Soir, P. 100, T. 39,6.

Le 11. P. 84, T. 40°. Frissons pendant la nuit ; langue rouge sèche, pas de nausées, pas de vomissements, elle souffre de la fosse iliaque droite, qui est douloureuse à la pression. A 5 heures ce matin elle a éprouvé des douleurs dans les 2 jambes ; pas de crampes, pas de fourmillements sur tout le corps. La main droite est contracturée ; les premières phalanges des doigts sont fléchies, les deuxième et troisième dans l'extension, le pouce fortement porté dans l'adduction ; les doigts raides, on ne peut les redresser sans douleur. Une constriction un peu forte de l'avant-bras n'est suivie d'aucun effet. Au niveau des articulations métacarpo-phalangiennes, on voit du gonflement, de la rougeur, de la chaleur, de la douleur spontanée vive, les mouvements communiqués sont douloureux. Les coudes, les épaules, les hanches, les genoux ne sont le siége d'aucune sensation douloureuse. Un peu de sensibilité dans les mollets. Les pieds sont allongés dans l'axe de la jambe ; les orteils fléchis, la femme souffre beaucoup des articulations métatarso-phalangiennes, qui ne sont ni rouges, ni gonflées. Soir, P. 80, T. 39,6, céphalalgie vive, langue sèche et rouge, abdomen tendu, peu douloureux à la pression. Après la visite les doigts se sont fléchis, le pouce est venu dans la paume de la main, où il a été comprimé par le médius et l'annulaire ; la contracture de la main droite est moins forte ; mêmes douleurs articulaires ; de plus les 2 coudes et les 2 articulations tibio-tarsiennes sont prises ; crampes violentes dans le mollet gauche.

Le 12. P. 90, T. 40°. Pas de sommeil, la face est perlée de sueur, immobilité, pas de délire pas de frissons, ni de secousses tétaniques. Langue molle, soif vive, pas de vomissements, diarrhée, abdomen un peu tendu avec douleur localisée à droite; main libre, à gauche les doigts sont fléchis et recouvrent le pouce, le redressement est très-douloureux, fourmillements à l'extrémité des doigts. Les articulations métacarpo - phalangiennes gauches sont beaucoup plus rouges, tuméfiées, douloureuses; à droite le coude est très-doulou reux, sans rougeur ni gonflement, la douleur l'empêche d'exécuter des mouvements; fortes douleurs dans le trapèze gauche. Crampes dans le mollet droit avec douleurs vives; souffre encore dans les articulations du pied. A l'ausculation du cœur, à la base le premier bruit est obscur et prolongé. (Vin de Bordeaux, une portion.) Soir, P. 96, T. 40°. Sueurs très-abondantes, frissons, la chemise et le drap de lit son traversés par la sueur, pas de crampes, diarrhée violente avec coliques. (1 pil. opium.) Cette malade a beaucoup maigri.

Le 13. P. 70, T. 37,3. Cauchemar dans la nuit, sueurs copieuses, langue molle, soif vive, abdomen tendu, pression à droite doulou reuse, cordon dur vers la corne droite, trismus ce matin, il a fallu lui desserrer les mâchoires pour la faire boire; même état de contracture des extrémités; la rougeur et la tuméfaction des articulations métacarpo-phalangiennes droites sont moins intenses; épaule droite douloureuse; douleur vive au niveau de l'insertion du tendon d'Achille. Soir, P. 84, T. 39°; pieds moins contracturés; après des mouvements la malade a eu des crampes dans le mollet droit.

Le 14. P. 67, T. 37,6. Sueurs profuses dans la nuit, douleur dans les masses musculaires des jambes. Le thorax est couvert de miliaire sudorale, pas de trismus, les 2 pieds et la main gauche restent contracturés; le léger souffle anémique n'a pas augmenté; l'enfant est décédé hier. Soir, P. 86, T. 39,8. Sueurs abondantes, douleurs dans le flanc droit.

Le 15. P. 82, T. 39,4. Insomnie, la sueur ruisselle sur tout le corps; soif vive; douleur à la gorge, qui est rouge et hyperémiée; hypogastre un peu tendu douloureux à droite; lait dans les mamelles, la contracture des extrémités a cessé, fourmillements dans les orteils, le poignet gauche seul est douloureux. (Gargarisme, bouillon, potage, vin de Bordeaux.) Soir, P. 94, T. 40,4. Les douleurs abdominales sont plus vives, lochies peu abondantes.

Le 16 P. 86, T. 38,3. Sueurs, sommeil, faiblesse; plus d'angine, lientérie, abdomen tendu non douloureux, les douleurs articulaires ont cessé, pas d'albumine dans les urines. Soir, P. 96, T. 39,2.

Le 17. P. 76, T. 37,4. Soir, P. 86, T. 37,8.

Le 18. P. 64, T. 37,7. La malade va bien. Soir, P. 66, T. 37,2.

Le 19. P. 70, T. 37°. A marché hier pour la première fois, et a éprouvé de la raideur dans les jambes.

Le 23. La malade se lève toute la journée. Exéat.

Dès le lendemain de la parturition, fièvre avec rémission le matin, l'infection ne se déclare bien que le 11 juin par des frissons, pouls à 84 et chaleur à 40°, les douleurs abdominales sont peu vives, bien qu'il y ait un léger ballonnement; la douleur est localisée vers la corne droite de l'utérus; en même temps se produit une contraction des extrémités avec arthrites des articulations métacarpo-phalangiennes, du trismus, des arthrites du coude, etc.; de plus le thermomètre présente les grandes variations qui appartiennent à la phlébite; le 13, le pouls est à 70 et la chaleur à 57°,3; la veille au matin, elle était à 40°.

Je pense qu'il est rationnel de rattacher l'état général à l'état local, que celui-ci a engendré celui-là.

OBSERVATION VIII.

*Phlébite utérine.—Accidents fébriles ; arthrite grave du genou droit. —
Guérison*

La nommé Durand, cuisinière, âgée de 24 ans, est entrée le 7 juin 1870, à la salle Notre-Dame, n° 7, hôpital de la Pitié, service du Dr Molland.

Elle raconte qu'elle n'a jamais été malade et ne connaît personne de sa famille qui ait eu des rhumatismes; elle a les jambes un peu œdématiées depuis le cinquième mois de sa grossesse. Elle est accouchée le 7 juin à 6 heures 1/4 du soir; le passage de la tête a déterminé une déchirure du périnée. Après l'accouchement, P. 80, T. 38,2.

Le 8 juin. Matin. P. 64, T. 37,5. La malade se trouve bien. (Injections phéniquées.) Soir, P. 72, T. 37,9. Céphalalgie.

Le 9. P. 72, T. 38,2. Petits frissons la nuit; utérus un peu douloureux à la pression; lochies sanguinolentes; mamelles flasques. Soir, P. 76, T. 39°.

Le 10. P. 100, T. 40°. Les petites lèvres et le vagin sont tuméfiés; purgatif ce matin. (Injections émollientes.) Soir, P. 108, T. 39,6: vomissements, pas de douleurs spontanées hypogastriques; sueurs.

Le 11. P. 76, T. 38,7. Abdomen sensible à la pression. Soir, P. 84, T. 39,8. Frissonnements dans la journée.

Le 12. P. 80, T. 39,6. La malade accuse une douleur localisée au devant de la rotule droite; les mouvements de flexion et d'abduction sont douloureux. Soir, P. 80, T. 40,4. Langue tremblotante: il existe de l'empâtement articulaire avec tension comme dans certaines tumeurs blanches au début.

Le 13. P. 82, T. 39,8. Soir, P. 76 pendant le sommeil, au réveil 84, T. 39,6. Elle souffre dans le genou droit.

Le 14. P. 80, T. 39,4. Elle peut remuer la jambe et la fléchir. Soir, P. 84, T. 40°.

Le 15. P. 76, T. 38,8. Les mamelles sont gonflées; même état du genou. Soir, P. 84, T. 40,2. Douleurs spontanées et à la pression au niveau de la corne gauche de l'utérus.

Le 16. P. 80, T. 39,8. Soir, P. 82, T. 40,2.

Le 17. P. 80, T. 39°. Sueurs profuses pendant la nuit, les téguments du genou droit présentent une légère teinte rubéolique; sur les parties latérales de la rotule, on trouve 2 bosselures demi-fluctuantes à peine douloureuses; l'articulation malade mesure 0,34 centim. de circonférence, tandis que la saine mesure 0,31 cent. Soir, P. 70, T. 39°. La pression du ventre n'est pas douloureuse, mais la femme accuse une douleur modérée à gauche.

Le 18. P. 76, T. 38°. La partie supérieure du genou douloureuse, est le siége d'empâtement. Soir, P. 104, T, 39,9. Cordon dur et douloureux vers la corne gauche de l'utérus.

Le 19. P. 68, T. 37,8. Douleur abdominale moins vive, même état du genou. Soir, P. 84, T. 39,5. A eu un frisson de deux à trois heures, pas de douleurs abdominales; amaigrissement très-notable.

Le 20. P. 76, T. 37,8. Le genou est tuméfié, avec tension et douleur. (Vésicatoire.) Soir, P. 84, T. 39°. Nouveau frisson de trois quart d'heure.

Le 21. P. 64, T. 37,3. Soir, P. 84, T. 39,1.

Le 22. P. 60, T. 37,6. Aucune douleur abdominale; la tuméfaction du genou n'a pas diminué. Soir, P. 76, T. 38,7. Léger souffle anémique à la base et au 1er temps.

Le 23. P. 70, T. 37,7.

Le 27 juin. La malade va bien, les oscillations de la chaleur entre le matin et le soir sont peu considérables ; plus de frissons ; la jointure est en voie de résolution à la suite d'applications de vésicatoires.

Cette femme sort de l'hôpital dans le courant de juillet, en conservant encore un peu de roideur dans l'article.

Chez cette malade, nous voyons l'état morbide débuter le troisième jour et, pendant 24 heures, la chaleur ne pas dépasser 39° ; en même temps le bas-ventre est assez souple, la douleur y est peu vive ; les frissons se répètent dans le cours de la maladie, le thermomètre offre des oscillations assez grandes, de 39°,6 il descend à 38°,7, on sent un cordon dur vers la corne gauche de l'utérus. Voilà autant de caractères qui appartiennent à la phlébite et à la lymphangite.

Au moment où existe cet appareil fébrile, on voit une arthrite se développer en même temps que surviennent des frissons.

Il semble donc qu'il y ait ici, comme dans l'obs. Brun, une infection dont le point de départ réside dans une phlébite ou une lymphangite.

§ 3. Accidents mortels.

A certains moments de l'épidémie, les nouvelles accouchées succombaient rapidement et étaient atteintes d'affections puerpérales d'une gravité exceptionnelle ; dès le deuxième ou troisième jour ces femmes sont prises d'un frisson, en même temps que surviennent cette altération du visage, ces états généraux adynamiques ou inflammatoires, qui arrivent chez ces femmes vouées à une prompte mort. C'est là la grande puerpéralité dans toute son intensité, dans toute sa gravité. Quand on se trouve en présence d'un tel fléau, la première pensée qui s'offre à l'esprit, c'est de rechercher une cause, extérieure à la femme en couche ; et je crois que cette première impression est la vraie.

De même que certaines conditions atmosphériques favorisent l'éclosion de larves, qui étaient cachées depuis des mois ; de même à certains moments l'atmosphère change l'état isomérique des matières protéiques des lochies et les transforme en substances infectieuses.

Je vais maintenant étudier différentes affections, qui se rattachent toutes au tronc commun du puerpérisme infectieux.

L'affection la plus commune a été la péritonite : c'est par elle que je vais débuter.

1° Péritonites aiguës.

C'est surtout la forme suraiguë qu'on a décrite comme étant la fièvre puerpérale.

Je distingue dans mes observations trois groupes ou manières d'être des péritonites puerpérales, au point de vue purement clinique :

a. Péritonite suraiguë.—La nouvelle accouchée est frappée d'emblée par l'infection ; 12 ou 24 heures après le travail, le pouls s'élève à 112 et au-dessus ; ordinairement les frissons manquent ; c'est là un fait important : l'absence de frissons dans ces cas suraigus a été la règle dans nos observations (8 fois sur 12) (voy. obs. 9) en même temps existe de l'affaiblissement, ou bien le visage est vultueux, la respiration haute, la diarrhée intense, le ventre est ballonné, tendu, douloureux à la pression, ou bien insensible pendant les deux ou trois derniers jours de la vie ; d'ailleurs il existe bien des degrés dans la douleur abdominale : quelquefois arrivent des sortes d'accès douloureux, les malades éprouvent dans le ventre des sensations de torsion, de morsure, la région lombaire est très-douloureuse, la langue devient sèche, la face se grippe ; souvent dans les derniers jours le vagin est sec dans son tiers antérieur; les mamelles contiennent toujours du lait à l'autopsie, mais la sécrétion est très-faible pendant la vie; signalons également les vomissements d'abord alimentaires, puis bilieux, des vertiges, des éblouissements, des syncopes.

Revenons aux caractères du pouls et de la température. Souvent le premier signal d'alarme est donné par le pouls qui s'élève dans l'espace de 12 heures de 64 à 120, dans certaines observations le pouls monte en 36 h. de 70 à 132, tandis que la chaleur est à 38°,3, 38°,4 : ainsi, ascension rapide des pulsations en désaccord avec le chiffre de la température. L'élévation du pouls est donc le plus sûr indice de l'intensité et de la gravité de la maladie. La courbe typique en ce cas nous est offerte par l'obs. Fouque, où le pouls et la chaleur s'élèvent progressivement jusqu'à la mort.

Le graphique est une courbe ascendante à partir du début.

L'urée augmente en moyenne les deux premiers jours de la fièvre ou le premier jour seulement, pour diminuer ensuite jusqu'à la mort.

Le chlore suit les mêmes variations.

Voici une observation avec courbe où le lecteur pourra suivre la marche de la phlegmasie du péritoine.

OBSERVATION IX.

Péritonite suraiguë. — Courbe de la température et du pouls. — Mort. Autopsie. — Péritonite purulente. — Lymphangite. — Phlébite utérine.

La nommée Fouque, âgée de 21 ans, est accouchée le 9 avril, à six heures du matin, naturellement et à terme, d'un enfant vivant, qu'elle allaite.

9 avril, onze heures du matin. P. 74, T. 37,8. La délivrance a été régulière; perte de sang à peu près normale. Les grandes douleurs ont duré trois heures; elle souffrait depuis la veille. Cette

femme raconte qu'elle a toujours eu une bonne santé ; elle a eu la rougeole et la scarlatine dans sa jeunesse ; jamais de rhumatisme ni de maladies syphilitiques ; depuis sa grossesse elle s'était toujours bien portée. Réglée à 14 ans ; pendant sa grossesse, douleurs lombaires, et leucorrhée dans les deux derniers mois. Le soir, P. 72, T. 38,2. Elle ne souffre pas du ventre, qui n'est pas sensible à la pression. Quelques coliques de temps à autre. Moiteur à la peau. Lochies sanguinolentes. Les mamelles sont flasques. La malade se trouve bien ; pas de frissons.

Le 10. P. 80, T. 37,9. Pas de douleur spontanée abdominale. Un peu de sensibilité à la pression de l'utérus. Le ventre n'est pas tendu. Les mamelles non tuméfiées, pas de frissons. Le soir, P. 112, T. 38,6. Sensibilité dans la partie latérale droite de l'utérus. L'abdomen n'est point tendu. Les mamelles commencent à devenir turgescentes.

Le 11. P. 104, T. 38,5. Légères douleurs spontanées à droite. Un peu de tension abdominale à ce niveau. Pas de frissons. Le soir, P. 110, T. 38,8. La douleur spontanée persiste, l'écoulement des lochies continue. La langue est saburrale. Il existe un peu de soif, pas d'appétit ; céphalalgie. Les seins, flasques, contiennent du lait.

Le 12. P. 108, T. 39,6. La région hypogastrique est tendue. Il existe de l'œdème des nymphes. L'expression du visage est bonne ; pas d'angoisse. R. 22. La malade accuse toujours une douleur à droite. Soir, P. 124, T. 40,8.

Pendant la journée, la malade a eu un vomissement bilieux. Pas de frissons.

Le 13. Cette femme passe à la salle Sainte-Adélaïde, au n° 18. P. 152, T. 40,7. Le ventre est très-ballonné, la face grippée. Les yeux sont excavés ; amaigrissement ; la langue devient sèche, les lèvres fuligineuses. R. 38, superficielle.

Le soir, P. 156, T. 41°. Ventre ballonné et tendu. La pression y détermine une douleur vive. Pas de nouveaux vomissements. La langue est sèche. Il existe de la diarrhée, un peu d'agitation, quelques soubresauts des tendons. Douleur vive abdominale spontanée, avec douleur des reins. Les lochies sont purulentes, très-peu abondantes.

Le 14, matin. P. 160, T. 41, R. 48. La langue est sèche, grillée, Le ballonnement du ventre est excessif, avec de la tension. L'amaigrissement tres-prononcé. Pas de frissons. La malade s'agite, veut se lever, se tourne souvent dans son lit ; elle est irritée et se plaint continuellement. Alternative d'agitation et de somnolence. Délire violent.

Trois heures moins vingt minutes, au moment de la mort. T. 42,9. En ce moment, dilatation du sphincter anal et des pupilles. Dix minutes avant, la température était à 42,8 et le pouls à 172. Dix minutes après le thermomètre commence à baisser.

Autopsie. De même que, chez les enfants morts de péritonite, les ouvertures buccale et nasale sont souillées par un liquide brunâtre. Il existe du lait dans les mamelles.

Ballonnement du ventre.

Abdomen. — 230 grammes de liquide purulent dans le petit bassin; les intestins sont rouges, agglutinés entre eux, recouverts par des fausses membranes épaisses, albumino-fibreuses, avec de nombreux leucocytes dans leurs mailles.

Cet exsudat, d'un blanc jaunâtre, épais de 2 à 3 millimètres en certains points, tapisse la surface du foie, de la rate, de l'utérus et de ses annexes.

Les intestins sont distendus par des gaz.

Dans le ligament large du côté droit on voit deux veinules, distendues dans lesquelles existe de la matière purulente avec des leucocytes atrophiés : cette substance était limitée du côté du cœur par un caillot noirâtre. Dans le ligament gauche on ne trouve que de l'infiltration purulente par place. Les plexus pampiniformes et les autres veines du bassin renferment ou du sang fluide noirâtre ou quelques caillots récents.

Sur la partie latérale gauche de l'utérus existe de petites dilatations moniliformes, superficielles : c'est un lymphatique enflammé, dont on ne peut découvrir à la simple inspection ni l'origine ni la terminaison, mais qui s'injecte très-bien à l'aide de l'appareil à injection. L'utérus, volumineux et flasque, conserve les empreintes des intestins distendus; dans ses sinus on ne retrouve que du sang fluide et quelques caillots noirâtres filiformes; aucune lésion dans le col ni à sa face interne, qui contient du mucus filant rougeâtre.

La face interne de l'utérus est recouverte d'un peu de liquide sanieux; on y voit encore l'insertion placentaire avec quelques débris vasculaires.

La rate est volumineuse; son tissu est ferme.

Les reins sont anémiés par places; pas de lésions graisseuses bien tranchées.

Le foie offre des plaques graisseuses; le tissu à ce niveau présente à peu près la même consistance que dans le reste du parenchyme, où les lobules sont distincts et les cellules hépatiques à contours polyédriques.

Thorax. — Liquide citrin assez abondant dans le péricarde, sur lequel on ne voit pas trace de phlegmasie.

Le tissu cardiaque est assez ferme; les cavités renferment quelques caillots récents et du sang fluide; pas de lésions de l'endocarde.

Les poumons sont d'un rouge vif à la coupe, les vaisseaux contiennent du sang noirâtre; quelques plaques d'infiltration sanguine aux deux bases.

Le cerveau et la moelle n'ont pas été examinés.

Examen histologique. — Le péritoine est vascularisé, le tissu cellulaire sous-séreux est hyperémié et gorgé de liquide; dans ses mailles, on trouve quelques éléments du volume des globules blancs du sang. Quant au tissu séreux lui-même, il offre à sa surface interne un état granuleux par endroits, état qui se voit surtout pour certaines cellules épithéliales; les éléments cellulaires de la trame sont tuméfiés.

Si l'on fait tomber une goutte d'acide nitrique sur du liquide péritonéal, il se forme un précipité blanchâtre grenu, albumineux. A l'état frais, ce liquide est composé de graisse émulsionnée, de matières protéiques, dans lesquelles nagent des éléments cellulaires les uns de 0,010 à 0,012 de millimètres avec un noyau central, les autres de 0,007 à 0,008 avec un seul noyau, rarement deux; de plus, on peut distinguer des cellules épithéliales irrégulières.

Les fausses membranes sont constituées par de la fibrine modifiée, par de l'albumine; l'acide acétique pâlit beaucoup la préparation, mais il reste toujours quelques fibrilles et quelques éléments allongés : c'est qu'il existe déjà un commencement d'organisation. Ces fausses membranes, adhérentes au tissu séreux par une foule de petites radicules fines et déliées, contiennent dans leurs mailles des leucocytes, de gros éléments graisseux opaques, des cellules plus transparentes de 0,010 à 0,014 de millimètres, avec un noyau de 0,007 à 0,009 de millimètre, d'une foule de petites cellules atrophiées, grenues, irrégulières.

Certaines fibres primitives des muscles striés sont granulo-graisseuses sans multiplication des myoclastes; à côté il en existe d'autres très-saines; le plus grand nombre est normal.

Quelques fibrilles du cœur sont pigmentées sans altération graisseuse.

Les tubuli rénaux contiennent de rares petites agglomérations
de granulations graisseuses.

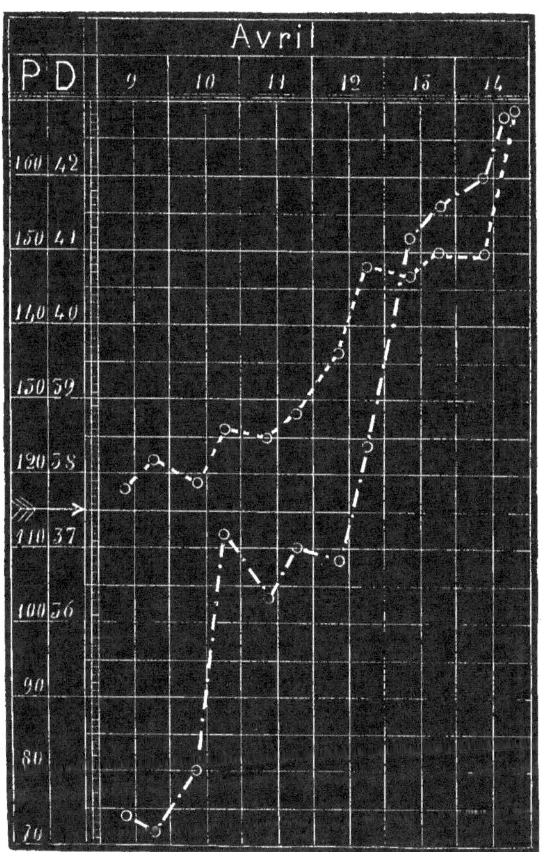

Chez cette femme les courbes du pouls et de la température sont ascendantes, mais ici encore celle du pouls est
plus significative au point de vue de la marche que celle
de la température. En six jours, le thermomètre s'élève de
37°,8 à 42°,9 et le pouls de 74 à 168. La première période
est ascendante, le pouls monte de 72 à 112 en 24 heures,
tandis que la chaleur est peu intense, 38°,6. La deuxième

période ou d'état, ne dure que 36 heures; le pouls oscille autour de 110, tandis que la température est à 38°,8, 39°;6. La troisième période est rapide et presque verticale, la chaleur s'élève à 40°, 41 et le pouls à 124 et 152.

b. *Péritonite aiguë* (obs. 10.).—La maladie débute avec un grand appareil symptomatique : frissons intenses, se répétant 2 fois en 24 heures; grandes oscillations dans la température et dans le pouls; mais pour bien les constater il faut examiner les femmes toutes les deux ou trois heures; car souvent existent des accès intermittents avec dépression de la chaleur et du pouls dans l'intervalle; toutefois le pouls reste toujours un peu fréquent.

Le thermomètre peut s'élever à 40°, 41°, pour redescendre à 38°,5 une heure après. Ainsi, variabilité extrême dans la température et dans le pouls. L'utérus reste volumineux, l'hypogastre est tendu, douloureux à la pression superficielle; les vomissements n'apparaissent guère avant le troisième jour. Le plus souvent la montée du lait ne se fait pas comme à l'ordinaire, bien qu'on trouve du lait dans les mamelles. Quelquefois les lochies cessent de s'écouler, le plus ordinairement elles diminuent en quantité puis la diarrhée arrive avec des vomissements.

Comme type de courbe je signale le graphique d'Hussé où l'on voit trois périodes pour le pouls, une première ascendante, une deuxième ou d'état, dépressive. A cette époque en voyant le pouls décroître, on pourrait formuler un pronostic favorable; mais la température reste élevée, et devient l'élément important; enfin une troisième période terminale ascendante.

D'une manière générale, les vomissements, la douleur, le tympanisme abdominal, l'altération des traits peuvent appartenir à la phlébite seule, à la lymphangite, au phlegmon, etc.; mais une douleur vive superficielle persistant plus de deux jours, s'étendant à tout l'abdomen, souvent localisée d'abord à l'hypogastre, puis se généralisant, des vomissements porracés, qui se répètent, survenant à la période d'état, ou à la fin, un tympanisme exagéré avec une respiration haute, fréquente; l'altération des traits : voilà autant de signes qui ont une véritable valeur pour le diagnostic péritonite et aussi pour le pronostic.

Sécrétion urinaire. — Au début de la péritonite, il existe toujours une augmentation d'urée (35 à 42 gr.), qui devient plus forte s'il apparaît de grands frissons (44 à 46 gr. en 24 heures), mais dans leur intervalle, l'urée tombe à 20, 22 grammes, quelquefois à 15 gr., si de nouveau un frisson se déclare avec 40°,5, l'urine des 24 heures contient de 40 à 44 gr. d'urée.

Le chlore ne suit pas tous ces changements, après une première augmentation du début il diminue graduellement jusqu'à 1 gr. et 0,50 centig.; à certains jours il disparaît même.

Vers la fin, à moins que la maladie ne se termine brusquement, la quantité d'urée diminue, même avec de hautes températures. A cette période il est souvent fort difficile d'avoir exactement toute l'urine des 24 heures, car fréquemment survient de l'incontinence des urines. Pour en perdre le moins possible, j'ai fait construire chez Favre de petits appareils en caoutchouc, que l'on fixe avec une sonde à demeure.

OBSERVATION X.

Péritonite aiguë. — Courbe de la température et du pouls. — Mort. — Autopsie. — Phlebite utérine. — Lésions de la péritonite purulente avec fausses membranes; phlegmon des ligaments larges; hépatite dégénérative à foyers.

La nommée Hussé, âgée de 34 ans, est accouchée à l'hôpital

Saint-Antoine, le 1ᵉʳ avril, à 3 heures du matin, d'un enfant à terme et vivant, qu'elle allaite.

1ᵉʳ avril. Matin 11 heures 1/4, P. 88, T. 38°. Pas d'hémorrhagie, délivrance naturelle. La malade n'éprouve aucun malaise. Sa grossesse a été bonne ; leucorrhée dans les deux derniers mois ; vomissements au début. Soir, P. 92, T. 38. Quelques douleurs abdominales intermittentes. Abdomen souple. Pas de gonflement des mamelles.

Le 2. P. 108, T. 39°7, Céphalalgie, perte d'appétit. Abdomen peu tendu. Lochies sanguinolentes. Frisson qui a duré un quart d'heure. Les mamelles flasques contiennent peu de lait. Soir, P. 116, T. 40°4. Nouveau frisson d'un quart d'heure de durée, douleur spontanée à l'hypogastre tendu et douloureux à la pression superficielle, douleur continue qui s'exagère à certains moments; pas de nausées, ni de vomissements; la langue est blanchâtre, humide.

Le 3. P. 128, T. 40°2. Abdomen très-tendu. Lochies abondantes, peu de lait. Pas de vomissements, ni de frissons. Soir, P. 98, T. 39°8. Sueurs profuses. Douleur abdominale un peu moins vive mais persistant et s'exagérant pendant la toux et les mouvements.

Le 4. P. 110, T. 40°4. Pas de frissons. Les douleurs abdominales persistent. Soir, P. 112, T. 40°4. Douleurs assez vives dans les mollets, qui sont un peu tendus et très-sensibles à la pression. Céphalalgie, pas de vomissements. Léger œdème superficiel.

Le 5. P. 106, T. 40°1'. Diarrhée à la suite d'un purgatif. Mamelles assez volumineuses et contenant un peu de lait. Soir, P. 112, T. 40°2'. Douleurs abdominales vives, les lochies persistent.

Le 6. P. 100, T. 39°8. Tympanisme. Abdomen douloureux. Somnolence avec rêvasserie. Soir, P. 96, T. 40°. Douleur abdominale continue. Cette femme vomit pour la première fois. Céphalalgie plus vive que d'ordinaire.

Le 7. P. 104, T. 39°1. Abdomen très-tendu. Soir, P. 120, T. 40°5. Ballonnement du ventre très-douloureux spontanément et à la pression. Céphalalgie, nausées, soif vive. Les douleurs de mollet ont diminué.

Le 8. P. 104, T. 39°2. Insomnie complète, tympanisme excessif, vomissements alimentaires. Les parties génitales externes sont à peine tuméfiées. Douleur dans le côté droit où l'on constate une légère matité avec diminution de la respiration et un peu de retentissement de la voix. Soir, P. 108, T. 39°7. Météorisme considérable avec douleur vive à la pression. Respiration haute, 44 à la minute.

Le 9. P. 116, T. 39°4. Même tension de l'abdomen, nausées hier soir. De 9 heures à 3 heures du matin, cette femme a éprouvé de vives douleurs de ventre, il y a une sorte d'accès douloureux de 7 heures de durée. Soir, P. 114, T. 39°7. Même tympanisme, langue sèche, altération des traits, cette femme a beaucoup maigri. Pâleur extrême.

Le 10. P. 122, T. 39°7. Affaissement. Respiration haute. Abdomen tendu. Légère pleurésie à la base droite. Soir, P. 132, T. 39°7. Même météorisme et douleur abdominale.

Le 11. P. 136, T. 39°. Langue sèche. Pas de nausées, ni de frissons. Même état. Soir, P. 142, T. 39°6.

Le 12. P. 148, T. 40°. Face grippée, très-pâle. Ventre très-ballonné. Respiration superficielle, à 54. Lochies très-diminuées; les mamelles flasques contiennent encore du lait.

Cette femme meurt dans l'après-midi.

Autopsie. — Abdomen. Fausses membranes jaunâtres et purulentes, épaisses, disséminées sur les divers organes de la cavité abdominale. Les intestins sont adhérents entre eux et très-congestionnés. La face supérieure du foie, la rate sont tapissées par des exsudats; le bassin contient 200 gr. de liquide purulent; l'utérus et ses annexes sont recouverts par des fausses membranes. A la surface utérine on ne rencontre pas de foyers superficiels purulents. Les trompes sont très-congestionnées, boursouflées, contiennent un liquide d'un blanc jaunâtre avec épithélium.

Les ovaires œdématiés ne contiennent pas d'abcès. En sectionnant l'utérus on trouve plusieurs sinus remplis d'un liquide puriforme, d'autres veines présentent de petits caillots fibrineux noirâtres. Aucun foyer purulent vers le col.

Sur les parties latérales on voit un œdème jaunâtre, sans plaques indurées et vers l'une des cornes de l'utérus, on trouve un lymphatique dilaté en plusieurs points. La face interne utérine montre quelques débris du placenta et est tapissée par une matière sanieuse au-dessous de laquelle la muqueuse est en voie de réparation.

Le foie est un peu congestionné, on trouve des points ramollis de la grosseur d'une noix, ils ont conservé la même teinte que le tissu hépatique et n'offrent pas cette coloration jaunâtre de plaques graisseuses de la surface. Au microscope on trouve des cellules hépatiques atrophiées, de la graisse en fines granulations. Ailleurs les lobules sont distincts et à peine graisseux. Pas de foyers purulents.

La rate est volumineuse, son tissu assez ferme ne présente pas d'infarctus ; les reins sont turgescents, hyperémiés, quelques tubuli plus opaques qu'à l'état normal.

Thorax. Épanchement de 150 gr. de liquide sera purulent à la base droite de la poitrine, où l'on trouve des fausses membranes jaunâtres.

Sur une coupe du poumon on retrouve plusieurs petites agglomérations de pneumonite granuleuse, au niveau desquelles siègent quelques fausses membranes pleurales. Mais il n'existe pas de foyer de pus. Sur le lobe moyen on observe plusieurs vaisseaux sous-pleuraux remplis par de petits caillots fibrineux anciens d'un noir jaunâtre en voie d'altération graisseuse. Ces vaisseaux forment de petits cordonnets à la surface du poumon ; ils se rendent dans les vaisseaux pulmonaires, dont les uns contiennent des caillots fibrineux récents, les autres du sang acide noirâtre. A la base plusieurs points d'atélectasie, avec de la congestion et de l'œdème.

Le péricarde contient environ 20 gr. de sérosité. Le cœur est flasque, d'un moyen volume et renferme quelques caillots fibrineux récents ; pas de lésions valvulaires.

Cerveau. Un peu de congestion et d'œdème des méninges. A la coupe de la substance nerveuse on ne trouve que le piqueté normal. Rien au cervelet, au bulbe, ni à la protubérance.

Le mollet droit n'offre plus trace d'œdème ; dans les veinules existent ou du sang noir ou des caillots récents noirs, mous ; dans le tissu cellulaire sous-cutané, on voit une traînée jaune de la grosseur d'un fil, dilatée en ampoule ; on ne peut la suivre que dans une étendue de 10 centimètres ; il s'agit évidemment ici d'un lymphatique enflammé, d'ailleurs un ganglion du creux poplité est rouge et tuméfié.

Si l'on examine la courbe de cette femme, on voit d'abord une poussée où la température s'élève en 24 heures de 38 à 40°,4 et le pouls de 92 a 120, même 128. Puis, tandis que la chaleur ne dépasse guère 40° pendant cinq à six jours de suite, le pouls diminue de fréquence, reste à 110, même descend à 96 ; survient une troisième période dans laquelle le thermomètre oscille entre 39 et 40° formant une courbe horizontale, tandis que le pouls présente une ligne progressivement ascendante, de sorte qu'en cinq jours il s'élève de 104 à 148.

COURBE HUSSÉ.

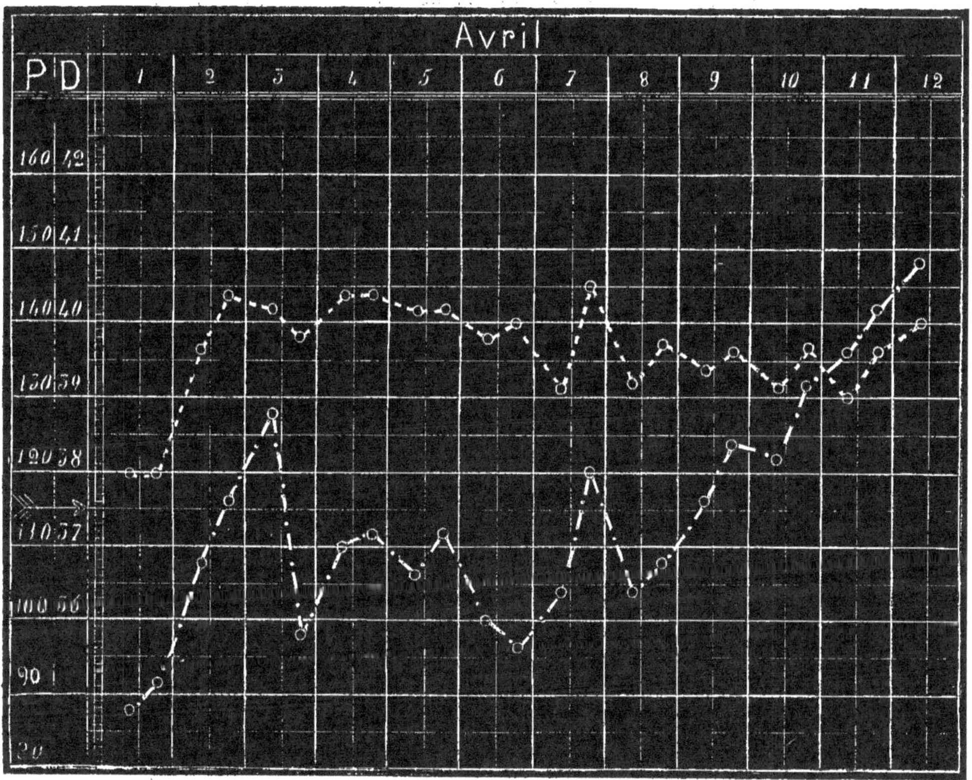

c. *Péritonite cholériforme* (obs. 11). — Dans la péritonite, on observé de la cyanose, vers la fin et même à la période d'état ; dans le phlébite on a aussi noté ce phénomène ainsi qu'un refroidissement périphérique plus ou moins marqué.

Dans l'observation suivante et dans trois autres : les signes du choléra étaient des plus accusés. Au début : frissons, douleurs hypogastriques modérées, un peu de tension de cette région; dès le troisième jour, pouls à 108 et chaleur à 40°; le quatrième, les douleurs abdominales de plus en plus vives, et le cinquième ou sixième, apparition d'accès à répétition avec refroidissement des extrémités, cyanose, crampes, voix brisée, diarrhée d'abord séreuse, puis riziforme, accompagnée de vomissements bilieux; les douleurs du ventre toujours vives, l'abdomen restant plat; de nouveaux frissons se manifestent les jours suivants : tantôt les accès cholériformes se répètent, ou se prolongent pendant plusieurs jours, parfois suivis d'une réaction, où le malade succombe avec du refroidissement périphérique, et en présentant ordinairement une température élevée, 41° à 42°. A cette période ultime, il survient de l'incontinence des urines et des matières fécales, souvent les crampes persistent jusqu'à la fin.

J'ai observé cette forme, en février en octobre 1869, et on ne signalait à cette date, ni cholérines, ni choléra dans le faubourg Saint-Antoine.

OBSERVATION XI.

Péritonite cholériforme. — Abdomen déprimé. — Accès avec cyanose et refroidissement périphérique et mort. — Autopsie. Lymphangite utérine, péritonite.

La nommée Schärn, âgée de 30 ans, boutonnière, est accouchée à l'hôpital Saint-Antoine, le 6 octobre, à 10 heures du matin, d'un enfant vivant et à terme.

Le reste du jour elle eut quelques tranchées utérines, un peu de chaleur à la peau, elle rejeta quelques caillots, mais sans hémorrhagie. Soir, P. 72, T. 37°8, R. 18.

Le 7 octobre. P. 96, T. 38°4, R. 20. A la suite d'une vive impression morale, cette femme eut un frisson d'un quart d'heure, elle éprouvait à peine un peu de sensibilité dans les mamelles, les lo-

chies étaient sanguinolentes et assez abondantes, les coliques utérines assez modérées.

Le 8. Soir, P. 108, T. 40°, R. 26. Cette malade se plaignait de
douleurs continues et s'exagérant par la pression dans la région
hypogastrique, l'utérus était encore volumineux. Elle n'avait pas
éprouvé de nouveaux frissons et était affaissée, le ventre était
souple.

Le 9. Matin, P. 126, T. 40°6, R. 32. La malade se plaint de douleurs abdominales et lombaires, a eu des sueurs abondantes, la
tension abdominale est légère, l'abdomen assez souple. Pas de frissons, ni de nausées. Le soir, 2 heures de l'après-midi. Cette femme
fut prise d'une sorte d'accès cholériforme, marqué par du refroidissement des extrémités, une teinte cyanique généralisée, des
crampes dans les membres inférieurs, une altération profonde des
traits, la voix brisée, une diarrhée séreuse et quelques vomissements
porracés. La température de la main droite était à 34o9. T. axillaire, 35°. T. rectale, 39°8.

Le soir il existait une réaction assez intense, le pouls peu développé auparavant était devenu ample, la ligne ascensionnelle plus
grande et le dicrotisme plus marqué. P. 132, T. rectale, 40°8. Les
douleurs abdominales et lombaires sont toujours très-vives. Mais
le ventre est déprimé et par la pression on ne provoque que des
douleurs modérées. Cependant la malade ne peut exécuter de mouvements dans son lit, ni respirer sans qu'il en résulte des douleurs
vives. L'utérus est douloureux à la pression. La montée du lait
s'est faite comme d'ordinaire, et a diminué rapidement dès le lendemain.

Vers 0 heures du soir, frisson d'une demi-heure.

L 10. Matin, P. 102, T. rectale, 39°2', R. 28. Les douleurs
abdominales et lombaires persistent. La diarrhée est devenue blanchâtre, riziforme; pas de vomissements, le ventre est déprimé, la
voix toujours altérée et la cyanose continue. Vers 11 heures du
matin, la malade éprouva un nouvel accès semblable au précédent,
la température périphérique avait beaucoup diminué, le thermomètre marquait 34° dans la main droite, 35°3 dans l'aisselle, 39°4
dans le rectum. L'altération des traits est profonde, pas de
vomissements, crampes vives. La réaction ne s'établit que vers
2 heures de l'après-midi, après des frictions répétées et une
potion stimulante. Il n'y avait pas eu de frissons depuis la veille.
Le soir, P. 136, T. 40°3. La diarrhée présente un type de diar-

rhée cholérique. La malade reste cyanosée, et l'abdomen sensible
à la pression mais déprimé. Les yeux sont excavés, en un mot la
malade présente l'aspect général d'un cholérique. Les crampes sont
un peu moins fréquentes que dans la matinée. Elle se plaint de
petits frissonnements revenant à peu près toutes les demie
heures.

Le 11. Matin, P. 122, T. vaginale, 39°4. La diarrhée conserve
ses caractères, les crampes musculaires sont des mieux accentuées,
ventre toujours douloureux à la pression, langue sèche. Immédiatement après la visite du matin, nouvel accès de refroidissement
périphérique, et d'accroissement de la cyanose. La température
buccale a beaucoup diminué, elle est à 34°6, tandis qu'aux mains
elle est à 33°6. Soir, P. 144, T. 40°3, R. 38. Dans la journée cette
femme éprouve une dizaine de frissonnements avec des nausées
sans vomissements. En même temps est survenue une certaine
angoisse avec une respiration superficielle et des contractions assez
énergiques du diaphragme. L'abdomen reste plat, douloureux spontanément et à la pression.

Le 12. P. 132, T. vaginale, 40°8. La malade a eu un vomissement, les yeux restent excavés, la langue est froide ainsi que l'ha-
leine. Elle a des douleurs intermittentes dans les membres inférieurs, dans les jambes et dans les cuisses. La cyanose est aussi
prononcée que dans le choléra asiatique. T. M., gauche, 27°2. La
T. buccale, 34°, T. axillaire, 32°. Les garde-robes sont toujours
blanchâtres et riziformes, il y a incontinence des matières fécales
et des urines depuis cette nuit. Lochies purulentes en petite quantité. Elle vomit tout ce qu'elle prend.

2 heures de l'après-midi. P. 140, T. buccale, 33°7. Main gauche,
26°7°. Le nez et le corps sont froids au toucher. Pas de râles trachéaux. R. 48, T. vaginale, 41,4. L'abdomen reste plat mais très
douloureux à la pression superficielle; la langue est sèche, froide,
il existe un commencement de dilatation des pupilles. Les crampes
dans les mollets persistent.

6 heures moins 5 minutes. Commencement de l'agonie; la respiration s'est ralentie, elle est à 26. La dilatation pupillaire est marquée, il y a insensibilité abdominale, pas de râles trachéaux, survient une interruption de 8 secondes sans respiration. Le pouls
tombe à 84, il est faible, à peine sensible. A l'auscultation, les battements cardiaques présentent les mêmes caractères. T. vaginale,
41°7.

A 6 heures un quart, dernier soupir. T. 41o7, main gauche
à 29o3'. Pendant 10 minutes ces températures ne varient point.
A 6 heures 45 minutes la température vaginale est à 41o9, un
quart d'heure après, à 41o8, une heure après à 41o6, et trois heures
après à 40o5.

Autopsie, 14 octobre. — 1o *Abdomen*. L'utérus est encore volumineux et pèse 680 gr. Une dissection des ligaments larges fait
découvrir un seul noyau de tissu induré, friable, contenant des
exsudats albumineux et quelques leucocytes. Vers la face latérale
droite, nous trouvons un petit foyer purulent gros comme une
lentille, à parois lisses et paraissant appartenir à un lymphatique.
Les veines ovariques et utérines contiennent quelques caillots noirâtres gelée de groseille, mous et récents; les sinus utérins sont la
plupart vides ou ne contiennent qu'un peu de sang fluide; les
lymphatiques ne contiennent de matière purulente d'aucun côté; le
col utérin est ramolli et flasque; il s'en écoule une matière vis-
queuse mélangée à un peu de détritus grisâtre. La face interne de
l'utérus est tapissée d'une légère couche de liquide sanieux, à peine
fétide; au niveau de l'insertion placentaire on rencontre quelques
extrémités de vaisseaux oblitérés par de petits caillots fermes,
indurés, adhérents aux parois vasculaires, ne contenant aucune
trace de matière puriforme et se prolongeant jusqu'à 3 ou 4 millimètres dans l'intérieur du vaisseau. Les parois de l'utérus, étant
sectionnées par tranches minces, paraissent exsangues et sans
traces de pus. La surface de la muqueuse utérine est en voie de
réparation, et en dessous le tissu paraît normal.

Les ovaires sont œdématiés, mais sans liquide purulent; l'abdomen est rempli de fausses membranes purulentes, tapissant les
surfaces intestinale, hépatique, splénique et utérine. Dans le petit
bassin et entre les circonvolutions intestinales, on peut recueillir
350 gr. d'un liquide purulent, dans lequel nagent des flocons albuminoïdes.

L'estomac contient un liquide blanchâtre ressemblant à une dé-
coction de riz, abondant surtout dans l'intestin grêle et dans le
gros intestin, et mélangé vers la fin de l'intestin grêle à quelques
fausses membranes mucoso-fibrineuses au microscope. Pas de psorentérie apparente. Ces fausses membranes ne siégent que dans
l'intestin grêle et dans la partie supérieure du côlon ascendant, elles
contiennent beaucoup de graisse interposée aux fibrilles.

Le foie est un peu congestionné, à lobules disticts, les veines sus-hépatiques contiennent un sang fluide, on observe quelques plaques de dégénérescence graisseuse. La vésicule contient un peu de bile qui flue librement dans l'intestin. La rate, également congestionnée, mais sans infarctus, est recouverte de fausses membranes.

Le rein gauche est petit, lobulé, ses tubuli offrent en plusieurs points une lésion graisseuse; le rein droit est plus volumineux, ses tubuli sont à peu près normaux. Les bassinets contiennent un liquide puriforme qui ne renferme que des cellules épithéliales sans leucocytes.

Thorax. — Le péricarde contient une petite quantité de liquide séreux sans fausses membranes sur ses parois. Surcharge graisseuse sous-péricardique. Le ventricule gauche est dur, revenu sur lui-même, le droit est flasque et renferme un caillot fibrineux, décoloré, assez mou, pénétrant par la vulvule oriculo-ventriculaire jusque dans l'oreillette du même côté. Caillots fibrineux décolorés dans l'aorte. Pas d'altérations des valvules. Le tissu cardiaque ne présente pas d'altération à l'examen microscopique. Le cœur vide pèse 245 gr.

Le bord antérieur du poumon gauche est uni au péricarde par quelques fausses membranes anciennes. A la coupe, les poumons ne présentent point de congestion intense; à la base des lobes inférieurs on voit quelques points d'atélectasie, surtout vers le bord postérieur; à la base du poumon gauche, petit noyau calcifié, pas d'hépatisation.

Le cerveau est à peine hyperémié vers les couches corticales. Sur une coupe le tissu nerveux est sain; 6 à 8 gr. de sérosité dans les ventricules latéraux; cervelet normal ainsi que le bulbe.

2° *Lymphangites.*

La lymphangite utérine a été signalée par Velpeau, Tonnelé, Nonat, Cruveilhier, Boivin et Dugès, Duplay, Danyau, Moreau, Alex. Botrel et Berrier-Fontaine, le professeur Béhier, Témoin, Virchow, et récemment Lucas-Championnière.

Je ne veux point insister sur la description de cette lésion, que j'ai rencontrée souvent dans les autopsies; je veux simplement appeler l'attention sur les deux formes suivantes :

a. *Lymphangite utérine seule.* — Je ne trouve cité qu'un cas de ce genre dans l'Anatomie pathologique de Cruveilhier, La femme éprouve des frissons et des douleurs de ventre; par le palper abdominal, et par le toucher vaginal on constate des points douloureux au niveau des culs-de-sac, points qui quelquefois n'existent pas (obs. 12); les caractères de la douleur ont été décrits fort exactement par Lucas-Championnière. Pour ce médecin la douleur survient du deuxième au sixième jour, on la localise par la palpation aux annexes ou aux angles de l'utérus; si on touche les malades dès l'invasion de la douleur, on sent que le cul-de-sac correspondant et les parties latérales du col sont douloureux avant que de devenir durs et pleins, empâtés comme dans la pelvi-péritonite.

Chez certaines malades les vomissements bilieux persistent, le tympanisme abdominal se développe; d'autres fois les vomissements manquent et le tympanisme est très-léger.

Le pouls, fréquent dès le début, est à 132; la température n'est pas très-élevée, 38°,4 à 39°,4, la face s'altère, la sécrétion lactée est très-faible, la diarrhée se déclare. Les vomissements cessent à la dernière période, contrairement à ce qui arrive souvent dans la péritonite. Les lochies sont peu abondantes. Le tympanisme, quand il n'a pas existé dans le cours de la maladie, survient dans les derniers temps de la vie. Il est est tout à fait exceptionnel de rencontrer du pus dans le canal thoracique, et des infarctus comme dans l'observation 12. Il serait possible dans ce cas que de petites veinules purulentes eussent échappé à mon examen; toutefois je dois rappeler que dans mes expériences j'ai pu constater des infarctus avec lymphangite, sans qu'il y eût une phlébite apparente.

La lymphangite utérine seule peut encore se présenter avec la physionomie suivante ·

Début insidieux, pas de frissons, ou si légers qu'ils passent inaperçus ; les premiers jours, la malade n'accuse aucune douleur , tantôt les culs-de-sac sont douloureux, tantôt ils sont insensibles ; vers le quatrième ou cinquième jour la femme se lève un peu dans le jour, mais elle est faible, elle est somnolente. La température est à 38°,4, 38°,8, le pouls à 90 ; pas de douleurs hypogastriques, abdomen souple, pas de nausées, ni de vomisements.

Bientôt vers le dixième ou douzième jour après la parturition, il survient de l'accablement, un peu de stupeur, le pouls est à 112, la chaleur à 39°,5 ; cyanose, aspect typhoïde ; la malade succombe avec une température tantôt à 38°, tantôt à 40°, après avoir présenté un léger subdélirium et un peu d'agitation.

OBSERVATION XII.

Puerpérisme infectieux. — Mort. — Autopsie. — Lymphangite utérine seule. — Pus dans le canal thoracique. — Infarctus purulent de la rate.

La nommée Porcheron, âgée de 23 ans, est accouchée à terme d'un enfant vivant, le 6 octobre 1869, à quatre heures du matin ; la délivrance n'a été faite que deux heures après l'accouchement.

Pendant le jour, elle eut quelques coliques ; P. 76, T. 38,1.

7 octobre. P. 102, T. 38,5. Tranchées utérines. Pas de sensation de froid, excepté immédiatement après son accouchement, où elle a eu les frissonnements d'usage. Soir, P. 132, T. vaginale, 39,4. Elle a toujours quelques douleurs abdominales, et lorsqu'on presse sur le globe utérin, à la région hypogastrique, on détermine un peu de douleur. Par le toucher vaginal on ne produit aucune douleur dans les culs-de-sac antérieur et postérieur. Sur les parties latérales, en explorant attentivement ces régions, on ne fait naître qu'une légère sensibilité. Par le palper des différentes régions de l'utérus et à l'aide d'une pression moyenne, on découvre un point douloureux à la région antérieure de l'utérus, près de la partie latérale gauche ; la partie latérale droite est indolore.

Le 8, huit heures matin. P. 132, T. 39°, R. 22. La malade n'a plus de douleurs spontanées. A la pression, l'hypogastre est encore un peu douloureux. Diarrhée et nausées. La respiration est à peu près normale. Le soir, P. 136, T. 39,4. Deux vomissements verdâtres. Face congestionnée, céphalalgie vive, peau sèche et chaude, soif vive, hypogastre à peine sensible, tympanisme intestinal modéré.

Le 9, huit heures matin. — P. 134, T. 38,4. Nausées, vomissements bilieux. En explorant les parties latérales gauches de l'utérus, on provoque chez la malade une douleur assez vive, tandis qu'elle n'accuse qu'un peu de sensibilité dans les autres régions de l'abdomen ; on peut même exercer des pressions assez fortes en ces points sans que la malade manifeste de douleur. Le toucher vaginal ne cause de sensation douloureuse ni en avant, ni en arrière. Mais, quand on presse sur les culs-de-sac latéraux, la malade souffre ; on s'aperçoit vite que cette douleur tient uniquement à des déchirures latérales si communes à la face interne des petites lèvres. Le soir, P. 138, T. 39,3. L'abdomen est assez souple : il faut une forte pression pour déterminer de la sensibilité, à moins que la pression ne s'exerce sur la partie latérale gauche. Nausées et vomissements. La face est altérée, amaigrie. La sécrétion lactée s'est à peine établie ; il y a cependant un peu de lait dans les seins : on en fait sourdre une certaine quantité en pressant sur les mamelles. Diarrhée. L'abdomen est à peine développé ; pas de sensibilité vive à la pression superficielle ; légère stupeur.

Le 10, huit heures matin. P. 160, T. 39,4. Faciès terreux ; léger tympanisme ; pas de douleur à la pression ; l'abdomen s'est développé depuis hier, mais il est assez souple et indolent, excepté sur la partie latérale gauche. Agitation pendant la nuit ; léger délire. Les nausées et vomissements ont cessé ; la diarrhée continue. Les mamelles contiennent toujours un peu de lait ; lochies peu abondantes. Soir. P. 164 ; T. 39,9. Plaintes de temps en temps ; somnolence alternant avec de l'agitation ; tympanisme abdominal modéré. A minuit, la température est de 40,8 ; la malade est décédée à une heure du matin.

Autopsie. L'attention se porte d'abord sur les parties latérales gauches de l'utérus. On voit déjà par transparence, vers le bord gauche de la matrice, une traînée jaunâtre se dirigeant vers le ligament large de ce côté. Après avoir enlevé les intestins et laissé l'utérus en place, on peut suivre, en disséquant le péritoine, un lymphatique du volume d'une grosse plume d'oie, d'aspect jaunâtre, suivant exactement le trajet des vaisseaux utéro-ovariens et

allant se rendre dans un ganglion lombaire situé au niveau de la
première vertèbre lombaire. Ce vaisseau acquiert le maximum de
son volume sur les parties latérales du bassin, vers son entre-croi-
sement avec les vaisseaux iliaques. Autour de ce lymphatique on
remarque une zone hyperémiée du tissu connectif ambiant, mais à
ce niveau on ne trouve pas de pus entourant le vaisseau. A la section il s'en écoule un liquide jaunâtre, d'aspect puriforme, qui,
examiné au microscope, contient : 1° de petits éléments de 0,005 à
0,008 de millimètre, granuleux; par l'acide acétique, à peine voit-on
sur quelques-uns d'entre eux se former un petit amas central des
granulations; 2° de nombreux leucocytes; 3" ces éléments nagent
dans un liquide granulo-graisseux. Sur une coupe fine et transversale de la paroi de ce vaisseau on distingue : 1" une injection intense des capillaires de la tunique adventice; 2" de nombreux éléments embryonnaires à la face externe de l'endothélium; 3" quelques
cellules endothéliales tuméfiées, plus granuleuses qu'à l'état normal.

En poursuivant la dissection de ce vaisseau on voit qu'il est
formé de renflements ampulliformes ; au niveau de la fosse iliaque
et à 3 centimètres au-dessus on pouvait distinguer nettement des
replis valvulaires qui, à l'œil nu, paraissaient normaux. Au microscope on y retrouvait quelques éléments cellulaires tuméfiés et
granuleux. Plus haut, le lymphatique, arrivé près du ganglion
lombaire, se divisait en sept ou huit branches d'un centimètre et
demi de longueur; le liquide de ces divisions était également
puriforme. Le ganglion était du volume d'une pomme d'api; les
ramifications afférentes se perdaient dans son intérieur, où l'on
apercevait huit à dix foyers purulents séparés par des trabécules
congestionnés. Au microscope, on y retrouvait de nombreux petits
éléments granulo-graisseux qui avaient la plus grande analogie
comme volume avec les corpuscules lymphatiques, et ne présentaient pas la réaction des leucocytes.

Les ramifications efférentes du ganglion étaient également dilatées par un liquide purulent, et se perdaient dans des ganglions
situés plus haut. En ce point on ne pouvait suivre plus loin leur
trajet, et il devenait impossible d'arriver au canal thoracique, mais
celui-ci, doublé de volume, était complétement rempli de matière
purulente dont la composition était la même que dans le lymphatique utérin.

La grande veine lymphatique était saine.

En disséquant le lymphatique du côté de l'utérus, on remarque qu'à partir des parties latérales il est superficiel dans un trajet de 2 à 3 centimètres. A ce niveau il a déjà diminué de volume pour s'enfoncer dans la paroi utérine au niveau de l'insertion placentaire. Mais il est impossible de le suivre jusqu'à la face interne de l'utérus; on le perd au milieu des colonnes musculaires de cet organe.

Près de ce lymphatique on en découvre trois autres qui se dirigent vers l'angle gauche de l'utérus; mais ils sont beaucoup moins volumineux et forment de petites dilatations ampulliformes qui se perdent au-dessous de l'angle supérieur gauche de l'utérus.

Le paquet des vaisseaux utéro-ovariens est normal; dans la veine on retrouve quelques caillots fibrineux récents.

Après avoir enlevé l'utérus et les ligaments larges, nous examinons cet organe avec attention. Le tissu cellulaire des ligaments est le siége d'un léger œdème, mais nulle part on ne rencontre d'infiltration purulente ni de noyaux indurés de phlegmasie diffuse. Quelques veines renferment de petits caillots indurés, mais aucun d'entre eux n'offre de liquide puriforme. A gauche seulement le tissu cellulaire qui entoure le lymphatique malade est congestionné; en un mot, dans les ligaments larges, aucune trace de purulence.

L'utérus étant placé dans l'eau, on ne découvre sur la séreuse péritonéale aucune trace de pseudo-membranes. D'ailleurs, au niveau du gros lymphatique et sur tout son trajet, la séreuse paraît intacte. Le reste du péritoine est également examiné : on n'y observe pas de congestion anormale, pas l'ombre de péritonite.

L'utérus est déjà revenu sur lui-même; il est à peu près du volume des deux poings et les trompes ne sont pas congestionnées; elles renferment un peu de liquide trouble dans lequel nagent des éléments épithéliaux.

Les ovaires, d'un blanc jaunâtre et infiltrés de sérosité, ne contiennent pas de foyers purulents, pas de fausses membranes à leur surface. Le col utérin ne présente point de déchirure latérale. La cavité utérine laisse apercevoir l'insertion placentaire en arrière et à gauche et contient un liquide un peu sanguinolent, mélangé à une sorte de pulpe étalée en couche mince à la face interne de cet organe. Au-dessous on retrouve la muqueuse en voie de formation. Pas d'odeur gangréneuse, pas de caillots. A l'aide des coupes on peut s'assurer qu'il n'existe de matière purulente ni au niveau du col ni sur les parties latérales de l'utérus ni au niveau des cornes, si ce n'est dans les lymphatiques précités. Les veines du petit bassin sont les unes vides, les autres renferment quelques caillots fibrineux récents. Il en est de même des veines hypogastriques et iliaques de chaque côté. Il existe aussi quelques caillots de même nature dans les veines saphènes.

La rate est volumineuse. Sur sa face antérieure on aperçoit une plaque d'un diamètre de 3 à 4 centimètres, tapissée par une couche de fausses membranes. Sur une coupe on voit un infarctus conique, à base périphérique et à sommet central. Le tissu splénique est fortement induré à ce niveau, d'un rouge jaunâtre, avec des points purulents multiples dans son épaisseur. A l'examen histologique on voit une altération graisseuse de tous les éléments de la rate qui se trouvent à ce niveau. De plus, dans les points purulents, on retrouve des leucocytes. L'examen des vaisseaux ne permet pas de découvrir de bloc embolique nettement circonscrit, mais une coupe qui a macéré dans l'acide chromique permet de voir un détritus granuleux dans certains capillaires.

Le foie est un peu congestionné, avec des plaques graisseuses; les lobules sont distincts et les cellules hépatiques intactes. Les reins sont d'un volume à peu près normal; au microscope on trouve à peine quelques tubuli opaques, l'épithélium étant devenu graisseux.

Thorax. — Les mamelles contiennent du lait.

On trouve environ 100 grammes de liquide séreux dans la cavité pleurale droite. Vers la base du poumon correspondant on aperçoit, le long du bord antérieur, de petites indurations rougeâtres; ce sont de petits noyaux de pneumonie vésiculaire agglomérés par place. Du côté gauche la plèvre est saine.

A la coupe du poumon on retrouve surtout vers le bord postérieur quelques points d'atélectasie, les vaisseaux pulmonaires contiennent du sang noirâtre fluide et le tissu dans son ensemble est d'un rouge vif.

Le cœur renferme des caillots fibrineux récents, d'un aspect demi-transparent vers la partie antérieure et noirâtres vers la partie postérieure. Les valvules sont saines, la face interne des ventricules et des oreillettes légèrement colorée en rouge. Le tissu cardiaque examiné au microscope ne présente qu'un peu de pigment dans ses fibrilles.

Crâne. La dure-mère est saine, la pie-mère congestionnée, le tissu cérébral sous-jacent complétement intact et le cerveau coupé par tranches paraît sain. Il existe un peu de sérosité dans les ventricules.

La moelle n'est pas examinée.

Cette observation nous montre un fait rare en gynécologie, à savoir l'existence d'une angioleucite s'étant accompagnée d'une production du pus dans le canal thoracique, d'un foyer purulent dans la rate, et pour nous expliquer ce dernier fait nous n'avons qu'à nous reporter à nos inoculations de matières infectieuses qui nous ont permis de suivre le processus dans toutes ses phases.

Au point de vue clinique, nous observons ici une angioleucite seule sans péritonite, sans phlébite, sans métrite ni phlegmasie diffuse. Cette lymphangite s'est annoncée par des frissonnements, de la fièvre, des nausées, des vomissements, avec douleur localisée, mais ici les douleurs latérales manquaient. Pendant l'accroissement de cette affection le taux de la température est resté assez bas, surtout si nous le comparons au chiffre élevé du pouls.

b. *Lymphangite péripulmonaire* (observ. XIII). Dans les deux observations où j'ai constaté ces lésions, il y avait lymphangite utérine ; seule dans un cas, accompagnée de phlébite dans l'autre.

Les signes sont à peu près les mêmes que dans le groupe précédent : frisson, pouls fréquent, vomissements bilieux, qui cessent à la dernière période, le ventre ne se ballonnant qu'à la fin ; diarrhée. A l'auscultation, on trouve des signes de pleurésie avec léger épanchement et des frottements pleuraux. La température reste aux environs de 40°. L'état général offre tantôt l'aspect inflammatoire, tantôt l'aspect typhoïde.

Je n'ai rencontré dans les auteurs qu'un seul cas de lymphangite sous-pleurale, il est rapporté par le professeur Béhier (Conférences de clinique médicale, p. 654).

Voici un exemple de cette lésion :

OBSERVATION XIII.

Puerpérisme infectieux. — Pleurésie. — Mort. — Autopsie: Lymphangite péripulmonaire et utérine, deux ganglions lymphatiques dans les ligaments larges. Légère pleurésie.

La nommée Depuy, 19 ans, primipare, est accouchée à terme, à l'hôpital Saint-Antoine, le 30 octobre à 11 heures du soir.

31 octobre matin. P. 76, T. 37,6. La délivrance a été régulière, la femme a perdu peu de sang, ce matin elle se trouve un peu fatiguée, elle est couverte de sueurs. Soir, P. 80, T. 37,5. Elle n'éprouve aucun malaise et n'a pas de coliques utérines.

1er novembre, matin. P. 68, T. 37°. Quelques tranchées utérines. Soir, P. 72, T. 37,2. Les mamelles sont flasques.

Le 2 matin. Hier soir vers 9 heures, l'accouchée a été prise d'un frisson d'un quart d'heure de durée. Ce matin, P. 104, T. 39,6. La peau est chaude, la soif vive. Soir, P. 120, T. 40,4. Cette femme donne encore à teter à son enfant. Une forte pression hypogastrique détermine un peu de sensibilité utérine, surtout si l'on promène la main sur les parties latérales de cet organe. De temps à autre la malade éprouve des sensations de froid passagères. L'abdomen est un peu tendu, mais souple.

Le 3. P. 114, T. 40,2, R. 32. Nausées et vomissements verdâtres. Soir, P. 104, T. 40,2. Diarrhée légère. Nausées. La malade est abattue, le faciès s'altère, il y a de l'amaigrissement, la sécrétion lactée diminue, ainsi que les lochies sans toutefois se supprimer; à l'auscultation on entend des frottements secs, superficiels; à la percussion on constate de la matité à la base droite.

Le 4 matin, P. 120, T. 40,2. Incontinence des matières fécales, vomissements bilieux. Par la pression superficielle on ne détermine pas de douleur vive, c'est par une pression un peu forte que la malade accuse un peu de douleur sur les parties latérales de l'utérus. Le soir, P. 130, T. 40,3. Incontinence des matières fécales et des urines. Nausées, vomissements, gêne respiratoire, légère douleur à la base du thorax, abdomen un peu tendu, assez souple.

Le 5. P. 128, T. 39,9. Mêmes signes qu'hier, l'auscultation fait à peine entendre quelques râles, pas de matité à la percussion. Le soir, P. 132, T. 39,7. L'abdomen n'est pas douloureux à la pression

Quinquaud.   7

les vomissements ont cessé. Par le palper vaginal on ne détermine pas de douleur en pressant les culs-de-sac latéraux.

Le 6 matin. La malade est agonisante, P. 168, T. 42°. Refroidissement périphérique manifeste, température de la main gauche 27,1, température buccale 34,7.

La malade meurt dans la matinée.

a. *Autopsie.* Cavité abdominale, l'utérus est encore un peu volumineux, sur sa face antérieure ni sur la postérieure on ne découvre de fausses membranes, pas trace de péritonite. Après avoir enlevé l'utérus on peut constater 2 noyaux indurés situés dans les ligaments larges et au-dessous du ligament de la trompe vers sa partie moyenne. Par une dissection plus minutieuse on peut voir 2 lymphatiques jaunâtres du volume d'un gros fil qui aboutissent à ces noyaux rouges et offrant l'aspect de ganglions lymphatiques. Une coupe fine du tissu de ces noyaux fait voir en effet un admirable réseau lymphadénique dans les mailles duquel sont logées des cellules lymphatiques. Au delà des ganglions les lymphatiques ne sont plus que des filaments très-fins qui se perdent au-dessous de la trompe. Du côté de l'utérus, ces vaisseaux se jettent dans le tissu utérin, dans lequel on retrouve plusieurs petits foyers purulents dont les parois sont lisses et paraissent appartenir à des lymphatiques dilatés. Sur les parties latérales gauches on voit plusieurs lymphatiques qui se dirigent vers l'angle supérieur de l'utérus, ils sont superficiels, sous-péritonéaux, moniliformes. Ils contiennent un liquide jaunâtre, renfermant des leucocytes et se prolongeant vers le tissu cellulaire des ligaments larges qui, à leur niveau est infiltré de matière puriforme. Les ganglions lymphatiques pelviens et lombaires sont hypertrophiés, rouges, mais sans liquide purulent. Les veines du ligament large contiennent les uns un sang fluide, d'autres un caillot mou gelée de groseille. Les lymphatiques de l'angle droit de l'utérus paraissent sains, ceux de l'angle gauche sont purulents. Des sinus intérins les uns sont complétement vides, les autres renferment un peu de sang fluide, d'autres un petit caillot fibrineux récent, remplissant à peu près le sixième de leur cavité. Le col de l'utérus sectionné dans différents sens ne laisse pas sourdre de matière purulente.

Les trompes sont un peu congestionnées, et renferment un liquide blanchâtre dans lequel on rencontre de nombreux éléments épithéliaux; les ovaires sont sains, toutefois l'ovaire gauche est infiltré de sérosité.

Le reste du péritoine n'offre aucune trace de phlegmasie, le foie est assez volumineux, les veines sus-hépatiques contiennent du sangfluide et noirâtre, le parenchyme lui-même est parsemé de plasques superficielles et graisseuses. Les cellules hépatiques quoique gonflées par la graisse, conservent leur forme polyédrique. D'ailleurs, la plus grande partie du tissu hépatique est saine. Il n'existe pas de foyer métastatique dans l'organe hépatique.

Rate volumineuse, à tissu assez compacte, pas de foyer pathologique dans son intérieur.

Reins un peu volumineux, congestionnés ; les tubuli à peu près sains. Dans la vessie environ 40 gr. d'urine légèrement albumineuse.

Thorax. La plèvre pulmonaire du côté droit présente des îlots de pseudo-membranes disséminées irrégulièrement à la surface du poumon. La cavité pleurale renferme 120 gr. d'un liquide séro-purulent.

Après avoir enlevé ces fausses membranes peu épaisses on aperçoit par transparence au-dessous de la plèvre un admirable réseau formé de vaisseaux ayant environ 2 millimètres de diamètre, offrant une teinte d'un blanc jaunâtre et siégeant dans le tissu cellulaire sous-séreux entre les lobules pulmonaires. Çà et là des renflements d'un aspect moniliforme très-net. Quand on examine sous l'eau et à la loupe cette préparation, on distingue beaucoup mieux ces renflements et les espaces polyédriques que ces vaisseaux circonscrivent. En déchirant un de ces vaisseaux on en fait sourdre un liquide purulent qui examiné au microscope fait voir des leucocytes, de petits éléments granuleux, des granulations protéiques et graisseuses. Ces vaisseaux recouvrent les lobes inférieur et moyen de leurs innombrables réseaux, le lobe supérieur en est presque dépourvu.

Du bord antérieur du poumon partent plusieurs troncs qui se dirigent vers le hile du poumon. On peut suivre 2 d'entre eux jusque dans des ganglions lymphatiques qui sont infiltrés de pus, les vaisseaux efférents de ces ganglions paraissent normaux.

Sur une coupe du tissu pulmonaire on retrouve à peine de petites agglomérations de pneumonie vésiculaire situées vers le bord postérieur du poumon. Ce tissu est rougeâtre et les vaisseaux en sont gorgés de sang fluide. Le poumon gauche offre un peu de congestion vers la base, le reste du tissu est sain et la plèvre de ce côté est normale.

Le cœur renferme quelques caillots fibrineux, gelée de groseille légèrement décolorés à leur partie antérieure. L'endocarde est teinte de rouge, les valvules sont saines, l'artère pulmonaire contient un caillot noirâtre récent.

Crâne. Les méninges sont un peu congestionnées. Le cerveau coupé par tranches ne permet de découvrir aucune lésion si ce n'est un léger ramollissement superficiel au niveau des ventricules d'où s'échappe de la sérosité.

Moelle non examinée.

3º *Phlébites.*

Cette forme du puerpérisme infectieux a été bien étudiée par Breschet, Dance, Chaussier, Schwilgué, Ribes, Husson, Clarcke et Wilson, Cruveilhier, d'Arcet, Velpeau, Virchow, Charcot (dans un travail fort bien fait en 1855), le professeur Tardieu (excellent travail), Trousseau, Billoir, Simpson, Braun. On en trouve encore des observations dans Louis, Tonnelé, Andral, Alexis, Moreau, Montault, Tarnier. Le professeur Béhier l'a décrite de main de maître et en a montré toute l'importance.

Castelnau et Ducrest, Dumontpallier, ont signalé avec soin l'infection purulente consécutive. Hervieux, dans un livre remarquable, rapporte les arthrites à la diathèse purulente qu'il différencie de l'infection purulente.

1º Phlébite aiguë sans infection purulente.

Dans la description qui va suivre, je ne prétends pas faire un exposé complet de la phlébite utérine; je me borne à signaler les faits de l'épidémie de 1869.

En général dans tout ce groupe morbide la durée varie de 8 à 15 jours. Il est bien entendu qu'il s'agit ici d'une phlébite seule. La traduction clinique présente une certaine physionomie qu'on ne rencontre pas dans les autres accidents fébriles.

Dans cette forme le début peut être *insidieux*; les femmes

u'accusent aucun malaise, elles ont peu de chaleur à la peau : elles mangent une portion, deviennent un peu somnolentes, mais ne se plaignent pas ; elles n'ont pas de frisson, se lèvent un peu dans le jour ; puis vers le septième ou huitième jour après la parturition, elles ont de la fièvre, de la stupeur, l'abdomen·indolent, un peu de cyanose avec léger refroidissement périphérique, les malades succombent dans un état adynamique assez accusé.

Ou bien, au début, on voit survenir un frisson initial, tantôt violent et unique, tantôt au contraire multiple dans l'espace de 12 à 14 heures, mais on le rencontre dans tant d'autres états fébriles que sa valeur en est bien diminuée. A peu près en même temps survient de la douleur avec du gonflement sur les parties latérales utérines, phénomènes sur lesquels Béhier a beaucoup insisté. Je pense qu'il ne faut pas exagérer la valeur de ce gonflement, et dans des cas où je l'avais manifestement senti, il s'agissait de noyaux de phlegmasie diffuse sans trace de phlébite. Le gonflement dû à une lymphangite produirait le même effet. Je crois qu'il faut accorder une grande valeur à la disparition spontanée de la douleur dans les trois ou quatre jours qui suivent sa production, à la dépression facile des parois abdominales au niveau de la région hypogastrique, au manque de douleur de la pression superficielle ; mais la pression profonde détermine une légère sensation douloureuse sur les parois latérales de l'utérus. Dans ce cas, il s'agira de les distinguer d'avec celles du phlegmon diffus. D'ailleurs cette distinction n'a pas une valeur capitale au point de vue thérapeutique, car le plus souvent il y a coïncidence de phlébite et de lymphangite.

Après cette première poussée inflammatoire, la région de l'hypogastre devient beaucoup moins douloureuse, souvent insensible (Béhier), l'abdomen est dépressible, la pression y est moyennement douloureuse, la malade est somnolente, la chaleur à la peau est peu considérable le pouls est peu fréquent, 110 à 112. Mais il y a toujours de la fièvre à partir du quatrième ou cinquième jour. C'est là en effet ce qui distingue les affections du puerpérisme infectieux : si l'on examine la température centrale au thermomètre elle s'élève à partir du troisième au quatrième jour, rarement le cinquième ou le sixième. D'après mes observations qui sont au nombre de quatre pour les cas de ce genre, je n'ai trouvé qu'une seule fois des frissons au début.

A mesure qu'on avance vers la période d'état la stupeur s'accuse davantage et souvent le médecin se demande s'il n'a pas affaire à une fièvre typhoïde. Il peut exister de plus quelque râles pulmonaires. On sait en effet combien est fréquente la pneumonie vésiculaire dans ces accidents infectieux. Mais il n'y a pas de taches, les yeux sont excavés, la face présente une teinte plus ou moins cyanosée, les extrémités ont une tendance à la réfrigération. De plus la chaleur périphérique est souvent diminuée. C'est ce qui a pu faire croire que dans certains cas il n'y avait presque pas de fièvre.

Vers la fin survient du subdélire, un peu d'agitation, la cyanose se prononce, il y a un peu de diarrhée, un relâchement des sphincters, un commencement d'eschare au sacrum et la malade succombe rapidement.

Pouls. -- Les pulsations, au début, peuvent s'élever à 112, 120 ; toutefois dans de nombreux cas il ne dépasse pas 100. Rarement existent des nausées ou des vomissements. A la période d'état le pouls peut s'élever jusqu'à 130 avec des oscillations.

Température. — La chaleur s'élève dès le début assez rapidement vers 40°, 39°,5. A la période d'état elle se maintient autour de ces chiffres, quelquefois elle présente des rémissions considérables le matin A la période terminale elle offre deux manières d'êtres : on peut la figurer tantôt par une courbe ascendante avec ou sans rémission le matin, pour atteindre au moment de la mort le chiffre de 41° à 42", tantôt par une courbe descendante. Environ deux jours avant la mort le thermomètre baisse jusqu'à 38°,5 ou 38°,6, et la malade succombe avec cette température.

Sécrétion urinaire. — Rien à noter les premiers jours, on constate l'état physiologique que nous avons étudié. Au moment du frisson, pendant 24 à 48 heures, la quantité d'urée est augmentée. Dans l'observation 10 elle est de 34 gr. Plus tard, malgré la continuation de la fièvre l'urée descend au-dessous de la moyenne physiologique. Elle peut ainsi atteindre un minimum de 5 gr. en 24 heures (observ. 14). Dans les 48 à 60 dernières heures de la vie il y a anurie. Les malades n'ont guère plus de 20 à 30 gr. d'urine dans la vessie.

Quant au chlore, il diminue pendant tout l'état fébrile et atteint progressivement le chiffre de 0,50 centigr.

Voici une observation à l'appui.

OBSERVATION XIV.

Puerpérisme infectieux chez une femme de 25 ans. — Mort. — Autopsie.— Phlébite utérine sans péritonite.— Quelques noyaux de pneumonie granuleuse.

La nommée Méry (Zélie), 25 ans, domestique, est entrée à l'hôpital de la Charité le 2 mars 1872, et accouchée dans le service de M. Bourdon, d'un enfant vivant et à terme, assez débile. Cette femme a été réglée à 15 ans ; ses époques ont été à peu près régulières, assez abondantes, et duraient quatre ou cinq jours.

Sa grossesse a été bonne ; pas de vomissements ; pas d'œdème des membres inférieurs. Pendant les deux derniers mois, elle a eu un peu de lait dans les seins, et vers le dernier mois une légère leucorrhée.

Le 3, matin. P. 70, T. 37,6, R. 16. Cette femme a frissonné immédiatement après son accouchement ; perte de sang ordinaire ;

la délivrance a été régulière. Depuis hier, elle a rendu un caillot assez volumineux. De temps à autre, elle éprouve quelques coliques utérines; peu d'appétit; par le palper on sent l'utérus assez dur, mais on n'y détermine aucune douleur. Moiteur à la peau. Le soir, P. 76, T. 37,9.

Le 4, matin, P. 76, T. 38,1. Pas de douleurs hypogastriques spontanées. On ne sent aucune tuméfaction. Les mamelles sont flasques, les lochies encore sanguinolentes.

Analyse des urines. Cette femme n'avait uriné qu'une fois depuis son accouchement. Urine du 3 mars au 4, 2,360 gr.; densité, 1,010; couleur rouge léger; urée, 20 gr. 06; chlore, 7 gr.; légère constipation.

Le 5, matin. P. 74, T. 38o. Pas de chaleur à la peau. L'utérus, qui mesurait le premier jour 20 centimètres sur 14, n'en mesure plus que 9 sur 8. Pas de douleur spontanée ni à la pression; pas de gonflement; peu de lait dans les mamelles. L'enfant a pris le sein. Les lochies sont toujours sanguinolentes et assez abondantes. Cette femme demande à manger. Urine, 1,100 gr.; densité, 1,020; couleur rouge léger; urée, 22 gr. 65; chlore, 7 gr. 15.

Le 6. P. 72, T. 38,2. La montée du lait se fait très-bien. Les lochies sont encore rouges. L'utérus a diminué de volume; pas de douleur spontanée, mais à la pression on détermine une douleur assez vive dans les parties latérales droites de l'utérus. On ne sent pas nettement de tuméfaction ni dans les culs-de-sac vaginaux ni autour du col. Urine, 1,000 gr.; densité, 1,021; légère teinte jaune; urée, 23 gr.; chlore, 6 gr. Les mamelles sont gonflées, un peu douloureuses à la pression.

Le 7. Cette femme a la peau chaude ce matin. Elle dit n'avoir ressenti qu'une légère sensation de froid, sans frisson véritable. L'utérus revient sur lui-même avec très-peu de douleur, même à la pression; lochies assez abondantes. Cette femme a moins d'appétit que les jours précédents. P. 102, T. 39,8. La malade est un peu somnolente. Urine, 800 gr.; densité, 1,023; jaune-rouge; urée, 34 gr.; chlore, 6 gr. 38.

Le 8 P. 88, T. 39,3. L'utérus n'est pas volumineux. Par la pression on détermine de la douleur de chaque côté de l'utérus. Cette femme présente une légère stupeur et répond assez mal aux questions qu'on lui adresse. Cependant elle se réveille de temps à autre et mange un peu de lait. Urine, 700 gr.; densité, 1,025; jaune-rouge; urée, 24 gr. 80; chlore, 3 gr. 50.

Le 9. P. 96, 39,2. La pression détermine toujours des douleurs. Les lochies sont jaunâtres. La sécrétion lactée est moins abondante. La stupeur continue. Pas de ballonnement de ventre, pas de taches, légère diarrhée. Chaque fois que l'on pose la main sur l'abdomen, il semble qu'il y ait une sensibilité exagérée; mais une fois cette première impression subie, on peut exercer une pression assez forte sans déterminer de douleur bien vive. Urine, 800 gr.; densité, 1,024; jaune-rouge; urée, 22 gr. 80; chlore, 5 gr.

Le 10. P. 106, T. 39,6. La somnolence continue; l'utérus dépasse la symphyse pubienne de trois travers de doigt; la langue, saburrale, est rouge à la pointe et sur les bords; pas de nausées ni de douleur bien nette par la pression, légère diarrhée, pas de frissons. Urine, 500 gr.; densité, 1,025; jaune rouge; urée, 22 gr. 50; chlore, 2 gr. 53.

Le 11. P. 102, T. 40°. Pas de nausées ni de frissons, somnolence continue, stupeur. A l'auscultation on entend quelques râles sous-crépitants et quelques râles sonores, mais les yeux sont excavés, la langue est jaunâtre au milieu, rouge à la pointe et sur les bords, avec tendance à la sécheresse; l'abdomen est à peine ballonné, aucune trace de taches rosées ni d'éruption cutanée; légère cyanose de la face et des extrémités; la respiration est à 22; l'auscultation du cœur ne révèle aucun bruit anormal. En un mot, cette femme présente un certain aspect typhique qui pourrait faire croire à une fièvre typhoïde. Bourdon pratique le toucher vaginal, ne trouve pas d'induration et ne détermine pas de douleur vive. Les mamelles sont presque flasques, à peine douloureuses à la pression. Urine, 380 gr.; densité, 1,021; rouge-jaune; urée, 15 gr. 88; chlore, 1 gr. 30.

Le 12. P. 122, T. 40,5. Même stupeur et somnolence; elle répond à peine quand on l'interroge. Pas de taches, abdomen à peine ballonné, un peu de diarrhée, faciès altéré; les yeux sont excavés; la cyanose s'accuse davantage. En même temps existe un refroidissement du nez, des oreilles et des extrémités; pas de frissons; la langue est à peine humide. Pas de nausées, pas de douleurs à la pression, quelques râles sous-crépitants disséminés. On est obligé de sonder cette malade pour avoir son urine, qu'on évalue à 300 gr. en vingt-quatre heures. Passée à Saint-Basile, au n° 12. Densité, 1,028; rouge jaune; urée, 12 gr. 25; chlore, 1 gr.

Le 13. P. 130, T. 40,3. Même état typhique. Cette femme a un peu déliré pendant la nuit; elle parlait seule, marmottait, mais elle n'a eu ni nausées ni vomissements. L'abdomen est dans le même état; l'utérus déborde à peine la symphyse; légère diarrhée, incontinence des matières fécales; la langue est à peine humide, mais il n'existe pas de véritables fuliginosités. Cette femme urine dans son lit; depuis hier, elle a à peine taché ses draps de quelques gouttes d'urine; la vessie en contient 50 gr. Densité, 1,032; rouge jaune; urée, 5 gr.; chlore, 50 centigrammes.

Le 14. P. 134, T. 40. Cyanose très-accusée, refroidissement des extrémités, adynamie complète; aspect typhique, altération des traits. On retrouve à peine quelques gouttes d'urine dans ses draps; il n'en reste aussi que quelques gouttes dans la vessie.

Le 15. P. 140, T. 38,5. Adynamie très-accusée, stupeur profonde, soubresauts des tendons, un peu de carphologie.

La malade succombe le 16 avec une basse température.

Autopsie. — *Cavité thoracique.* Aucune trace de pleurésie, poumons un peu congestionnés aux deux bases. Les bords antérieurs sont le siége de pneumonie granulée, constituée par de petites granulations isolées ou agglomérées, d'un jaune rougeâtre, n'ayant nullement l'aspect purulent. Au microscope, on y trouve de nombreux petits éléments cellulaires mélangés à des cellules épithéliales. Dans quelques vaisseaux on voit des caillots fibrineux récents, rougeâtres, mous; pas trace de pus, pas d'infarctus pulmonaire; le cœur est flasque, normal; le péricarde contenait environ 40 à 50 gr. de liquide séreux, avec des flocons albumineux et quelques fausses membranes récentes. Les cavités cardiaques renferment du sang noirâtre et des caillots gelée de groseille; pas d'altération des valvules.

Abdomen. L'utérus est revenu sur lui-même et a le volume du poing; les trompes sont parfaitement saines, contenant à peine un peu de liquide dans lequel nagent des cellules épithéliales; pas de foyer purulent superficiel, mais en incisant les parties latérales de l'utérus, on y trouve les sinus pleins de pus; quelques veines des plexus pampiniformes contiennent des caillots décolorés, au centre desquels on rencontre de la matière puriforme, contenant des leucocytes altérés; les ovaires sont le siége d'œdème, pas de pus dans leur intérieur; le péritoine n'est pas enflammé; le foie présente son volume normal; les lobules sont très-distincts, leurs centres congestionnés; les cellules hépatiques intactes; la rate est un peu volumineuse, sans trace d'infarctus.

Les reins sont volumineux, hyperémiés, leurs tubuli sont à peu près normaux; la vessie ne contient pas d'urine. Dans les veines-caves on rencontre quelques caillots fibrineux récents, noirâtres, mous ; des caillots de même nature se voient dans les artères hypogastriques et fémorales ; dans les veines saphènes on ne trouve que des caillots filiformes ; le cerveau est un peu congestionné ; à la coupe, on n'y constate pas de lésion ; la moelle n'est pas examinée.

2° Phlébite aiguë avec infection purulente. (Durée 8 à 15 jours.)

a. *Forme simple avec abcès viscéraux.* — Le début a lieu à peu près de la même manière que dans les cas précédents : frissons, nausées, sueurs, céphalalgie, douleur à la pression profonde et latérale, légères douleurs spontanées passagères, quelquefois diarrhée. Mais ce qu'il y a d'important, c'est la fréquence du pouls, 130 à 140, ce sont les frissons se répétant à des intervalles indéterminés, un état général grave, des vomissements, de l'anxiété, une langue sèche, la peau brûlante. Quant à la température, elle présente de *grandes oscillations* entre le matin et le soir, ici nous parlons des cas où il n'y a pas de manifestations externes. Vers la fin, les deux courbes, température et pouls sont ascendantes, le malade a la diarrhée. On peut entendre à l'auscultation des râles sous-crépitants : dans les deux poumons, en un mot, ces accidents offrent une forme adynamique infectieuse plus accusée que la variété précédente.

Les frissons du début peuvent manquer, bien que la chaleur et le pouls soient très-élevés, qu'il survienne des nausées, de la tension abdominale sans douleur, ou bien, il apparaît une douleur vive subite à droite et à gauche, avec irradiation vers les aines, douleur qui diminue d'intensité en vingt-quatre heures. Le début peut être insidieux pendant les trois ou quatre premiers jours, puis tout à coup se montrent les frissons.

A l'autopsie, on trouve des abcès métastatiques viscéraux : dans le foie, dans la rate, dans les reins, dans les poumons ou dans le cerveau.

b. *Forme arthropathique*. — Souvent au début, les premiers symptômes passent inaperçus, à moins qu'on ne prenne la température journalière ; en effet, les malades se lèvent avec une chaleur de 39° à 39°,5 ; et pendant quatre à cinq jours, elles continuent à manger une portion, ne se plaignant d'aucune douleur ; la phlébite utérine ne se traduit que par un peu de chaleur et une douleur latérale vers les ligaments larges, vers les cornes de l'organe de la gestation ; cette douleur est souvent très-faible ; puis, tout à coup vers le septième où le huitième jour, apparaissent des arthrites, avec épanchement, tantôt abondant, tantôt très-faible ; ordinairement, le pouls, la température sont à des taux élevés ; dans l'obs. 15, le pouls s'élève à 130 et au-delà, la chaleur à 41°.

OBSERVATION XV.

Phénomènes infectieux débutant par de la fièvre et une arthrite du genou gauche.— Mort.— Autopsie : aucune trace de péritonite, plébite et lymphangite ; pus abondant dans le genou gauche ; pas d'abcès métastatique.

La nommée Quinet, âgée de 21 ans, femme de chambre, est accouchée à terme, le 18 janvier, à l'hôpital Saint-Antoine, service de M. Lorain.

Cette femme raconte qu'elle n'a jamais eu do douleur, son père en a eu ; sa mère était bien portante. Dans les derniers jours de sa grossesse, elle a eu un peu d'œdème des jambes. Plusieurs jours après son accouchement, elle a nourri son enfant, qui est en nourrice depuis le 24 de ce mois. Les premiers jours après la parturition, cette femme allait très-bien ; la lactation s'était établie, et elle n'éprouvait aucun symptôme morbide.

Elle se lève depuis le 23 janvier.

Le 25. Cette femme se plaint de douleurs dans les jambes.

Le 26. P. 112, T. 39,8. On constate une hydarthrose du genou gauche, avec douleur à la pression, pas de rougeur ; douleur spontanée dans le genou droit, où on ne perçoit pas d'épanchement ; elle souffre aussi du cou-de-pied et dans le bras gauche ; rien au cœur, si ce n'est un souffle anémique à la base. Soir, P. 128, T. 40,8.

Le ventre est volumineux, mais indolore; pas de nausées; elle souffre moins dans les jambes. Depuis l'apparition des douleurs articulaires, elle souffre beaucoup à la région lombaire; pas de sueurs. On est porté à attribuer ce mouvement fébrile plutôt au puerpérisme qu'aux symptômes articulaires. Les pieds son libres; le genou gauche et les reins restent douloureux. Soir, P. 140, T. 41°.

Le 28. P. 130, T. 41_0. Soir, P. 132, T. 40,8. Le genou droit et le pied droit ne sont pas endoloris; la peau n'est ni chaude ni couverte de sueurs. Douleurs dans le bras droit. A la pression, on ne détermine aucune douleur; la langue est sèche et tremblota nte la soif est vive; léger bruit de souffle au 1ᵉʳ temps et à la base du cœur.

Le 29. P. 136, T. 40,8. Douleurs vagues dans les membres; même hydarthrose à gauche, rien à droite. Soir, P. 148, T. 40,8. En examinant les phalanges, on trouve que l'articulation méta-carpo-phalangienne de l'index gauche est rouge, tuméfiée, doulou-reuse; l'arthrite du genou gauche persiste; les douleurs du genou et du cou-de-pied droits ont diminué; la douleur lombaire est tou-jours vive; l'abdomen est ballonné et indolore.

Le 29 janvier 1870, cette femme passe à la salle Sainte-Adé-laïde, n° 7.

Le 30. P. 146, T. 41,3. Soubresauts des tendons, délire la nuit; s'est levée pour s'en aller chez elle; à l'auscultation du cœur, même souffle anémique. Soir, P. 180, T. 43,2. Le malade est sans con-naissance depuis deux heures. Elle succombe à quatre heures.

Autopsie le 1ᵉʳ février. — Gonflement du genou gauche, qui con-tient un liquide très-abondant (35 gr.); c'est du pus crémeux; le cartilage rotulien est dépoli et très-vascularisé.

Abdomen. Aucune trace de péritonite, pas de fausses membranes, ni d'adhérences; dans le petit bassin existe à peine 1 ou 2 gr. de liquide citrin; l'utérus, revenu sur lui-même, est de la grosseur du poing, sans adhérences avec les parties voisines; les veines du petit bassin, utéro-ovariennes et iliaques, ne contiennent pas de caillots puriformes.

Pus dans les lymphatiques et dans les veines du ligament large. qui est le siége d'une infiltration purulente considérable; la cavité utérine contient un liquide sanieux.

La rate a doublé de volume, ne contient pas d'abcès. Le foie est

volumineux, ne renferme pas d'abcès. Les reins sont un peu grais
seux.

Thorax. Les poumons sont un peu œdématiés, mais ne renferment ni abcès ni pneumonies.

Le cœur est normal, quelques plaques graisseuses sur l'aorte.

COURBE QUINET.

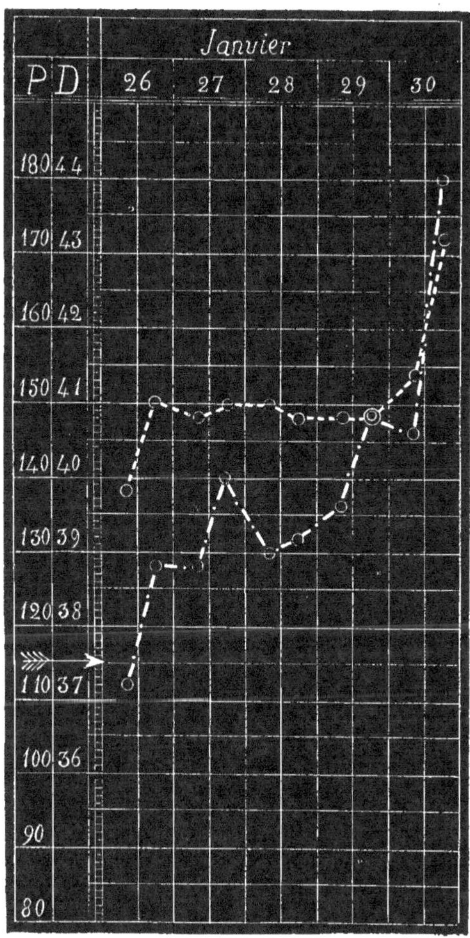

Ce graphique du pouls et de la température nous montre les trois périodes ordinaires : 1° La fin de la première

s'étend de 39°,8 à 41° par la chaleur, et de 112 à 128 pour le pouls ; puis, comme la deuxième période dans laquelle le thermomètre oscille autour de 41°, tandis que le pouls continue une marche ascendante ; enfin, dans la troisième période, la chaleur s'élève de 48°,8 à 43°,3 dans l'espace de vingt-quatre heures.

OBSERVATION XVI.

Puerpérisme infectieux chez une femme de 21 ans. Autopsie : Péritonite. Phlebite. Lymphangite. Arthrites des deux articulations scapulo-humérales.

La nommée Moussu, domestique, âgée de 21 ans, est entrée le 21 février 1869 à la salle Sainte-Marguerite, n° 15, et y est décédée le 1er mars.

C'est une femme bien constituée; elle a eu une pneumonie à l'âge de 7 ans, la fièvre typhoïde à 11 ans ; elle a été réglée à l'âge de 13 ans.

Elle est accouchée, pour la première fois, d'un enfant à terme et vivant dans la nuit du 21 février.

Le 22, au soir. P., 68 ; T., 37°,8.

Le 23. P., 70 ; T., 38°. — Soir, P., 68 ; T., 38°,2.

Le 24. P., 74 ; T., 38°,2. Elle a eu un frisson et perd beaucoup de sang. — Soir, P., 128 ; T., 39°,5.

Le 25. P., 132 ; T., 39°,6. Pas de vomissements, légère douleur dans la fosse iliaque gauche.—Soir, P., 136 ; T., 40°,5. Elle nourrit son enfant; elle tousse un peu ; les parties génitales sont tuméfiées, les lochies fétides.

Le 26. P., 116 ; T., 39°,5. Pas de frissons, pas de vomissements, douleur localisée à l'hypogastre.(Potion de Todd, vin de Bordeaux.) — Soir, P., 130 ; T., 40.

Le 27. P., 116 ; T., 37°,4. Toux légère, ventre ballonné et douloureux à la pression au niveau de l'utérus, constipation. (Lavement purgatif.) — Soir, P., 120 ; T., 40°,4. Lèvres sèches, fuliginosités buccales, soif vive, vomissements porracés, abdomen tendu, douloureux, gêne respiratoire.

Le 28. P., 112 ; T., 39°,5. Physionomie altérée, yeux excavés, langue sèche, vomissements glaireux, abdomen tendu, un peu douleureux à la pression, la gêne persiste. R., 44. (Bouillon froid, glace.) — Soir, P., 124 ; T., 40° ; R., 48. Vomissements répétés, abdomen très-ballonné.

1er mars. P., 132 ; T., 40°,2. Langue sèche, soif vive, abdomen très-tendu, douleur obtuse ; pendant la nuit, douleur très-vive dans les épaules, persistant le matin ; pas de rougeur ni de gonflement au niveau des articulations douloureuses. — Soir, P., 154 ; T., 41°6 ; décès dix minutes après.

Le 3. Autopsie.

Crâne. — Les méninges sont un peu œdématiées, légère injection de la substance grise ; les coupes du cerveau ne permettent de découvrir rien d'anormal.

Thorax. — Pas de pleurésie ; congestion des deux poumons vers les bases avec quelques points d'infiltration sanguine. Point de noyaux de pneumonie, dans le cœur on trouve un caillot fibrineux dans le ventricule gauche ; endocardite valvulaire récente ; tissu cardiaque un peu jaunâtre.

Abdomen. — On trouve environ 60 grammes d'un liquide séro-purulent. La séreuse est rouge, injecté , au niveau de l'utérus existe des fausses membranes qui sont abondantes à la face inférieure du foie ; plusieurs petits abcès existent dans le tissu cellulaire sous-péritonéal, au niveau de l'utérus (ils appartiennent à des lympha-tiques). Ces tissus utérins sont les uns sains, les autres remplis de matière puriforme ; les autres lymphatiques sont normaux ; la rate petite, recouverte de fausses membranes ; les reins un peu grais-seux, le foie volumineux et parsemé de petites ecchymoses ; il a subi une dégénérescence graisseuse avancée.

Articulations. — Dans l'épaule droite la capsule articulaire est injectée ; la synoviale offre un aspect huileux ; dans l'épaule gauche, même injection fine ; de plus, l'extrémité supérieure du cartilage qui recouvre la tête de l'humérus présente une tache grisâtre non ulcérée, de 5 millimètres de diamètre. Au niveau de la plaque grise une coupe perpendiculaire montre que dans les couches superfi-cielles on trouve de petites cellules arrondies, placées les unes à côté des autres ; dans les couches intermédiaires on rencontre des cap-sules avec plusieurs noyaux, en certains points elles renferment des corps granuleux, des granulations graisseuses, par place même on voit un état fibrillaire du tissu cartilagineux ; d'autres fois, c'est un état granuleux où dominent les granulations graisseuses. La sé-reuse offre des signes évidents de phlegmasie. Les lésions sont à peu près les mêmes dans l'épaule droite que dans l'épaule gauche.

COURBE MOUSSU.

Ce graphique est représenté dans la thèse de Braunberger.

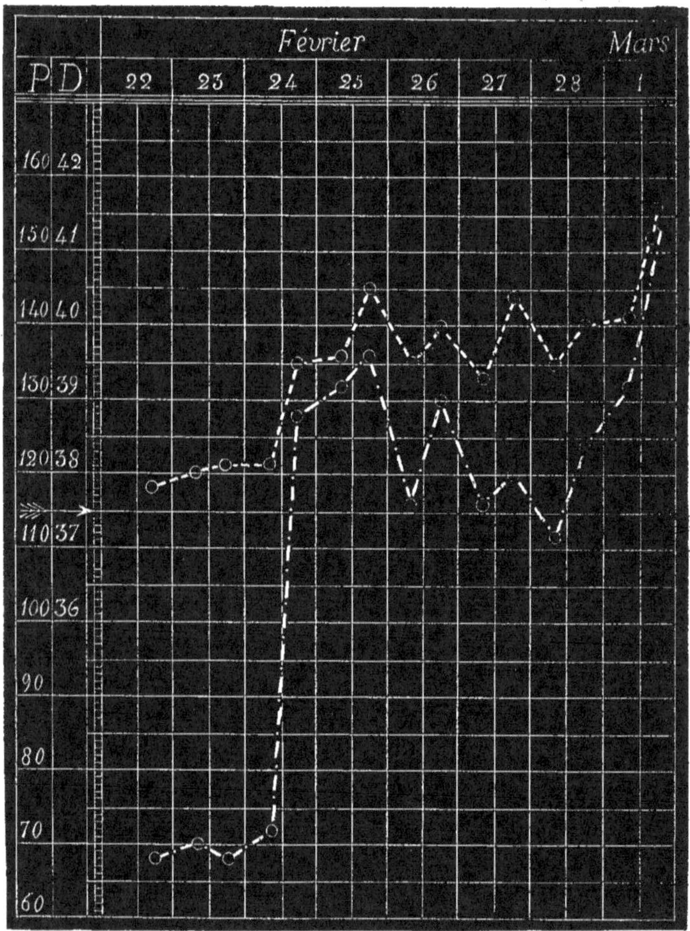

Cette courbe nous montre trois périodes : une première avec la chaleur de 38°,2 montée à 40°,5 en trente-six heures, le pouls s'élève en douze heures de 72° à 128°, puis à 136°; dans la deuxième, le thermomètre oscille entre 39°,5 et

Quinquaud.   9

le pouls subit une dépression : de 136 il descend en deux jours à 112° (ce fait n'est pas rare dans le puerpérisme infectieux à cette période) ; enfin, dans la troisième période, la chaleur s'élève de 40° en douze ou quinze heures à 41°,5 et le pouls de 112° à 154° en trente-six heures.

3° **Phlébite chronique avec infection purulente.** (Voir obs. 17.)

Dans ce groupe les infarctus viscéraux ont pour point de départ l'état des veines utérines ou circum-utérines. Toujours, en effet, les plexus vésicaux, les plexus pampiniformes, les veines hypogastriques, les veines sacrées, les veines vésicales et vaginales sont isolément ou en totalité le siége de phlegmasies.

Souvent, en effet, ces veines utérines sont gorgées d'une matière d'un blanc jaunâtre. Les autres veines du tissu cellulaire sous-péritonéal, sont également purulentes et entourées de noyaux indurés de phlegmon diffus ; ou c'est une infiltration purulente du tissu cellulaire. Les signes de la pyoémie, c'est-à-dire les frissons répétés avec écart considérable dans la température du matin et du soir ne se déclarent guère avant le dixième ou le douzième jour ; souvent beaucoup plus tard.

Mais il existe une période fébrile antérieure qui passe souvent inaperçue ou est considérée comme une pelvi-péritonite, un phlegmon des ligaments ou une métrite ; puis, survient une amélioration dans les accidents. La malade sort de l'hôpital un peu souffrante pour y rentrer bientôt amaigrie avec des frissons, du délire, de l'adynamie et succomber à une infection purulente bien caractérisée. Mais si l'on avait pris la température de cette femme au moment de sa sortie, on aurait constaté que le pouls était encore fréquent, à 96 et au delà, que le thermomètre marquait encore 38,5 à 39°.

Cette première période ne diffère guère de celle qui appar-

tient aux phénomènes infectieux aigus, ces accidents surviennent surtout chez celles dont l'accouchement a été un
peu difficile, où les grandes douleurs ont été un peu lon-
gues; mais ces états morbides n'épargnent point les multipares ni celles chez lesquelles l'accouchement a été
facile.

Quand on observe jour par jour, que l'on note le
pouls et les températures, on voit que dans bon nombre
de cas, le frisson a été précédé d'une augmentation du
pouls et souvent de la température. Dans certains cas,
ce sont plutôt des frissonnements qu'un frisson véritable.
C'est de la trente-sixième à la soixantième heure que
débute le frisson léger ou intense et c'est surtout vers la
60ᵉ heure que la température atteint un maximum de 40 à
41 degrés.

L'abdomen ne devient guère sensible à la pression que
vers le troisième jour. Il faut toutefois distinguer la douleur de l'utérus ou de ses annexes et la douleur superficielle, cette dernière appartenant à la péritonite. La région
hypogastrique devient un peu tendue, il peut même survenir quelques nausées et quelques vomissements, mais
souvent ces derniers symptômes manquent. Le tympanisme
dans bon nombre de cas, se développe comme s'il s'agissait
d'une péritonite. La malade éprouve des douleurs spontanées dans l'abdomen, et bientôt les lochies deviennent
puriformes et restent assez abondantes. Quant à la sécrétion lactée, tantôt elle s'établit avec violence dès le début;
tantôt elle est diminuée, mais persiste, et enfin, dans certains cas, elle manque complétement.

Après une première poussée on voit parfois la température tendre à décroître, lentement, il est vrai. Le thermomètre oscille entre 39° et 39°,6 et cet état peut durer de
sept à quinze jours environ ; ou bien cette chaleur s'accroît
le cinquième ou le sixième jour, et alors on voit des os

lations variables d'intensité. La température entre le matin et le soir peut différer de 2° à 2°,5 sans qu'il y ait frisson. Les signes physiques vers le quatrième où le quinzième jour et même avant, permettent de constater des indurations pelviennes vers les culs-de-sac vaginaux, l'abdomen est sensible mais non douloureux à la pression superficielle, comme cela a lieu dans la péritonite, souvent même le ventre reste souple et l'on ne détermine une douleur vive que lorsqu'on touche l'utérus ou ses annexes : il y a là un calme relatif et c'est à ce moment et même avant que les femmes sortent de l'hôpital.

Vers le quinzième ou dix-huitième jour paraissent des frissons, ceux-là sont intenses et c'est à cette époque que l'on constate les plus grandes oscillations de la température et du pouls, entre le matin et le soir, ces frissons sont suivis de chaleur et de sueurs : tantôt ils se répètent deux fois en vingt-quatre heures, au milieu du jour comme au milieu de la nuit. D'autres fois, ils surviennent pendant deux jours de suite, avec claquement de dents, pour cesser ensuite ; quelquefois ils s'accompagnent de nausées et de vomissements ; en général, c'est peu de temps avant la terminaison fatale que surviennent ces grands frissons ; le nombre en est variable ; mais, lorsque chez une femme accouchée depuis quinze à dix-huit jours ou même davantage, déjà, souffrant antérieurement, on voit survenir des frissons, il faut examiner l'utérus ou ses annexes, pour voir s'il n'existe pas là des phlébites suppurées.

A cette époque, l'urée augmente passagèrement avec le frisson de la même manière que dans la fièvre intermittente ; puis elle diminue dans l'intervalle.

Le chlore suit les mêmes variations.

Dans bon nombre de cas représentant cette forme, il n'y a pas de péritonite ; mais seulement quelques légères fausses membranes dans le petit bassin. Au début, il est don très-important d'examiner avec attention les caractères de la douleur et les symptômes généraux offerts par la malade. Le plus souvent, en effet, comme lésion locale, c'est une phlébite sans péritonite qui débute.

C'est au commencement ou plutôt vers le milieu de cette deuxième période que l'on voit survenir des manifestations externes : arthrites purulentes, abcès ou musculaires, périostites, etc.

OBSERVATION XVII.

Puerpérisme infectieux. — Mort. — Autopsie : Phlébite utérine. Aucune trace de péritonite. Abcès métastatiques du foie et des reins.

La nommée Roos, blanchissseuse, âgée de 24 ans, primipare, est accouchée à l'hôpital Saint-Antoine, le 15 octobre, à dix heures du matin, d'un enfant à terme et vivant. Cette femme a allaité pendant les deux premières semaines ; son enfant n'a pas été malade. Elle raconte qu'elle a toujours été d'une bonne santé, qu'elle a eu la rougeole à 6 ans, la scarlatine dans son enfance ; on ne retrouve dans sa famille aucun antécédent scrofuleux ni rhumatismal. Quant à elle, elle n'a jamais souffert dans le bas-ventre, sa grossesse a été bonne. Dans le dernier mois elle a eu de la leucorrhée. Elle a été prise des premières douleurs le 14 octobre, la durée du travail a été longue (neuf heures) à cause de la rigidité du col et la résistance du périnée. Après l'accouchement cette femme a eu une légère perte.

15 octobre, soir. P. 84, T. 38o1. L'abdomen n'est pas douloureux ni distendu, la pression sur l'utérus est à peine sensible, la peau est un peu chaude et moite. Cette femme ne souffre point.

Le 16, matin. P. 100, T. 37°,5. L'utérus est un peu sensible à la pression, le toucher vaginal ne détermine pas de douleur vive, ii n'excite encore aucun travail du côté des reins. — Soir. P. 100, T. 39o,2. Les mamelles sont encore flasques. Par la pression on détermine une douleur vive surtout lorsqu'on arrive sur l'utérus. De temps à autre, depuis quatre heures, la malade a eu des frissonnements, mais pas de frisson unique.

Le 17, matin. P. 132, T. 41, R. 28. Pendant la nuit la malade a eu encore des frissonnements. Douleurs abdominales spontanées, devenant plus intenses lorsqu'elle exécute des mouvements, et lorsqu'elle tousse ; de plus, cette femme accuse de la céphalalgie frontale, une soif vive ; l'abdomen est un peu tendu, douloureux à la pression superficielle, alors même qu'on ne touche pas l'utérus ni ses annexes ; les lochies sont sanguinolentes, non fétides. La malade est calme. — Soir. P. 128, R. 32, T. 39°5. La soif est vive, l'inappétence complète ; les mamelles sont flasques, non douloureuses ; à la pression on développe une très-vive douleur au niveau de l'utérus ; pas de vomissements.

Le 18, matin. L'abdomen est distendu, il existe des douleurs spontanées abdominales ; teinte jaunâtre de la face, un peu d'amaigrissement. P. 126, T. 39°,7, R. 28. Pas de frissons, les lochies sont légèrement fétides, les petites lèvres un peu tuméfiées, quelques déchirures latérales vulvaires.— Soir. P. 124, T. 39°,5. Douleurs abdominales spontanées, lochies un peu fétides, pas de frissons, l'abdomen est tendu ; un peu de lait dans les mamelles ; langue saburrale, rouge à la pointe et sur les bords ; facies un peu altéré. A l'auscultation des poumons, on ne perçoit aucun bruit morbide ; rien d'anormal à l'auscultation cardiaque ; pas de délire.

Le 19, matin. P. 120, T. 39°5. Tympanisme très-développé ; à la région hypogastrique la pression détermine toujours de la douleur. — Soir. P. 116, T. 39°7. L'abdomen est douloureux à la pression superficielle : pas de nausées ni de vomissements.

Le 20, matin. P. 116, T. 39°,3. Poussée d'herpès labialis, lochies purulentes ; l'abdomen est toujours tendu. — Soir. P. 112, T. 39°,5. Les douleurs abdominales persistent ; pas de signes anormaux à l'auscultation.

Le 21. P. 120, T. 39°,3. La malade est un peu somnolente ; il existe un amaigrissement notable. — Soir. P. 116, T. 30°,7. L'abdomen toujours tendu, douloureux à la pression spontanément. Les lochies sont puriformes, la soif reste vive ; pas de nouveaux frissons.

Le 22. P. 126, T. 39. Même état. — Soir. P. 118, T. 39°,5. Abdomen toujours douloureux à la pression. Peu de lait dans les mamelles. Les lochies sont encore abondantes et jaunâtres ; légère déchirure périnéale.

Le 23. P. 108 ; T. 39,5. La malade se trouve un peu mieux, les douleurs du ventre sont moins fortes, le tympanisme moins accusé, la soif moins vive. Soir, P. 108 ; T. 38,7. Les lochies offrent toujours le même aspect. Il existe un peu plus de lait dans les mamelles, de sorte qu'elle peut allaiter son enfant.

Le 24, matin. P. 104 ; T. 38,4. Cette femme se trouve mieux, bien

que les douleurs hygastriques persistent. Il lui reste cependant encore un peu de céphalalgie. Soir, P. 104 ; T. 38,9. Même état.

Le 25. P. 112 ; T. 39,7. Lait dans les mamelles. Douleurs toujours assez vives à la la région hypogastrique. Le tympanisme a
a beaucoup diminué d'intensité. Lochies toujours fétides. Soir,
P. 124 ; T. 40°. Douleurs persistantes et spontanées à l'hypogastre,
tension du ventre à peine marquée. Pas de frissons, ni nausées, ni
vomissements. En associant le toucher vaginal au toucher hypogastrique, on détermine une douleur vive dans le cul-de-sac antérieur et l'on sent une induration qui se prolonge sur les parties
latérales de l'utérus. Le palper se fait plus facilement lorsque préalablement on a vidé la vessie. Par le palper on sent aussi des indurations latéralement au niveau des ligaments larges et l'on provoque
des douleurs assez vives. Injections utérines phéniquées et chloru-
rées; potion de Todd ; vin de Bagnols.

Le 26. P. 118 ; T. 40,6. Au moment où la malade frissonne, ce
frisson a été unique et a duré environ trois quarts d'heure. Soir,
P. 108 ; T. 37,3. Les douleurs hypogastriques provoquées sont toujours vives. L'abdomen est beaucoup moins tendu.

Le 27. P. 108 ; 37°. Vers le milieu de la nuit, cette femme a eu
un frisson ; elle ne se plaint d'aucune douleur musculaire ni articulaire. Malaise, céphalalgie, faiblesse. Soir, P. 132 ; T. 39,4. Douleurs vives à la pression hypogastrique ; derrière la symphyse du
pubis, vers les parties latérales de l'utérus, on sent toujours des
indurations très-nettement circonscrites et très-douloureuses à la
pression. Le foie déborde de deux travers de doigt les fausses côtes,
la rate a aussi augmenté de volume. Il n'existe ni albumine, ni
sucre dans les urines. Vers trois heures de l'après-midi, nouveaux
frissons avec claquement de dents.

Le 28, huit heures du matin. Depuis trois jours cette femme
éprouve 2 frissons en vingt-quatre heures. P. 94 ; T. 36,4. La
malade allaite son enfant qui est bien portant. On sent toujours des
indurations pelviennes très-douloureuses au toucher. L'abdomen
est à peine distendu et l'utérus a beaucoup diminué de volume.
Soir, P. 128 ; T. 38°. Cette femme a eu un frisson dans la journée.
La douleur abdominale est beaucoup moins vive depuis plusieurs
jours; elle se révèle surtout à la pression. Dans l'intervalle des
grands frissons la malade éprouve des alternatives ae chaud et de
froid.

Le 29. P. 104 ; T. 36,7. Hier après la visite du soir elle a eu un frisson intense. Pendant la nuit, nouveau frisson unique. La douleur spontanée hypogastrique est très-modérée. Les lochies sont fétides. Les mamelles contiennent un lait suffisant pour un allaitement régulier. Soir, P. 100; T. 38°. L'hypogastre reste douloureux à la pression.

Le 30, matin. P. 136; T. 40,1; R. 38. Cette femme a eu un frisson dans la matinée; pas de vomissements; abdomen à peine distendu; soif toujours vive; l'amaigrissement s'accuse de plus en plus. A l'auscultation, on entend quelques râles sous-crépitants à la base droite. Pas de souffle ni matité. Soir, P. 132; T. 40,6. Au moment de la visite la malade frissonne encore. Les lochies persistent encore et sont d'un blanc jaunâtre. On donne à cette femme, le soir même, 0 gr. 50 de sulfate de quinine.

Le 31, matin, P. 124; T. 40°. Léger empoisonnement quinique : tintements d'oreille, demi-surdité. Râles sous-crépitants, toujours à la base droite. Soir, P. 90; T. 38°. Dans la journée, cette femme prend 1 gramme de sulfate de quinine, en deux doses. Vers dix heures du soir la malade a un nouveau frisson.

Le 1er novembre. P. 128 ; T. 41,1. Surdité quinique. Même état, même médication. Nouveaux frissons dans la matinée. Le facies est terreux; l'amaigrissement est très-marqué; l'empâtement de la région pelvienne continue à être douloureux. Soir, cinq heures et demie : P. 116; T. vaginale 38,5; T. de la main droite 35,8. La malade frissonne en ce moment, elle est cyanosée, il existe un refroidissement périphérique notable. La T. buccale est à 36,2. L'abdomen, très-ballonné, est douloureux à la pression. A l'auscultation, à droite et à gauche de la poitrine, on entend des râles crépitants plus nombreux que les jours précédents. Elle tousse beaucoup, elle expectore avec peine de temps à autre quelques crachats muqueux.

Le 2. P. 120; T. 39,5. Sueurs très-abondantes pendant la nuit ; on est obligé de la changer de chemise et de draps. Soir, P. 132; T. 40,5; R. 38. Les râles pulmonaires persistent. L'abdomen est ballonné, mais peu douloureux, si ce n'est à la région hypogastrique. La sécrétion lactée a diminué.

Le 3. P. 124; T. 40,6. Cette femme est en proie à un accès fébrile, la face est rouge, congestionnée, le ventre est tendu, la respiration difficile. Ce matin elle prend 0 gr. 75 de sulfate de quinine. Les lochies sont purulentes. Soir, P. 126; T. 40,1. Abdomen douloureux, à l'hypogastre surtout; nouvelles doses de sulfate de quinine.

0 gr. 50. Amaigrissement; pas de vomissements; légère diarrhée; un peu de rougeur à la région sacrée.

Le 4. Malgré cet état général, la malade a mangé hier une portion de viande. P. 128; T. 39,9; R. 36. Abdomen toujours tendu; faiblesse générale; fuliginosités buccales, la langue devient sèche. Soir, P. 128; T. 40,7; R. très-accélérée, 44. Il y a de l'anxiété, la diarrhée est intense.

Le 5, matin, P. 112; T. 38,8. Diarrhée intense; quelques râles sous-crépitants à la base droite; respiration haute, superficielle. Etat de stupeur, amaigrissement excessif. Soir, P. 136; T. 40,6; R. 44. L'abdomen est encore douloureux à la pression. Les crachats sont visqueux. La malade tousse de temps à autre.

Le 6, matin. P. 126; T. 38,2. Faiblesse extrême, diarrhée continue, fuliginosités buccales. La malade est encore sous l'influence de l'intoxication quinique. Elle éprouve des tintements d'oreille qui la tourmente beaucoup. Soir, P. 132; T. 39,3. L'abdomen est très-développé, il paraît douloureux à la pression; agonie vers huit heures du soir. A l'approche de la mort 40°. Au moment de la dilatation sphinctérienne, le thermomètre met dix minutes pour monter à 40,1.

Autopsie vingt-six heures après la mort.

Abdomen. Aucune trace de péritonite. Lorsqu'on vient à enlever l'utérus et les annexes de la cavité pelvienne, on voit sourdre par une multitude d'orifices une matière puriforme. Par une dissection minutieuse, on arrive à constater que le plexus de Santorini prévésical, les plexus pampiniformes, les plexus latéraux de l'utérus, tous ces vaisseaux sont dilatés et le tissu connectif ambiant est le siége d'une phlegmasie intense; de telle sorte qu'autour de la vessie, dans les culs-de-sac uréthro-rectaux, dans les ligaments larges, on sent des indurations multiples entourées d'infiltrations purulentes, d'œdème. Ces différentes lésions entourent les canaux vasculaires dont les parois sont considérablement épaissies. Le tissu cellulaire est très-hyperémié. On ne constate pas de foyer ampulliforme superficiel.

Dans un assez grand nombre de ces vaisseaux on trouve un canal central contenant une matière puriforme entourée d'une sorte de cylindre blanchâtre qu'on désignait autrefois sous le nom de fausse membrane. C'est de la fibrine en voie d'altération graisseuse.

Plus loin, en se rapprochant du cœur, les veines ne contiennent plus que des caillots fibrineux récents, mous, ou bien des caillots

jaunâtres indurés ; mais dans les sinus du bassin la matière puriforme est en contact avec la tunique interne de la veine, et dans ces
points on retrouve de véritables leucocytes dans la matière puriforme. Cette tunique séreuse est grenue, dépolie ; si l'on vient à
faire une coupe transversale de ces vaisseaux, on trouve que la
tunique moyenne est en voie de prolifération, qu'elle contient de
jeunes éléments cellulaires, tandis que les capillaires de la tunique
externe sont gorgés d'hématies. Les lymphatiques du cordon utéro-
ovarien paraissent sains. La vessie est très-adhérente à sa base au
tissu du petit bassin. Elle contient environ 30 grammes d'une urine
légèrement albumineuse.

Le foie offre trois petits foyers purulents superficiels de la grosseur d'une noisette ; à leur niveau, la séreuse péritonéale est recouverte d'une légère fausse membrane. Dans le reste du foie, les lobules sont très-distincts, et au microscope on rencontre d'assez nombreuses granulations graisseuses dans les cellules hépatiques qui
sont régulières. La vésicule du fiel contient de la bile verdâtre. La
rate volumineuse a doublé de volume : son tissu est assez ferme, et
dans son intérieur on ne trouve pas de foyers purulents.

La substance corticale des reins est anémiée : à sa surface sont
disséminés plusieurs petits foyers purulents de la grosseur d'un
petit pois. La substance rénale qui les circonscrit est très-congestionnée. Les tubuli rénaux sont un peu granuleux et opaques au delà
des lésions purulentes.

Thorax. Plèvres saines. Congestion et œdème vers les deux bases.
Pas de noyaux indurés ni ramollis dans l'intérieur du parenchyme pulmonaire. Les bronches contiennent des mucosités avec
quelques leucocytes.

Crâne. Les méninges sont intactes ; le cerveau est un peu congestionné. Pas d'autres lésions dans la substance nerveuse.

b. — *Forme arthropathique* (voir obs. XVIII). Au premier
abord, il semble que ces manifestations externes ne dépendent point de l'infection purulente. En effet, dans beaucoup des observations publiées et dans quelques-unes de
celles que nous avons pu recueillir, il n'est pas question
d'abcès métastatiques viscéraux, mais souvent on a rencontré ces abcès, et on pourra en retrouver un exemple dans
l'observation Brun (Marie). Dans quelques-uns des cas de

M. Béhier, on voit noter des abcès musculaires sans abcès viscéraux.

Dans l'infection purulente des blessés et surtout lorsqu'on assiste à des épidémies (nous avons pu voir, en 1870, 40 autopsies d'infection purulente au Val-de-Grâce et à l'ambulance des Sourds-et-Muets). On constate qu'il existe des blessés en pleine infection, chez lesquels il y a eu des frissons multiples, de l'amaigrissement, de la diarrhée, tous les signes de l'infection purulente classique, et chez lesquels on découvrait à l'autopsie comme unique lésion, une arthrite purulente. D'ailleurs, dans une épidémie d'infection purulente à l'hôpital Saint-Antoine, j'avais déjà fait cette remarque dans certaines autopsies, où il n'y avait pas d'abcès métastatiques apparents, pas même de ces abcès miliaires du poumon et du foie, que j'ai retrouvés plus tard dans les autopsies du Val-de-Grâce. Je pense donc qu'il existe une forme d'infection purulente, où l'on ne peut constater d'abcès métastatiques viscéraux, et dans laquelle il existe des lésions arthritiques.

Un argument sérieux contre cette manière de voir, c'est qu'un certain nombre de femmes, atteintes de ces lésions, guérissent. On peut répondre qu'en temps d'épidémie, chez les blessés, on voit aussi des malades qui ont eu des frissons multiples, des abcès sous-cutanés, et qui guérissent. D'ailleurs un certain nombre (et j'ai vu les quatre observations de ce genre) ont eu l'un une arthrite du poignet, l'autre une arthrite du genou, un troisième une arthrite du cou-de-pied, et ces blessés, qui étaient en plein foyer épidémique, ont cependant guéri. Je sais bien que la forme bénigne de l'infection purulente est peu décrite dans les classiques ; mais, quand on observe un grand nombre de ces infections, on remarque de nombreuses lacunes dans les descriptions classiques.

Où est signalée l'infection purulente, qui a sa source

dans un foyer purulent interne? Où sont décrites ces infections purulentes, dépendant d'une fracture simple des os?
Que de fois aussi le cortége classique de l'infection manque? Le malade succombe rapidement en 24 ou 36 heures,
et à l'autopsie on trouve des foyers purulents. Cependant
l'infection purulente des opérés, de même que l'infection
des femmes en couches ne se développe point d'emblée. Elle
est précédée d'un appareil fébrile de durée variable.

Chez les femmes en couches, qui ont présenté ces arthrites, même dans les cas où l'on n'a pas constaté d'abcès
métastatiques, on retrouve des frissons multiples, et quand
la guérison a lieu, on voit que les malades ont maigri et
qu'elles ont eu à supporter une affection grave.

Quant au rhumatisme, il me suffira de dire que les
signes locaux de l'arthrite ne présentent pas le trio rhumatismal : irrégularité, instabilité, mobilité. Une articulation
ne cesse pas tout à coup d'être malade, en même temps
que plusieurs autres se prennent ; ces arthrites ne sont
point subites, rapides. Le plus souvent, il n'existe pas
d'antécédents arthritiques dans la famille. Dans le rhumatisme, les manifestations cardiaques sont la règle ; dans
le puerpérisme, la loi opposée est la règle. Une fois guéries,
ces malades ne sont plus exposées à ces arthrites, à moins
d'une nouvelle infection puerpérale. Nous savons qu'il
n'en est pas de même pour le rhumatisme.

Quant au froid, cette prétendue cause ne soutient pas la
discussion. Ces femmes sont dans une salle, modérément
chauffée et exposées le moins possible aux causes de refroidissement. D'ailleurs pourquoi verrait-on survenir ces
arthrites dans les cas infectieux. Seraient-ce des arthrites
scrofuleuses? Non-seulement les signes locaux, mais les
antécédents des malades, ne permettent point de songer à
cette hypothèse.

Dans d'autres observations, chez des femmes qui sont

mortes de péritonite ou de phlébite infectieuse, on retrouve les gaînes tendineuses du poignet, du cou-de-pied enflammées. Il existe dans ces points un liquide puriforme renfermé dans la gaîne, quelquefois s'étendant au tissu cellulaire ambiant. Souvent il semble qu'on ait affaire à une sorte d'œdème purulent qui infiltre les mailles du tissu cellulaire.

Au microscope, on y trouve de nombreux corps granuleux, des leucocytes, une matière fibrino-protéique ; autour de la congestion, une hypérémie sous-séreuse. Tous les capillaires sont gorgés d'hématies. La séreuse elle-même contient les éléments à l'état embryonnaire.

Dans les articulations, on ne rencontre point d'arthrites. Dans certains cas, cependant, ces lésions coexistent ; mais, chez deux femmes, qui avaient des phlébites sans péritonite, nous n'avons trouvé, pour toute lésion purulente externe, que les synovites tendineuses du poignet ! Elles siégeaient le long de l'extenseur commun des doigts, de l'extenseur propre de l'index. Les bourses séreuses étaient gonflées. Le tissu cellulaire ambiant était tuméfié, ainsi que la peau, qui était rosée, comme érysipélateuse, et ressemblant assez bien à ce gonflement œdémateux du rhumatisme. La moindre pression y déterminait une douleur vive. La rougeur disparaît momentanément à la pression ; il est possible quelquefois d'y percevoir de la fluctuation.

Au début, il existe une augmentation d'urée pendant un ou deux jours, suivie d'une diminution : à l'époque des grands frissons, accroissement passager de l'urée.

Le chlore suit ces changements.

Nous rattachons encore ces cas à l'infection purulente. Il y a toujours, en effet, de la phlébite du côté du bassin, des frissons, un état général grave, enfin cette manifestation, du côté des coulisses tendineuses, ne se produit qu'à la fin de la phlébite, c'est-à-dire au moment où se produisent les abcès métastatiques, au moment où le caillot de la veine se ramollit, devient puriforme ; disons enfin que l'on peut trouver chez les opérées en pleine infection purulente des cas qui sont identiques à ceux-là.

OBSERVATION XVIII.

Puerpérisme infectieux. — Mort. — Autopsie. — Phlébite utérine et lymphangite. — Arthrites multiples avec pus dans le genou gauche.— Abcès métastatique splénique.

La nommée Brun (Marie), âgée de 21 ans, est entrée à l'hôpital Saint-Antoine le 1er avril 1869, en pleine épidémie puerpérale, elle y est décédée le 27 avril. Cette femme a été réglée à l'âge de 14 ans ; elle est primipare et née d'un père rhumatisant, elle s'est d'ailleurs toujours très-bien portée et a ressenti les premières douleurs le jour de son entrée, à 11 heures du matin ; elle n'est accouchée que le 3 avril à une heure du matin. Le travail a été un peu long et difficile, mais l'accouchement a été spontané.

Le 3 avril matin. P. 60, T. 37,5. Soir, P. 68, T. 37,8.

Le 4. P. 124, T. 39°. Huit heures après l'accouchement cette femme a eu des frissonnements, elle a perdu beaucoup de sang et a vomi à la suite d'un purgatif. Le soir, P. 136, T. 39,7. La pression hypogastrique est douloureuse, toux, cataplasmes laudanisés sur le ventre.

Le 5. P. 138, T. 39,6. Le soir, P. 142, T. 39,9. Pas de frissons, pas de vomissements, abdomen très-douloureux à la pression ; lochies abondantes rougeâtres ; elle cesse d'allaiter son enfant.

Le 6. P. 128, T. 39,7. Elle a dormi pendant la nuit, pas de céphalalgie ni de nausées. Le soir, P. 132, T. 39,9. R. 18 ; somnolence, abdomen douloureux à la pression, inspirations profondes, la sécrétion lactée continue.

Le 7. P. 110, T. 39,2. Sommeil assez calme, abdomen un peu ballonné, douloureux. Le soir, P. 132, T. 40,1. Douleur dans le bas-ventre quand elle tousse ; dans la fosse iliaque droite on détermine de fortes douleurs par la pression superficielle.

Le 8. P. 130, T. 40,6. Abdomen très-tendu, moins douloureux que les jours précédents ; elle donne le sein à son enfant, peu de lait toux fréquente ; à l'auscultation on entend des râles sous-crépitants à la base du poumon droit. Le soir, P. 146, T. 41,1. Soif vive, pas de coliques, abdomen un peu tendu, douleur à pression, vives souffrances dans les lombes, toux sèche

Le 9. P. 132, T. 40,8. Facies abdominal, pression douloureuse dans la fosse iliaque, tympanisme, toux fréquente, quelques râles à la base droite sans souffle et sans matité « potion de Todd ». Le soir, P. 120, T. 39,3. La malade souffre moins et allaite son enfant.

Le 10. P. 142, T. 41°. Elle s'est alcoolisée hier soir; elle n'accuse de douleurs nulle part, l'abdomen est tendu; elle expectore quelques crachats muqueux. Le soir, P. 134, T. 41,1. A peine une légère douleur à la pression profonde, un peu de toux, pas de râles.

Le 11. P. 126, T. 39,4. Le soir, P. 130, T. 40,2. Toux sèche.

Le 12. P. 122, T. 39,2. La physionomie est meilleure. Le soir, P. 148, T. 40°.

Le 13. P. 122, T. 39,3. Le soir, P. 136, T. 40,8. Pas de douleurs abdominales.

Le 14. P. 112, T. 39,4. Eschare superficielle au sacrum, écoulement lochial assez abondant. Le soir, P. 108, T. 40°.

Le 15. P. 100, T. 37,6. Le soir, P. 140, T. 40,8. R. 36.

Le 16. P. 112, T. 39,2. Pas de frissons, diarrhée, abdomen assez souple. Le soir, P. 144, T. 41°, R. 40. Toux fréquente, rien au cœur, rien dans la poitrine.

Le 17. P. 106, T. 39,2. La vulve donne issue à un écoulement purulent très-abondant. Le soir, P. 124, T. 39,8.

Le 18. P. 108, T. 38,5. Peau sèche. Le soir, P. 140, T. 40,2. Elle tousse beaucoup, quelques râles sous-crépitants disséminés perçus à l'auscultation.

Le 19. P. 114. T. 38,4. Diarrhée fréquente. Le soir, P. 148, T. 41°.

Le 20. P. 126, T. 40,4. Le soir, P. 148, T. 41,2. La malade s'est levée et promenée dans la salle, sans délire ni excitation cérébrale.

Le 21. P. 136, T. 40,3. Le soir, P. 146, T. 40,8. Elle vient d'avoir un frisson, elle se plaint depuis hier de douleurs articulaires; les poignets sont douloureux spontanément; l'articulation du genou gauche est le siége d'un épanchement notable de liquide.

Le 22. P. 136, T. 40°. Nouveau frisson avec claquement de dents au moment de la visite; même état des poignets, douleur très-vive à la partie interne du genou gauche et dans les articulations tibio-tarsiennes; pas de rougeur. Le soir, P. 144, T. 40,5. Soif vive, la

douleur des poignets a cessé, mais nouvelle douleur avec engour-
dissement dans les épaules.

Le 23. P. 144, T. 40,4. Mêmes douleurs articulaires inappétence.
Le soir P. 150, T. 41,4. R. 42.

Le 24. P. 142, T. 40°. Se plaint de douleurs généralisées; le genou
gauche est très-douloureux, de même que les épaules; langue saburrale. Le soir, P. 148, T. 40,8.

Le 25. P. 140, T. 39,4. Soif intense, genou gauche très-douloureux, le genou droit s'est pris, même état des épaules. Le soir,
P. 164, T. 41,4, R. 44.

Le 26. P. 140, T. 40,8. Langue sèche, un peu de délire, incontinence des matières fécales, eschare au sacrum, cessation des douleurs de l'épaule ; les genoux restent douloureux. Le soir, P. 174,
T. 40,5, R. 66. Toux légère, oppression, langue sèche, lèvre inférieure œdématiée, soif vive, bras droit très-douloureux surtout à
l'épaule et au coude, douleurs moins vives au côté gauche dans la
même région, le genou gauche est très-tuméfié, rouge ; on perçoit
nettement la fluctuation. A la partie inférieure et antérieure de la
rotule existe une plaque gangréneuse; eschare au talon droit; les
parties génitales tuméfiés laissent écouler un liquide puriforme.

Le 27. Décès à 7 heures du matin.

Le 28. *Autopsie.* Les mamelles contiennent du lait.

Thorax.—Épanchement séreux de 30 gr. environ dans le péricarde,
caillots fibrineux, noirâtres dans le ventricule gauche, se prolongeant
dans l'aorte ; caillot récent dans le ventricule droit ; valvules saines,
endocarde sain, tissu cardiaque un peu jaunâtre. La plèvre est normale, à peine un peu de sérosité. A la partie postérieure de la base
gauche des poumons on trouve quelques points d'atélectasie; pas de
tubercules, pas de pneumonie, pas d'abcès métastatiques.

Abdomen. — Aucune trace de peritonite, ni adhérences, ni fausses
membranes, pas d'épanchement. Le foie est un peu volumineux et
présente quelques plaques superficielles d'altération graisseuse, les
lobules sont distincts et les cellules intactes ; la rate, volumineuse,
présente à son extrémité supérieure un large infarctus d'un rouge
jaunâtre à base périphérique offrant déjà 2 ou 3 points purulents,
un peu d'anémie de la substance corticale des reins, pas d'altérations des tubuli.

Bassin. — Dans le bassin, légère adhérence récente de l'ovaire
droit, matière puriforme dans les veines utéro-ovariennes des deux
côtés, caillots fibrineux dans les veines ovariennes et rénales ; du

côté droit de l'utérus, dans la portion cervicale, on observe un petit foyer purulent superficiel qui paraît appartenir à un lymphatique ; l'utérus est revenu sur lui-même, la muqueuse est tomenteuse; sous la muqueuse du col, on rencontre un abcès de la grosseur d'une noisette contenant du pus crémeux épais; il appartient à une veine. Dans la corne droite de l'utérus, les vaisseaux lymphatiques et veineux contiennent du pus épais ; à gauche la lésion est moins accusée.

Articulations. — Le genou gauche contient environ 60 gr. d'un liquide visqueux et purulent; vers sa région externe, les parties molles sont injectées et le périoste du fémur, au niveau de son condyle interne, est très-vascularisé; le cartilage ne paraît pas sensiblement lésé. Un peu d'épanchement purulent dans le pied gauche. L'épaule droite contient du pus et des fausses membranes. Pas d'épanchement dans les coudes.

Examen histologique. — Le liquide des articulations est composé d'éléments de 15 à 20 millièmes de millimètre, avec un noyau brillant, quelquefois 2 ou 3 ; d'autres éléments de 5 à 10 millièmes de millimètre; enfin des leucocytes à 2 ou 3 noyaux, apparaissant sous l'influence de l'acide acétique, des filaments de mucine et de fibrine, de l'albumine.

La séreuse est un peu hyperémiée; on y retrouve de jeunes éléments embryonnaires; le tissu cellulaire qui l'entoure est congestionné et œdématié. Les lésions des cartilages consistent en un état huileux, où l'on reconnaît un grand nombre de *capsules* petites, pressées les unes contre les autres et devenant granuleuses à mesure que l'on se rapproche de la surface. Dans l'articulation huméro-cubitale gauche il n'existe pas d'épanchement ; on peut reconnaître certains points de la séreuse, qui sont très-hyperémiés et certaines capsules des cartilages gonflées, volumineuses avec quelques corps granuleux sans prolifération bien manifeste.

Cette courbe dans son ensemble nous fait voir de grandes variations dans la température et dans le pouls ; on reconnaît toutefois trois périodes bien distinctes. Dans la première, qui est ascendante, le pouls s'élève, en 60 heures, de 60 à 142, et la chaleur de 37°,5 à 39°,9; une seconde période, à grandes oscillations, commençant par une dépression du pouls, qui tombe à 110 le 7 avril ; une seconde

rémission, le 15 avril, le pouls descend à 100 ; pendant
cette période, le thermomètre s'élève par moments à 41°;
enfin une troisième période, qui est graduellement ascen

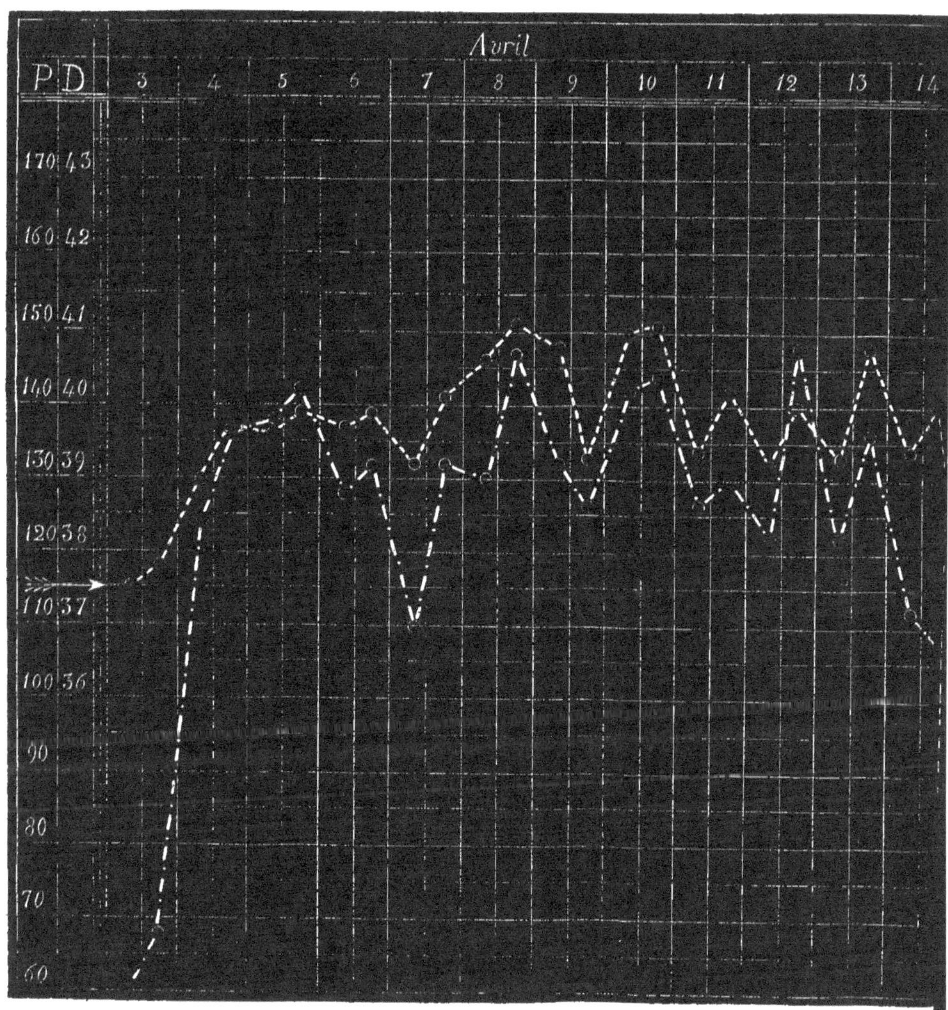

dante, avec grandes variations de température vers les 18
et 19 avril. Cette période peut se subdiviser en trois parties,

la première ascendante du 17 au 20 avril, avec oscillations parallèles du pouls et de la température ; une seconde du 21 au 24, qui est à peu près horizontale ; une troisième ter-

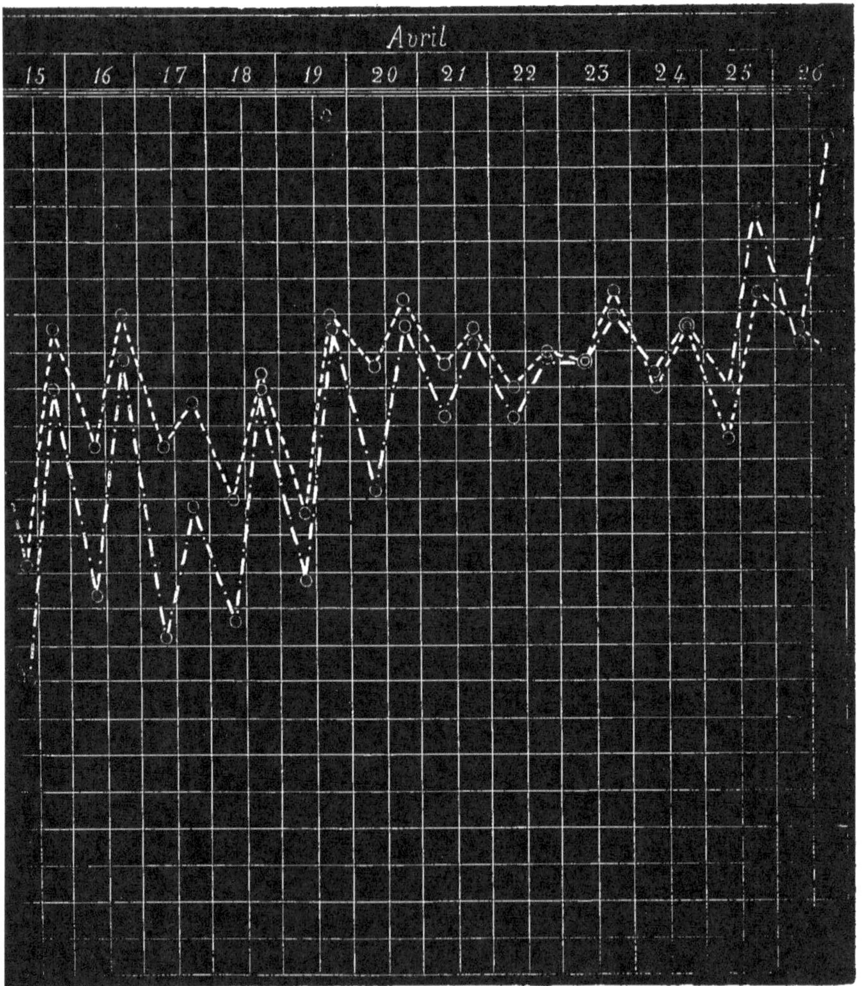

minale qui est ascendante ; le thermomètre s'élève de 39°,4 à 40°,8, et le pouls de 140 monte à 174 en 36 heures.

c. — *Forme arthralgique.* — A certains moments de la phlébite seule, ou accompagnée des autres formes du puerpérisme infectieux, on voit survenir, au lieu d'arthrites franchement purulentes, avec ou sans abcès métastatiques, des douleurs articulaires, qui peuvent occuper toutes les jointures, mais siégent surtout dans les épaules, les genoux ou les poignets ; on ne constate pas de rougeur, pas de gonflement à leur niveau ; la pression est tantôt à peine sensible, tantôt est très-douloureuse. Ces douleurs spontanées se déclarent surtout vers les quatre ou cinq derniers jours de l'affection aiguë, rarement le second ou le troisième jour de la maladie. Elles empêchent la malade de dormir. Cette acuité ne dure pas longtemps, 48 à 60 heures environ.

L'examen cadavérique ne montre pas d'altération nettement caractérisée et en rapport avec les symptômes ; à peine si, dans quelques cas, on trouve un peu de rougeur dans les culs-de-sac synoviaux ; l'examen histologique du cartilage diarthrodial ne fait point voir de lésions nettes.

Je donne le nom d'arthralgie à la réunion de ces symptômes, bien que probablement il y ait des altérations dans les éléments de ces jointures.

1° Phlegmons diffus.

Dans bon nombre d'autopsies de femmes qui sont mortes d'infection puerpérale, on rencontre, outre des lésions de péritonite, de phlébite, etc., les altérations suivantes : le tissu connectif est *infiltré de pus* par places, en même temps qu'existe l'œdème ordinaire des phelgmasies, de là le nom de d'œdème purulent de Pirogoff ; parfois ces lésions prennent un aspect *gélatiniforme*, connu dans le phlegmon diffus des membres, s'étendant au loin autour du cæcum et même se propageant jusqu'aux reins : voilà ce qui a été décrit par Cruveilhier.

Ce qui suit a été moins bien étudié : ce sont d'abord les plaques indurées, les noyaux du tissu cellulaire des ligaments, c'est la forme hypertrophique d'Hervieux. Il s'agit dans ces cas de phlegmasie exsudative (voir l'Anat. path.); c'est une lésion analogue à celle que l'on trouve dans certains croups consécutifs à la fièvre typhoïde, où toute l'épaisseur de la muqueuse est enflammée et le siége d'une infiltration protéique.

Ordinairement ce phlegmon est limité au tissu circumutérin d'où les noms de paramétrite, périmétrite, qui sont de mauvaises expressions.

Le plus souvent aussi il se produit du pus.

Comme lésions concomitantes, il faut signaler les phlébites et lymphangites, qui pourraient bien être le point de départ de la phegmasie ; toutefois le phlegmon peut exister seul.

Ces altérations font partie du cortége phlegmasique, que l'on trouve dans les cas infectieux aigus, où coexistent des phlébites, des lymphangites, péritonites, et même des pleurésies ; partant, dans ces cas, le phelgmon ne joue qu'un rôle secondaire dans l'appareil clinique.

On constate bien, soit par le palper, soit par le toucher vaginal, des indurations douloureuses autour du col de l'utérus ; mais ces signes peuvent appartenir à la phlébite et à la lymphangite : il est vrai que la thérapeutique ne retirerait pas un grand bénéfice du diagnostic **exact**. Je tiens à montrer maintenant le phlegmon dégagé de complications.

1re VARIÉTÉ. — *Phlegmons diffus multiples, disséminés.* Le phlegmon diffus, au lieu d'être unique et de siéger seulement autour de l'utérus, peut, comme la lymphangite, occuper le médiastin et la surface du corps (voir obs Servet).

Dans ces cas, indépendamment des signes locaux si-

gnalés plus haut, le début a lieu un peu plus tard que dans
le puerpérisme infectieux ordinaire, c'est vers le cinquième
jour que la femme éprouve des frissons, du malaise, de la
céphalalgie, de la soif, sans douleurs abdominales vives.
Les frissons se répètent les jours suivants; le thermomètre
monte à 40°,4, mais à certains moments il descend à 38°,3.
La maladie dure de 20 à 25 jours.

Chez certaines malades apparaissent des parotidites
(obs. xix).

Cette lésion des parotides existe quelquefois à l'état
épidémique (5 femmes dans cette épidémie ont eu des parotidites, 2 ont succombé), mais presque toujours il coexiste
une autre forme du puerpérisme. Ces altérations se déve-
loppent dans le cours de la phlébite, de la lymphangite ;
ordinairement, il y a en même temps plusieurs affections
concomitantes.

Il existe encore une forme de puerpérisme infectieux,
qui se rapproche de celle-là : c'est la variété *phlegmoneuse*
simple : au milieu de cette épidémie, j'ai vu trois cas de ce
genre, apparaissant vers le troisième ou quatrième jour
après l'accouchement, et se terminant tantôt par la résolution, le plus souvent par la suppuration.

Voici un cas de phlegmons diffus multiples.

OBSERVATION XIX.

Phlegmons diffus multiples. — Parotidite. — Pas de péritonite.
Lymphangite. — Phlébite. — Mort. — Autopsie.

La nommée Servet (Marie), âgée de 37 ans, journalière, est entrée le 14 avril à la salle Sainte-Marie, n° 5, service de M. Bucquoy.
D'après les renseignements qu'elle fournit, nous apprenons qu'elle
a eu six enfants ; elle est accouchée pour la sixième fois il y a quinze
jours ; son accouchement fut normal, la délivrance régulière ; elle
perdit un peu plus de sang que d'ordinaire, et tout alla bien pendant les trois premiers jours après son accouchement. La lactation
s'établit le troisième jour, sans présenter rien de particulier. Pas

de fièvre ni de malaise; elle avait de l'appétit et ne ressentait aucune douleur. Le quatrième jour elle était un peu mal en train, et le cinquième, après une émotion morale vive (colère), elle eut un frisson avec malaise; perte d'appétit et soif vive; céphalalgie, mais elle n'éprouve aucune douleur abdominale, ni thoracique, ou vers les cuisses. — Depuis ce moment, jusqu'à son entrée à l'hôpital, la nouvelle accouchée fut obligée de garder le lit; elle se levait un peu dans la journée, mais elle se sentait faible, avait peu d'appétit. Mais ce qui la décida surtout à entrer à l'hôpital, c'est qu'elle avait un peu de gêne pour respirer; depuis deux jours seulement elle avait aussi un peu de diarrhée et maigrissait.

Le 14 avril. P. 120. T. 40°. R. 30. A son arrivée à Saint-Antoine, on crut avoir affaire à une pneumonie; la malade, en effet, était essoufflée. A l'auscultation, on entendait des râles sonores disséminés dans la poitrine, disséminés des deux côtés, en avant et en arrière, ainsi que des râles sous-crépitants, assez fins, vers la partie postérieure de la poitrine. A la percussion on déterminait une légère submatité aux parties postérieures droites.—On lui prescrivit un ipéca, avec une potion kermétisée.

Le 15. P. 126. T. 40,4. Elle eut, dans la matinée, un frisson intense d'une heure; pas de diarrhée; l'état thoracique était à peu près le même; la respiration toujours gênée; par le toucher vaginal, on déterminait une douleur assez vive, localisée en avant du col. Pas de tuméfaction dans les culs-de-sac; on n'y détermine pas de douleurs latéralement. Par la percussion on perçoit de la matité à la partie inférieure droite de la poitrine. — 1 gr. de sulfate de quinine en 2 doses.

Du 15 au 18. Cette femme eut encore plusieurs petits frissons; la matité thoracique persistait sans souffle; la respiration avait diminué d'intensité, mais on l'entendait encore : l'auscultation ne faisait découvrir rien d'anormal au cœur. Cependant, le 16 avril, cette malade accusa une douleur sourde derrière le sternum; en même temps il existait quelques palpitations; le sulfate de quinine fut répété deux jours de suite, sans arrêt des frissons. Tantôt la chaleur était à 38,3, tantôt à 40°.

Le 18. P. 116, T. 39,5. Nouveau frisson, diarrhée; en même temps, à la partie interne de la cuisse droite, apparaissait un peu de rougeur; à la jambe de ce côté existaient quelques varices; mais cette rougeur était diffuse, comme érysipélateuse. — A ce niveau, on déterminait une douleur vive à la pression, qui faisait sentir une induration mal limitée, rappelant assez bien celle du phlegmon diffus. On déterminait aussi une légère dépression œdémateuse au niveau du point rouge. Les ganglions inguinaux sont légèrement tuméfiés et un peu douloureux à la pression. — Aux membres inférieurs, des deux côtés, on ne trouve ni écorchure, ni plaie, ni éruption cutanée. — C'est donc dans un endroit, en apparence sain, que se développe cette phlegmasie. — L'utérus est revenu sur lui-même; il déborde à peine de deux travers de doigt la symphyse du pubis; par la pression, sur ses bords, on ne détermine pas de douleur nette. — Cependant, la douleur du col utérin persiste, les culs-de-sacs sont libres; diarrhée; pas de ballonnement du ventre.

Le 18. Après la visite, vers onze heures, cette femme a un nouveau frisson, et, vers une heure du soir, elle appelle l'attention du côté de la parotide gauche. — Toute la région préauriculaire est tendue, tuméfiée, très-douloureuse. — On sentait comme un empâtement dans cette région, dont la sensibilité excessive rendait l'exploration difficile. — A la partie postérieure de la cuisse droite parut, vers le soir, des ecchymoses.

Le 19. P. 114. T. 39°. R. 36. Pas de frissons nouveaux, mais la malade délire le soir depuis deux jours. — Elle chantonne sans cependant s'agiter beaucoup, puis le délire cesse un peu pendant le jour. Elle est somnolente, avec un peu de stupeur; n'accuse aucune douleur abdominale spontanée ou provoquée. La respiration est toujours fréquente. — Ecchymose sur la conjonctive gauche. — Vers le soir, revient le délire qui est plus violent que les jours précédents. — Le phlegmon de la cuisse s'étend à toute la face interne, où l'on sent une sorte de plaque indurée, avec rougeur diffuse, et tuméfaction des ganglions inguinaux, douloureux à la pression. Du côté opposé les veines paraissent saines, d'ailleurs, à droite, bien qu'il y ait de l'œdème; à la partie inférieure de la jambe, on ne sent point de thrombose. — Cette femme succombe le même jour.

Autopsie (25 avril).

Abdomen. — L'utérus est revenu sur lui-même; à sa surface on ne voit point de fausses membranes, ni traces de péritonite. — Au niveau du col, près de l'insertion vaginale, on tombe dans un foyer purulent, gros comme une noisette, dont les parois appartiennent à une veine. D'ailleurs, sur les parties latérales, on peut suivre la veine qui est remplie dans la portion attenante à l'abcès, d'une matière jaunâtre, surtout épaisse dans les points périphériques; au centre elle est ramollie et puriforme. — Plus loin, la portion centrale diminue de volume, tandis que la portion périphérique augmente ; enfin, au niveau de la veine hypogastrique, on trouve un petit caillot noirâtre, de récente formation.

Sur la partie latérale gauche, vers la partie antérieure de l'utérus, on rencontre un petit foyer purulent, qui appartient à un lymphatique. — Le paquet vasculaire utéro-ovarien est normal. — Les veines iliaques contiennent des caillots fibrineux, récents, noirâtres ; il en est de même des veines saphènes ; les autres points de l'utérus ne contiennent pas de matière purulente ; la plupart des sinus sont vides ; quelques-uns contiennent de petits caillots noirâtres, filiformes. — Au niveau des parties latérales, pas de pus ; les trompes ne sont pas hyperémiées ; les ovaires sont un peu infiltrés de sérosité et ne présentent pas de pus. La muqueuse utérine commence à se régénérer ; le col est brunâtre, l'intérieur de la cavité utérine contient une matière muqueuse, dans laquelle on retrouve des filaments de mucine, de grandes cellules à un noyau ; d'autres plus petites, de 8 à 10 millièmes de millimètre, des noyaux entourés d'un peu de protoplasma ; enfin des hématies.

Au-dessous de la muqueuse, sur des coupes, on retrouve les sinus béants, contenant un peu de sang fluide. Le tissu utérin lui-même ne paraît pas altéré. — Pas trace de péritonite.

Le foie, normal pour le volume ; sur une coupe, on aperçoit un peu de sang fluide dans les veines sus-hépatiques, mais les lobules et les cellules hépatiques sont très-distincts.

La rate, augmentée de volume, mesure 50 centim. sur 40. — Le tissu est assez dur et ne présente pas d'infarctus. — Les reins sont d'un moyen volume, les tubuli normaux, pas de foyer purulent. — La vessie contient 40 gr. d'urine.

Thorax. — Légère pleurésie droite avec peu de liquide, contenant 80 gr. On remarque en même temps quelques fausses membranes sur la séreuse viscérale. — Le poumon de ce côté est souple, crépitant ; au sommet droit, petit noyau crétacé ; pas de phlegmon à la base, pas de noyau purulent ni d'induration, légère congestion. Du côté gauche, à la base du poumon, un peu d'induration par places ; çà et là noyaux de pneumonie vésiculaire, isolés ou agglomérés. — Au microscope on y trouve de nombreux petits éléments cellulaires, les capillaires gorgés d'hématies, peu d'éléments graisseux ; à ce niveau le tissu est d'un rouge jaunâtre, et il faut y regarder de près et sentir l'induration pour découvrir la lésion.

En ouvrant le thorax, on est frappé par la lésion du médiastin

postérieur; on voit en effet la matière purulente logée dans des cavités, au milieu des différents organes qui s'y trouvent; par place
on peut constater une matière putride, à odeur gangréneuse. Ces
différents foyers sont séparés par des masses indurées, lardacées
en certains points, d'aspect purulent, et ressemblant aux plaques
de phlegmons diffus. — Au niveau de la plèvre, ces plaques sont
adossées à la séreuse qui présente quelques fausses membranes en
ce point; quelques-unes des veines qui traversent ce foyer sont dilatées par des caillots anciens, mais non purulents. Plusieurs ganglions sont tuméfiés et rouges, et l'un d'entre eux est infiltré de pus.

L'examen histologique de ces plaques indurées y fait voir des
éléments cellulaires de différentes dimensions: 1° des cellules allon-
gées, volumineuses, de la grandeur des cellules hépatiques, non
polyédriques; 2° de cellules de 10 à 12 millièmes de millimètre,
enfin de vrais leucocytes. — Tous ces éléments, plongés au milieu
d'une matière albumino-fibrineuse, sont en voie de devenir granulo-graisseuse. La matière purulente contient des leucocytes
la matière gangréneuse renferme, outre des leucocytes, de nombreuses granulations pigmentaires, des fibrilles, quelques fibres
de tissu élastique et de petits corps granuleux.

L'incision de la parotide fait découvrir un vaste foyer à parois
gangréneuses, irrégulières, s'étendant vers le corps de la mâchoire.
Par l'incision on voit que la lésion ne comprend pas toute la glande,
dont une portion paraît rester saine; mais toute la portion contenue dans le foyer purulent est très-congestionnée en des points
où l'on peut reconnaître les lobules. C'est plutôt une infiltration de
matière ichoreuse et purulente qu'un véritable foyer. — Par la
pression on fait sourdre du pus du canal de Sténon. — Si l'on pratique une coupe, on voit au microscope qu'un grand nombre de
culs-de-sac glandulaires sont pleins de granulations graisseuses;
il existe de petits corps granuleux et des éléments épithéliaux altérés. — Dans le tissu cellulaire ambiant, on retrouve l'état embryonnaire, quelques corps granuleux, et surtout de nombreux capillaires remplis de globules rouges. — Le canal de Sténon contient
des leucocytes.

En incisant la plaque indurée de la cuisse droite, on voit que cette
lésion n'a atteint que le tissu cellulaire sous-cutané. — On trouve
à peine de l'infiltration séreuse et œdémateuse du tissu cellulaire
intermusculaire. En sectionnant cette plaque, on y trouve de petits
foyers purulents, des foyers gangréneux, tous séparés par du tissu

lardacé, comprenant un tissu adipeux sous forme de masses jaunâtres indurées. Ces plaques lardacées présentent toujours : 1º de grandes cellules arrondies, sphériques, à un ou deux noyaux ; 2ᵘ des cellules de moyenne grandeur, et enfin 3º des leucocytes. Une matière albuminoïde forme la gangue. Les veinules de la cuisse ne contiennent pas de matière puriforme. Un ganglion de l'aine est infiltré de pus.

Les méninges sont légèrement œdématiées, sans trace de méningite. — Le cerveau coupé par tranches est sain.

2ᵉ VARIÉTÉ. *Phlegmon putride.* — J'ai observé cette forme de puerpérisme infectieux chez des femmes, dont l'accouchement a été naturel ; je l'ai rencontré deux fois également après des applications de forceps.

Au premier abord, il semble que les lésions siégent à la surface du péritoine, surtout au niveau du cul-de-sac recto-utérin, qui se montre noirâtre, infiltré d'un liquide purulent. Si l'on vient à disséquer tout le tissu circumutérin on le trouve infiltré par une matière fétide, noirâtre, à odeur gangréneuse ; par places existent quelques plaques indurés d'exsudats en voie de se putréfier. de se nécroser : à un moment donné, il se forme une sorte de poche à diverticules nombreux, s'étendant vers les fosses iliaques, au devant du sacrum et jusqu'à la région rénale.

Au début : frisons, fièvre vive, douleur abdominale modérée, légère tension hypogastrique, par le toucher vaginal, points douloureux dans les culs-de-sac ; quelques nausées et vomissements, frissons répétés à des époques indéterminées : grandes variations dans la température qui tantôt est à 39º tantôt à 40º,5 ; le pouls reste un peu fréquent ; à la période d'état on sent parfois l'envahissement des parois vaginales ; puis surviennent de la diarrhée fétide, de l'adynamie.

L'observation Berthelet en est un exemple :

Observation XX.

Phlegmon diffus putride, circumutérin. — Lymphangite. — Mort.
Autopsie.

La nommée Berthelet, âgée de 23 ans, est entrée à l'hôpital Saint-Antoine, le 24 novembre 1869, où elle est accouchée le même jour d'un enfant à terme et bien portant. Délivrance régulière. Pas d'hémorrhagies consécutives. Elle a eu le frisson habituel après l'accouchement.

D'après les renseignements fournis par cette malade, elle a été réglée à l'âge de 14 ans. Ses règles ont été d'abord peu abondantes, mais régulières, de deux à trois jours de durée. Pendant sa grossesse, elle n'a eu ni vomissements ni nausées. Dans les deux premiers mois, l'appétit a été un peu bizarre; elle avait de temps à autre quelques étourdissements. Pas de varices aux membres inférieurs.

24 novembre. P. 74; T. vag. 37,8. L'utérus mesure 10 centimètres sur 14. Il ne présente aucune douleur à la pression et se contracte régulièrement. On ne sent aucune induration douloureuse. — 2 bouillons; 2 potages.

Le 25. La malade se trouve bien. P. 88; T. 38,3. Lochies sanguinolentes. L'utérus mesure 7 centimètres sur 10, sans gonflement ni douleur. La sécrétion lactée n'est pas encore établie.

Le 26. P. 116; T. 39,5. Cette femme a éprouvé un frisson suivi de chaleur et de sueurs. Lochies toujours aussi abondantes, sécrétion lactée de moyenne intensité. Par la palpation on détermine à peine une légère douleur profonde sur les parties latérales de l'utérus. Par le toucher vaginal, on provoque également une douleur vers la partie latérale droite. Le soir, P. 126; T. 39,9. Pas de nouvelles douleurs; léger frissonnement dans l'après-midi.

Le 27. P. 112; T. 39,3. Les mêmes douleurs persistent; pas de nausées ni de vomissements; pas de frissons. Le soir, P. 124; T. 39,6. Pas de tension hypogastrique. La sécrétion lactée a diminué; les lochies sont purulentes; on est obligé d'allaiter l'enfant artificiellement.

Le 28. P. 116; T. 39,2. La malade a eu quelques nausées. Langue saburrale, un peu humide. Pas de délire la nuit; légère diarrhée. Le soir, P. 128; T. 40°; léger frissonnement dans la journée; douleur à la pression vers la corne droite de l'utérus.

Le 29. P. 120; T. 39,4. Un vomissement bilieux. La douleur spontanée persiste. Pas d'appétit ni de nouveaux frissons. Le soir, P. 124; T. 39,8. Même état.

Le 30. P. 116; T. 39°. Par la palpation profonde et en pressant sur le corps de l'utérus, on y détermine de la douleur. Le soir, P. 18; T. 39,9.

1ᵉʳ décembre. P. 112; T. 39,3. Le malade se sent un peu mieux. Diarrhée légère. Hypogastre légèrement tendu. Pas de vomissements. Par le toucher vaginal on sent des indurations sur les parties latérales droite et gauche et dans le cul-de-sac postérieur; par la pression on y détermine une vive douleur. Le soir, P. 126; T. 39,4. La malade est un peu somnolente.

Le 2. P. 116; T. 39,3. Un vomissement bilieux; la douleur spontanée du bas-ventre continue; légère diarrhée. La malade a été agitée pendant la nuit. Soir. P. 124; T. 40,1. Rien à l'auscultation des poumons et du cœur.

Le 3. Pas de vomissements; diarrhée assez vive. Douleurs abdominales un peu moins intenses; somnolence; léger état de stupeur. Le soir, P. 128; T. 40,4.

Le 4. P. 112; T. 39,2; R. 28. Au matin, peu de diarrhée; douleurs dans les flancs droit et gauche. Le soir, P. 126; T. 39,8. Même état.

Le 5. Au matin, P. 112; T. 39,1. Peu de diarrhée. Pas de sensation de chaleur à la peau; amaigrissement. La malade se plaint de sa douleur de ventre, surtout quand elle fait des mouvements. Le soir, P. 130; T. 40,2; pas de frissons.

Le 6. Au matin, P. 106; T. 38°. La douleur du ventre persiste. Le toucher vaginal fait constater qu'il existe un peu moins d'induration douloureuse, mais on sent très-bien que tout l'utérus est comme enclavé dans une masse inflammatoire. Le soir, P. 120; T. 39,5.

Le 7. P. 100; T. 38,7. La malade est très-faible; elle a beaucoup maigri. Langue un peu sèche. L'abdomen n'est pas ballonné; la diarrhée continue. Le soir, P. 116; T. 39,2. État adynamique.

Le 9. Au matin, P. 116; T. 39,1. Léger vomissement; diarrhée; bouche mauvaise; langue sèche. Frissonnement ce matin. Le soir, P. 126; T. 39,8.

Le 10. Abdomen un peu tendu; diarrhée intense, fétide; difficultés pour uriner. Toute la région hypogastrique est douloureuse, mais on ne sent bien manifestement l'induration que par le toucher vaginal. Affaissement; état adynamique. Le soir, P. 132; T. 40,4; R. 34. Frissons erratiques.

Le 11 P. 120; T. 39,6. Ventre ballonné et douloureux à la pression. Soif vive. Somnolence; stupeur. Le soir, P. 128; T. 40,2. Même état.

Le 12. Diarrhée; pas de frissons; 10 à 12 garde-robes liquides. Langue sèche. La malade est très-amaigrie. Les signes locaux sont toujours les mêmes. Le soir, P. 132; T. 40,5.

Le 13. Au matin, P. 128; T. 38,8. Affaissement; diarrhée fétide. Langue sèche; mouvements fibrillaires dans les muscles. Elle succombe dans l'après-midi avec une température de 39°.

Autopsie. — *Abdomen.* Dans le petit bassin, on trouve des fausses membranes qui recouvrent l'utérus et les annexes et les anses intestinales avoisinantes. Après avoir enlevé ces produits inflammatoires, on voit, par transparence, à travers la séreuse péritonéale, une teinte grisâtre qui s'étend autour de l'utérus vers les fosses iliaques et remonte vers les reins. Par la dissection, on arrive sur des plaques indurées disséminées dans les ligaments larges, vers le cul-de-sac recto-utérin, au devant du sacrum, vers les parties latérales du bassin, vers le cæcum et l'S iliaque. Dans les portions intermédiaires à ces plaques de phlegmon diffus, on trouve une matière d'un gris noirâtre, fétide, sanieuse. Cette matière putride s'étend, s'infiltre dans le tissu cellulaire du ligament large, dans le cul-de-sac recto-utérin, en avant du sacrum, sur les parties latérales de la vessie, vers les fosses iliaques. Cette matière s'étend jusqu'à 4 centimètres environ du rein gauche.

Il existe donc là une infiltration puro-sanieuse qui entoure l'utérus en s'irradiant. Par une dissection attentive, on voit plusieurs sinus qui contiennent une matière puriforme. L'un de ces sinus se prolonge sur les parties latérales utérines, et la veine qui lui fait suite se jette dans l'hypogastrique, qui contient un caillot fibrineux noirâtre récent. Cette veine du ligament large est entourée de plaques indurées purulentes. Vers la partie antérieure de l'utérus, existe un lymphatique purulent dilaté et formant trois ampoules successives. Il se rend dans le ligament large, et de là dans un ganglion pelvien, qui est hypertrophié, sans infiltration purulente. Dans le plexus de Santorini prévésical, les veines contiennent quelques caillots anciens, indurés, non puriformes. Le col utérin est entouré par cette infiltration sanieuse qui s'étend jusqu'aux parois vaginales, où l'on retrouve deux foyers putrides. Le fond de la vessie est également grisâtre, mais on n'y trouve pas de foyers purulents. La face interne de la vessie est rougeâtre, ecchymotique par places. La face interne de l'utérus est également grisâtre : on y trouve deux points d'altération putride; ailleurs la muqueuse est en voie de réparation.

Les veines ovariques contiennent quelques petits caillots filiformes récents. Les lymphatiques paraissent sains.

Le foie est d'un moyen volume, à lobules très-distincts; les cellules contiennent un peu de graisse, mais sont polyédriques. La vésicule renferme de la bile qui flue dans l'intestin. La rate, un peu augmentée de volume et ramollie, ne présente pas d'infarctus. Reins congestionnés, à tubuli à peu près normaux.

L'intestin grêle est le siége d'une légère psorentérie. Les portions de cet organe qui avoisinent le petit bassin sont d'un gris noirâtre : mais les parois ne contiennent pas d'infiltration purulente. L'S iliaque, également d'un gris noirâtre, est entouré par les produits inflammatoires.

Thorax. — La plèvre droite contient environ 40 grammes d'un liquide citrin; sans fausses membranes. Les poumons sont congestionnés à leur base, avec quelques petits points de pneumonie vésiculaire agglomérée. On ne trouve pas de points purulents. Les vaisseaux pulmonaires contiennent un sang noirâtre fluide.

Péricarde sain ; le cœur, flasque, contient dans ses cavités quelques caillots fibrineux noirâtres sans altérations valvulaires.

Le cerveau coupé par tranches ne laisse apercevoir aucune lésion ; tout au plus un léger œdème des méninges. Le cervelet et le bulbe sont sains. Moelle non examinée.

5° *Méningite puerpérale seule.*

Cette forme du puerpérisme infectieux a peu fixé l'attention des auteurs ; on avait sans doute remarqué du délire, mais les lésions manquaient à l'autopsie et quand par exception les méninges étaient enflammées, on n'y voyait qu'une coïncidence.

Nos observations avec autopsie sont au nombre de cinq, le deuxième ou le troisième jour après l'accouchement (jour où se développe le puerpérisme infectieux) : il y a eu des troubles du côté de l'abdomen qui était tendu, du frison ; ces accouchées ont présenté ces phénomènes au milieu *d'une épidémie* des plus graves (pendant l'année dans tout l'hôpital, qui compte environ 130 lits de femmes, il n'y a eu que trois cas de méningite, tandis qu'il y en a eu cinq dans une salle de 18 lits et dans l'espace de trois mois.) Il faut donc admettre que ces femmes ont été frappées comme les autres par l'épidémie. Les enfants ont eu des méningites comme les mères.

L'affection débute le deuxième ou le troisième jour par un frisson le pouls, s'élève vers 112, la température à 39°,5 et au delà, le jour même ou le lendemain la malade est agitée, elle se remue, la face est hébétée, les idées ne sont pas nettes. Les jours suivants le délire devient plus violent surtout la nuit (Chevreux, obs. xxi, demandait du poison et ne voulait plus allaiter son enfant); l'abdomen se développe, mais est à peine douloureux, la langue devient sèche; il peut exister un ou deux vomissements bilieux quelques cris méningitiques, en même temps que se produisent des hallucinations ; le pouls s'élève vers 136, et la température à 40°,4. Enfin se manifestent des alternatives d'agitation et de torpeur, du délire violent, de petites attaques convulsives, l'abdomen est ballonné ; souvent une eschare sacrée se développe, les sphincters se relâchent ; à la période d'agitation succède la somnolence dans les derniers moments de la vie ; la chaleur est très-élevée, 41°,5, le pouls monte à 164.

Il s'agit dans cette description de méningite avec un cortége de symptômes très-accusés ; il est loin d'en être toujours ainsi : au début il n'existe qu'un peu de surexcitation, la femme renverse ses couvertures, se découvre, son regard est fixe ; pendant les nuits, délire loquace, insomnie ; il y a peu de diarrhée, du ballonnement du ventre, qui quelquefois manque ; le pouls ne dépasse guère 110 à 112, et la température 39°, 39°, 3.

Puis vers le septième ou le huitième jour de l'affection, le pouls devient très-fréquent, 130, 134, le thermomètre monte à 40°,2, la malade est somnolente, sans agitation, elle se refroidit, se cyanose et succombe avec une basse chaleur, ou bien le thermomètre continue à s'élever comme dans les cas précédents.

Telle est la manière d'être de ces méningites, où l'on ne trouve que des lésions des enveloppes du cerveau coïncidant avec la purulence d'une veinule ou d'un lymphatique de l'utérus.

Le cas suivant en est un exemple :

OBSERVATION XXI.

Méningite puerpérale. — Pas de péritonite. — Mort. — Autopsie. — Quelques plaques de phlegmon diffus dans les ligaments larges. — Phlébite. — Examen histologique des lésions méningées.

La nommée Chevreux, âgée de 25 ans, est accouchée le 31 octobre matin, d'un enfant vivant et à terme.

Cette femme raconte qu'elle a toujours été d'une bonne santé, sauf une pneumonie à l'âge de 19 ans, dont elle a très-bien guéri. Elle n'a jamais eu de rhumatisme ni syphilis.

Sa grossesse a été bonne ; seulement dans le dernier mois elle a eu une légère leucorrhée ; premières douleurs le 30 octobre, vers 10 heures du soir ; grandes douleurs le 31 octobre à 5 heures du matin ; accouchement vers 7 heures du matin. Chevreux a perdu beaucoup de sang. A la visite du matin il existe à peine un léger suintement de sang ; l'utérus revenant sur lui-même est dur et le siége de quelques coliques utérines. P. 70, T. 37,2. Le soir, P. 60, T. 36,8. Cette femme dit qu'elle va bien, elle a sommeillé, mais elle se sent brisée et courbaturée, qu'elle a des tranchées utérines. L'uté-rus se contracte et n'est point douloureux à la pression. Aucun travail congestif du côté des seins.

Le 1er novembre. P. 60, T. 37,2, R. 18. Cette femme a dormi jusqu'à 5 heures du matin. Les coliques utérines ont beaucoup perdu de leur intensité, les lochies sont sanguinolentes, il existe un peu de constipation, la malade urine sans douleur. 6 heures du soir. P. 112, T. 39,8, R. 32. Vers midi cette femme a dit à la fille de salle qu'elle ne voulait pas allaiter son enfant, que ses voisines étaient jalouses d'elle ; en même temps elle avait les yeux un peu hagards ; pas de sensibilité abdominale, ni aucun traumatisme apparent vers la région vulvaire. Vers 5 heures du soir, frisson intense avec claquement de dents d'une demi-heure. Léger tympanisme, abdomen à peine sensible à la pression ; cette femme délire, s'agite, veut se lever, demande un poison violent et raconte avec une grande vivacité, tantôt à voix basse, tantôt en criant, qu'elle a éprouvé beaucoup de chagrins, qu'elle est très-malheureuse et qu'elle veut en finir avec la vie.

Le 2, matin. P. 110, T. 40,7, R. 34. Léger tympanisme, pas de gonflement des organes génitaux externes. Sensibilité évidente lorsqu'on presse sur l'utérus. Cette femme a été un peu plus calme pendant la nuit. La langue est saburrale et rouge à la pointe et sur les bords avec une tendance à la dessiccation. De temps à autre elle crie au voleur et semble se disputer avec des êtres imaginaires. Le soir, P. 136, T. 40,4. Pas de frissons. L'abdomen développé est un peu douloureux, l'utérus revient sur lui-même il est sensible à la pression. Lochies très-peu abondantes ; l'auscultation des poumons ne révèle aucun bruit morbide. On ne peut fixer l'attention de la malade et lui faire avouer si elle a quelque douleur. Quand on lui fait une question de ce genre, elle répond qu'elle veut s'en aller pour échapper aux gens qui la poursuivent (légères hallucinations).

Le 3 matin. P. 140, T. 40,7, R. 34. Langue sèche, dents fuligineuses, accablement, somnolence interrompue par des excitations passagères, pas de frissons. L'abdomen très-distendu semble douloureux à la pression. L'utérus non volumineux et situé à pou près à la moitlé de la distance pubi-ombilicale. Soir, P. 144, T. 41,4, R. 38. Cette femme ne reconnaît plus personne, l'intelligence est complétement troublée, elle a des alternatives d'agitation et de torpeur, ne répond plus aux questions qu'on lui adresse ; pas de frissons.

Le 4 matin. P. 132, T. 40,3, R. 34. Hier soir la malade a été prise d'un délire si violent qu'on a dû lui mettre la camisole de force. Elle s'est débattue jusqu'à minuit environ et cette période d'excitation a été suivie d'accablement, de somnolence. Vers 6 heures du matin elle a eu de petites attaques convulsives, comme des contractions fibrillaires des muscles de la face et des membres. Depuis deux jours relâchement des sphincters vésical et rectal. L'abdomen set très-distendu, mais à peine sensible à la pression ; un seul vomissement bilieux, la langue reste sèche, les lèvres fuligineuses.

De temps à autre cette femme porte la main à la tête. Soir, P. 146, T. 40,9, R. 44. Soubresauts des tendons. Petites attaques de convulsions cloniques partielles dans les membres et à la face. Commencement d'eschare au sacrum, somnolence, subdélirium, tympanisme intense, marmottement, pas de douleurs à la pression.

Le 5, matin. P. 132, T. 40,1, R. 40, superficielle. Soubresauts des tendons, coma. Développement d'eschare à la région sacrée; l'abdomen est énorme, pupilles dilatées et égales; langue toujours sèche, fuligineuse, fendillée; relâchement des sphincters. Cette femme s'agite, veut se frapper, crie, vocifère, ne répond pas aux questions qu'on lui fait. L'utérus est à trois travers de doigt au-dessus du pubis, on peut à peine le sentir, tant le ventre est développé. Contractions partielles dans les muscles des membres, facies hébêté, amaigrissement des plus notables. A l'auscultation on entend quelques râles sous-crépitants aux deux bases sans souffle et sans matité. Soir, P. 164, T. 41,5, R. 52. Pendant le jour cris méningitiques, expiration plaintive. Vers 8 heures du soir, P. 172, T. 41,7. Quelques râles trachéaux, la malade est à l'agonie, sa face est congestionnée. La chaleur périphérique est encore considérable, pas de refroidissement appréciable, la température axillaire est à 40°, celle de la main droite à 39°. A 11 du soir, P. 176, T. 41,7, R. 56, T. a. 39,5, main droite 38,4. Au moment de la mort le thermomètre s'élève à 42°. Cette femme succombe dans la nuit.

Autopsie. 7 novembre matin. Encéphale. A l'ouverture des méninges, il s'écoule une notable quantité de sérosité dans laquelle nagent quelques flocons albuminoïdes; pie-mère très-injectée. Sur plusieurs points on trouve des plaques ecchymotiques et sur le trajet des veines des traînées d'un blanc jaunâtre formant des bandelettes longitudinales, qui figurent autant de satellites des veines, et présentent un aspect purulent. Examinées au microscope ces traînées jaunâtres sont constituées par un grand nombre de granulations graisseuses et protéiques nageant dans un liquide abondant, par de petits éléments granuleux dans lesquels l'acide acétique ne fait pas apparaître de noyaux. A ce niveau les capillaires de la pie-mère sont gorgés d'hématies, on y retrouve de plus des cellules un peu plus grandes, irrégulières, présentant un noyau central. Par la pression il est possible de faire sortir ce liquide puriforme des mailles de la pie-mère. Tandis qu'en d'autres points la membrane se déchire et il reste toujours cette sorte d'infiltration puriforme autour des veines qui sont pleines d'un sang fluide et noirâtre.

Dans les autres endroits où cette membrane est très-vascularisée l'examen histologique montre un lacis de capillaires très-développé des cellules plus ou moins régulièrement sphériques, granuleuses et placées dans les mailles du tissu fibrillaire de la pie-mère ; de plus, des corps granuleux, disséminés dans la pie-mère et surtout abondants autour des veines. Si l'on vient à enlever cette membrane de la surface de la substance corticale, on trouve au niveau des plaques ecchymotiques que la substance grise est très-vascularisée. Si l'on fait une section elle apparaît plus rouge qu'à l'état normal, et l'examen au microscope y montre de nombreuses granulations disséminées et agglomérées autour des capillaires, des éléments cellulaires de différentes dimensions à noyau central très-visible, se colorant très-bien par la teinture ammoniacale de carmin. Sur une coupe fine qui a durci dans l'acide chromique on constate que ces éléments sont plus nombreux qu'à l'état normal et qu'il existe des corps granuleux placés très-superficiellement au-dessous de la pie-mère. Le cerveau, coupé par tranches transversales n'est le siége d'aucune lésion notable ; les deux ventricules latéraux contiennent 60 gr. environ d'un liquide un peu trouble, la surface interne est légèrement ramollie par imbibition cadavérique. La protubérance, le cervelet, le bulbe et la moelle sont sains. Toutefois il faut noter une fausse membrane sur la face supérieure du cervelet ; autour des vaisseaux de la base existent également des fausses membranes, et les méninges sont œdématiées et congestionnées. On ne découvre aucune lésion ni des os ni de la dure-mère.

Thorax.— Le péricarde contient environ 30 gr. de liquide citrin. Le cœur est flasque, son tissu un peu jaunâtre, les oreillettes et les ventricules renferment quelques caillots fibrineux récents. Pas d'altération valvulaire ; les fibres cardiaques sont saines sauf un peu de dégénérescence pigmentaire. Adhérences pleurales anciennes du côté droit de la poitrine. Sur une section longitudinale des poumons on voit un peu de congestion aux deux bases ; les vaisseaux pulmonaires remplis d'un sang noirâtre, tranchant par là sur la coloration rouge du parenchyme pulmonaire. Vers le bord postérieur on voit plusieurs points où le tissu ne crépite plus, il est très-congestionné et l'examen histologique y fait découvrir quelques corps granuleux, des éléments épithéliaux dans les alvéoles et les capillaires gorgés d'hématies. Ce sont des plaques de pneumonie épithéliale dégénérative. On y remarque également de l'œdème.

Abdomen. — Le foie est d'un jaune rosé, par places on distingue de larges plaques jaunes de dégénérescence graisseuse de 5 millim. d'épaisseur environ.

La rate est congestionnée, assez ferme et a doublé de volume. Les reins d'un blanc jaunâtre, assez volumineux; au microscope on y trouve des endroits où les tubuli sont granulo-graisseux.

La vessie contient 40 gr. d'urine légèrement albumineuse.

Le péritoine ne renferme pas de liquide, aucune trace de fausses membranes, à peine quelques rougeurs localisées à la surface de l'intestin. Nulle part on ne trouve d'état chagriné ni à la vue ni à la loupe, même auniveau de l'utérus et de ses annexes.

L'utérus, long de 10 centimètres, y compris le col est flasque et dans sa cavité on aperçoit un peu de matière sanieuse surtout au niveau de l'insertion placentaire et au-dessous la muqueuse utérine est en voie de rénovation; le col est intact; les sinus contiennent un sang fluide ou sont complétement vides. Cependant vers la partie latérale droite on trouve une veine logée dans le ligament large offrant un caillot sanguin induré, en partie décoloré, au centre duquel on voit une matière puriforme qu'on fait sourdre par la pression; ce caillot, long de 5 centimètres environ, se termine par un coagulum fibrineux récent dont l'extrémité est tournée du côté du cœur autour de ce vaisseau on trouve plusieurs plaques de tissu cellulaire induré, lardacé, qui forme une sorte de gaîne au vaisseau. A l'examen microscopique on y observe de nombreux éléments cellulaires des leucocytes des corps grenus, une masse albuminoïde formant le substratum principal. Sur les parties latérales de ce côté de l'utérus existe un peu d'œdème du tissu cellulaire les vaisseaux lymphatiques paraissent sains. Du côté gauche les veines contiennent quelques caillots fibrineux noirâtres occupant le tiers environ de la lumière du vaisseau. Rien vers la corne de l'utérus. Pas trace de matière purulente de ce côté des ligaments larges.

La trompe n'offre pas de vascularisation anomale; les ovaires sont œdématiés, mais ne contiennent pas de matière purulente.

6° Dégénérescence aiguë du foie et des reins.

L'atrophie graisseuse du foie, isolée en noyaux, n'est pas très-rare, car, dans l'espace de dix-huit mois, j'en ai trouvé trois cas : la durée a été pour la première de dix jours, de seize jours pour la seconde, et pour la troisième de vingt-cinq jours après l'accouchement ; dans aucun cas il n'y a eu d'ictère prononcé ; à peine existe-t-il une couleur jaunâtre de la peau.

Dans ces observations la température a été très-élevée, 40°4 et au delà. — Au début, le troisième ou quatrième jour, frisson léger, qui peut manquer ; le ventre reste souple pendant toute la durée et n'est le siége d'aucune douleur, à moins de coexistence d'une phlegmasie. Plus tard fièvre, état adynamique ; langue sèche, diarrhée (obs. 12).

La gangrène ne paraît pas jouer un grand rôle dans la production de ces altérations, car sur trois cas, je ne l'ai rencontrée qu'une seule fois. La cause principale est l'infection puerpérale aiguë.

D'un autre côté les lésions gangréneuses, par l'absorption de produits septiques viennent aggraver l'état infectieux.

La lésion dégénérative n'est pas une simple surcharge graisseuse ; mais bien une altération de la matière protéique normale des cellules hépatiques : ce n'est pas une atrophie jaune aiguë ; dans la dégénérescence puerpérale le tissu est rouge, ramolli, dans les dernières ramifications biliaires, on ne trouve rien de pathologique.

Voici une observation à l'appui :

Observation XXII.

Puerpérisme infectieux. — Gangrène de la vulve et du sacrum — Mort.
Autopsie. — Dégénérescence aiguë du foie et des reins.

La nommée Delorette, âgée de 23 ans, entrée à l'hôpital Saint-Antoine le 3 décembre 1868, y est accouchée pour la deuxième fois d'un enfant à terme et bien portant. Accouchement naturel. Elle raconte que sa santé a été toujours bonne ; elle a été réglée depuis l'âge de 15 ans et depuis cette époque ses règles ont été à peu près régulières. On ne retrouve chez elle aucun antécédent scrofuleux ni syphilitique. Sa grossesse a été bonne, elle a eu à peine quelques nausées pendant le premier mois, elle a toujours eu bon appétit, il n'est survenu qu'un peu de leucorrhée pendant le dernier mois. Au moment de son accouchement elle étant bien portante, elle n'avait pas eu de jaunisse ; il existait un peu d'œdème du pied vers la fin de la grossesse. En questionnant les personnes qui l'amènent à l'hôpital, on ne trouve points d'antécédents alcooliques.

Le 4. P. 72, T. 37°8. Elle éprouve quelques coliques utérines, mais sans douleurs à la pression. La délivrance a été régulière, pas d'hémorrhagie consécutive. Déchirure vulvaire.

Le 5. P. 76, T. 38_01. Pas de douleurs à la pression ni de tension abdominale.

Le 6. P. 128, T. 39°9. On détermine à peine un peu de sensibilité à la pression de l'utérus. Dès hier la malade a éprouvé du malaise, de la fièvre ; les mamelles étaient tendues, gonflées et douloureuses, de sorte qu'on a imputé à tort la fièvre à la tension des mamelles. — Soir. P. 128, T. 40°4. Pas de douleurs abdominales.

Le 7. P. 114, T. 38°4. Les déchirures vulvaires sont grisâtres, les lochies un peu fétides. — Soir. P. 128, T. 41. Pas de frissons, ni nausées, ni vomissements.

Le 8. P. 128, T. 40. Les petites lèvres sont tuméfiées ; il semble, au premier abord, qu'on peut rapporter cette augmentation de la température au traumatisme.— Soir. P. 130, T. 40°6. Même état.

Le 9, matin. P. 124, T. 39°3. Langue saburrale, rouge à la pointe et sur les bords; un peu de diarrhée.—Soir. P. 128, T. 40°2. La malade dort mal, elle est un peu somnolente.

Le 10, matin. P. 124, T. 39°4. Lochies fétides. — Soir. P. 114. T. 39°8.

Le 11, matin. P. 120, T. 39°8. Léger état adynamique. — Soir. P. 136, T. 40°6. Cette malade n'a jamais eu de frissons.

Le 12. P. 120, T. 39. Commencement d'eschare à la région sacrée. — Soir. P. 120, T. 39°2. Eschare vulvaire.

Le 13, matin. P. 116, T. 40. Pas de douleur abdominale.—Soir. P. 126, 40°4. L'abdomen a toujours été plat ; l'utérus revient sur lui-même.

Le 14, matin. P. 120, T. 39°8. Langue un peu sèche, pas de nausées. — Soir. P. 128, T. 40.

Le 15, matin. P. 128, T. 40°5. Utérus non douloureux, la malade éprouve un peu de gêne pour respirer. — Soir. P. 130, T. 40°5. L'auscultation ne révèle que quelques râles sous-crépitants.

Le 16, matin. P. 124, T. 40°4. L'eschare vulvaire très-développée, lochies très-fétides, sanieuses. —Soir. P. 140, T. 40°5, R. 36.

Le 17. P. 129, T. 39,5. Abdomen toujours déprimé.

Le 17, soir. P. 120, T. 40°2. Un écoulement ichoreux et fétide par la vulve, aucune douleur abdominale.

Le 18. P. 120, T. 39°8. Vulve douloureuse au toucher, mais les douleurs spontanées y sont peu marquées. — Soir. P. 116, T. 40°4.

Le 19. P. 128, T. 39°8. Légère adynamie, langue rouge, à peine humide sur les bords. — Soir. P. 130, T. 39°6. Abdomen souple et peu développé.

Le 20, matin. P. 116, T. 39°9. L'eschare sacrée se développe. C'est surtout ce qui gêne la malade qui est obligée de se coucher à plat ventre. — Soir. P. 120, T. 44°4.

Le 21, matin. P. 120, T, 39°2. — Soir. Même état.

Le 22, matin. P. 132, T. 40°4. Cette femme tousse un peu ; l'auscultation révèle quelques râles sonores et sous-crépitants. — Soir. P. 130, T. 39°2. Les lésions vulvaires ont diminué, mais l'eschare du sacrum est assez considérable, de plus il existe un œdème marqué du membre inférieur gauche.

Le 23, matin. P. 128, T. 39°6. Pas de douleur à la région hypogastrique, pas de vomissements ni de frisson ; la langue est sèche. Soir. P. 130 T. 39°8, R. 40. La malade reste couchée sur le ventre.

Le 24, matin. P. 128, T. 39°2. Rien de nouveau à l'auscultation ni à la percussion ; diarrhée.—Soir. P. 164, T. 41°2, R. 48. Langue sèche, cette femme est affaissée, amaigrissement considérable.

Le 25, matin. P. 120, T. 39°7. Etat adynamique, somnolence, même état de la plaie sacrée. — Soir. 128, T. 39°. Ecoulement vulvaire toujours fétide.

Le 26, matin. P. 120. T. 39°3. Même état adynamique, ni ballonnement du ventre, ni vomissement. — Soir. P. 128, T. 39-6. Même état.

Le 27, matin. P. 134, T. 40°4. La malade est somnolente dans l'adynamie la plus complète ; fuliginosités buccales. — Soir. P. 156, T. 40°6. Mouvements fibrillaires, léger délire.

Mort. 28, matin.

Autopsie, le 29.

Cavité abdominale. Utérus petit, tout à fait revenu sur lui-même. Ses parois n'ont pas plus de 7 millimètres d'épaisseur. Les débris utéro-placentaires sont un peu fétides, mais il n'y a d'ailleurs foyer purulent, ni phlébite, ni lymphangite dans l'utérus ou dans ses annexes, pas de gangrène profonde pénétrant dans le bassin, pas traces de péritonite ; les veines du petit bassin examinées suc-

cessivement ne contiennent que des caillots fibrineux noirâtres. De
même pour les veines du plexus pampiniforme et pour les veines iliaque et saphène.

Le foie est d'un volume médiocre, la bile est peu colorée, le parenchyme de l'organe est pâle, jaunâtre; par le grattage on enlève
un suc blanchâtre, graisseux, le tissu est mou et les lobules sont
très-peu distincts. Par places il présente des points très-vascularisés,
tandis que dans d'autres il offre une couleur jaune pâle. L'examen
microscopique montre que toutes les cellules sont très-graisseuses,
atrophiées, en voie de destruction, un certain nombre, plus petites
qu'à l'état normal et irrégulières dans leurs contours; elles nagent
dans un liquide granulo-graisseux surtout en certains points du foie
ou le tissu est très-ramolli. C'est donc une dégénérescence aiguë du
foie.

Rate volumineuse à tissu ramolli mais sans infarctus.

Reins un peu congestionnés, mais après décortication ils présentent sur une coupe. une teinte d'un jaune blanchâtre, teinte chair
d'anguille; les tubulis ne sont pas apparents. Au microscope on
trouve que la plupart présentent une dégénérescence granulo-graisseuse très-avancée, un peu de liquide blanchâtre dans les bassinets.
Dans ce liquide nage de l'épithélium sans leucocytes.

La vessie est normale.

Thorax. — Léger épanchement séreux dans le péricarde. Le cœur
est flasque et contient dans ses cavités des caillots fibrineux noirâtres, récents, décolorés par place. Pas de lésion valvulaire.

Epanchement séreux pleurétique peu considérable à gauche, paraissant n'être qu'un accident ultime.

Les poumons sont congestionnés à leur base, les vaisseaux pulmonaires contiennent du sang noirâtre et fluide.

Cerveau. — Légère congestion et un peu d'œdème des méninges.
Pas de lésion cérébrale.

Ainsi le quatrième jour de ses couches, cette femme a
été prise d'accidents fébriles, le pouls est à 128 et la chaleur
à 39°9 : à ce moment pas traces de gangrène, mais déchirures latérales de la vulve, qui se tuméfie vers le septième
jour; les déchirures prennent un aspect gangréneux, les
lochies deviennent fétides, la fièvre persiste, 40°, une eschare
au sacrum se développe et le malade succombe avec des
altérations graisseuses destructives du foie et des reins.

7° *Pleurésie.*

Alex. Moreau, Bidault et Arnould, Charrier, Bouchut, Labéda, Béhier (voir l'excellent article de Hervieux sur ce sujet), rapportent des cas de pleurésie seule. Le plus souvent elle coexiste avec d'autres affections puerpérales.

Dans cette épidémie, je n'ai rencontré que trois fois cette lésion seule ; bien des fois je l'ai trouvée comme épiphénomène mais je ne m'arrête pas à ces cas, le plus souvent elle passe inaperçue.

Voyons donc sa physionomie quand elle est seule : malheureusement je suis obligé de me guider sur mes propres observations ; celles qu'on trouve publiées sont incomplètes. Le troisième jour environ, après la parturition la malade ressent des frissonnements plutôt qu'un vrai frisson : le pouls s'élève vers 100, et la temp. à 39° ; les lochies et la sécrétion lactée sont normales ou peu diminuées.

Le surlendemain : la respiration est accélérée à 40, mais la femme n'éprouve presque jamais des douleurs thoraciques ; la percussion et l'auscultation révèlent alors soit de la diminution du murmure vésiculaire, soit un souffle et de la résonnance de la voix, mais sûrement de la matité. La sensation d'oppression se manifeste toujours à une période avancée. La température s'élève vers 39°,7, le pouls à 120 et la respiration à 36.

Enfin à la dernière période, on voit survenir de l'amaigrissement, du subdélirium, un peu d'angoisse ; le pouls et la chaleur s'accroissent ; tantôt la malade succombe avec une température à 38°, le plus souvent avec 40° ou 41°, dans l'anéantissement, ou bien dans une agitation délirante (obs. 23).

Observation XXIII.

Pleurésie double, constatée pendant la vie. — Mort. — Autopsie. Pas trace de péritonite, lymphangite utérine, quelques plaques de phlegmons diffus dans les ligaments larges, pleurésie purulente double.

La nommée Eich, entrée à l'hôpital Saint-Antoine le 6 novembre 1869, y est accouchée d'un enfant à terme et bien portant.

Elle a toujours été bien portante, rougeole à 7 ans, aucun antécédent scrofuleux ni syphilitique, bonne grossesse, réglée à 14 ans ; avant son accouchement, elle ne souffrait aucunement, respirait bien, même dans les derniers temps de sa grossesse : leucorrhée dans le dernier mois, avec quelques douleurs lombaires.

Elle eut ses premières douleurs le 6 novembre ; les grandes douleurs ne durèrent qu'une heure. P. 60, T. v. 37,6. Frissons immédiats après l'accouchement. Soir. P. 80, T. v. 38º (réaction). La malade n'a pas de tranchées utérines.

Le 7. P. 84, T. 37,8, R. 16. Lochies sanguinolentes avec quelques caillots, coliques utérines ; la femme se trouve bien. Soir. P. 88, T. v. 38,1, R. 18. Abdomen souple, indolore ; les seins sont flasques ; on en fait sourdre un peu de colostrum. Le toucher vaginal ne fait découvrir aucune douleur ; deux légères déchirures latérales à la vulve.

Le 8. P. 76, T. v. 37,9. Les mamelles sont turgides ; la malade a un peu d'appétit ; les lochies sont abondantes, teintées de sang ; l'abdomen est un peu sensible, non ballonné, plus de coliques utérines. Soir, P. 102, T. v. 39º. Légers frissonnements dans le jour ; par le toucher vaginal, on détermine une douleur dans les culs-de-sac latéraux et dans le cul-de-sac antérieur, où l'on sent une induration, pas de météorisme ni de douleur hypogastrique spontanée ou à la pression.

Le 9. P. 104, T. 39,2, R. 22. Pas de nouveaux frissons, sécrétion lactée assez abondante ; par la pression profonde à l'hypogastre, on détermine un peu de douleur à gauche de l'utérus, pas de vomissements ; le bas-ventre n'est pas tendu. Cette femme mange une portion. Soir. P. 108, T. 39,4. Ventre indolore, fonctions digestives normales, langue un peu saburrale, mamelles tendues, remplies de lait.

Le 10. P. 110, T. 39,6, R. 40. Cette femme tousse un peu,

souffre peu du ventre, légère douleur spontanée à gauche, vers la fosse iliaque de ce côté. En percutant, on trouve de la submatité aux deux bases ; rien en avant de la poitrine. A l'auscultation, diminution des bruits respiratoires, avec léger souffle voilé et retentissement de la voix à gauche ; à droite, respiration seulement diminuée d'intensité ; par la palpation, on sent une diminution marquée à gauche, dans le 1/3 inférieur, mais nettement à droite. Il existe certainement à gauche un épanchement pleural. Soir. P. 116, T. 39,9, R. 30. Affaissement, légère oppression avec abdomen peu tendu, pas de douleur de côté ; la pression sur divers points de la poitrine ne détermine pas de sensation douloureuse ; de temps à autre, bouffées de chaleur à la tête, légère stupeur ; pas de nausées ni de frissons, langue très-chargée ; la douleur utérine à gauche persiste.

Le 11. P. 120, T. 39,7, R. 36. Agitation pendant la nuit, lochies normales. A l'auscultation, mêmes signes thoraciques qu'hier ; le toucher vaginal fait constater les mêmes douleurs antérieures et latérales, plus vives à gauche. Soir. P. 126, T. 40°. La submatité de la base gauche a augmenté ; léger souffle cardiaque au 1ᵉʳ temps et à la base, faciès pâle, un peu d'amaigrissement ; l'abdomen est assez souple ; un peu d'œdème de la vulve ; pas de frissons.

Le 12. P. 124, T. v. 39,7, R. 32. A l'auscultation on entend le souffle pleurétique des deux côtés ; l'épanchement occupe le tiers inférieur du thorax des deux côtés. Par la pression au niveau de la région hépatique, la malade dit qu'on lui fait mal ; mais elle ressent spontanément de la gêne à la base de la poitrine ; il faut même appeler son attention sur ce point. Soir. P. 128, T. 40,2, R. 36. Par la pression profonde sur la partie latérale gauche de l'utérus, on détermine une douleur nette. Les lèvres, la langue sont fuligineuses ; légère diarrhée, quelques nausées, pas de vomissement. Cette femme est anéantie, affaissée, avec de la gêne respiratoire.

Le 13. P. 132, T. v. 40,3, R. 44. Amaigrissement, yeux excavés, subdélirium pendant la nuit. A l'auscultation, souffle pleurétique, très-net des deux côtés, vers la limite supérieure de l'épanchement ; ailleurs, diminution de la respiration, égophonie au même niveau que le souffle ; dans le reste de la poitrine, quelques râles sous-crépitants peu abondants, avec exagération de la respiration. L'utérus est à trois travers de doigt de la symphyse pubienne ; pas de ballonnement du ventre. Soir, P. 140, T. v. 40,5, R. 58. Délire, veut

se laver, angoisse par moments; en d'autres temps, anéantissement; légère cyanose, pas de douleurs articulaires.

Elle succombe le 14.

Nécropsie. — Cavité abdominale. L'utérus n'est pas volumineux;
ses sinus ne contiennent qu'un peu de sang fluide et de petits caillots filiformes récents; sur les parois latérales de l'utérus et en
avant du col, on constate plusieurs noyaux de phlegmons diffus; à
ce niveau, pas de pus dans les reins ni dans les lymphatiques;
mais sur la face antérieure du corps de l'utérus, on voit deux
traînées avec trois dilatations en ampoules, d'un blanc jaunâtre;
on les suit jusque dans les ligaments larges, à gauche, où on les
perd; ce sont des lymphatiques. La face interne de l'utérus contient
un liquide sanieux, à peine fétide, et, au-dessous, on trouve la
muqueuse, qui se renouvelle; les trompes sont normales, contiennent un liquide trouble avec de l'épithélium.

Ovaires sains; le gauche est recouvert d'une petite fausse membrane. Dans le petit bassin, pas trace de pus ni de péritonite; rien
ailleurs.

Foie assez gros, rougeâtre, avec quelques plaques de surcharge
graisseuse; canaux biliaires sains; les veines sus-hépatiques contiennent du sang fluide.

Reins congestionnés, à tubuli sans altération appréciable au
microscope.

Rate volumineuse (13 cent. de long), de consistance normale;
plaques de Peyer saines.

Thorax. — Après avoir sectionné les côtes, avant même qu'on les
ait enlevées, il s'écoule une petite quantité de liquide louche, qui,
pesé pour chaque plèvre, a été de 200 gr. pour la plèvre droite et
de 320 gr. pour la plèvre gauche. Dans ce liquide nagent de fausses
membranes albumino-fibrineuses, dans lesquelles on retrouve des
leucocytes qui existent également dans le liquide pleural. Poumons
un peu affaissés, assez flasques, congestionnés, crépitants peu sous
le doigt. Si on les insuffle, ils se dilatent, mais difficilement. Noyau
profond de pneumonie lobulaire dans le poumon droit; rien dans
le gauche.

Cœur flasque avec surcharge graisseuse sous-péricardique; le
tissu cardiaque présente un peu de pigment dans ses fibrilles; sang
fluide et en caillots, gelée de groseille dans ses cavités.

Méninges un peu œdématiées, sans exsudat sur le trajet des

vaisseaux. La pie-mère n'est pas adhérente à la couche superficielle.

Les articulations des genoux et des poignets ont été trouvées saines.

8° *Endocardites.*

Simpson, de Lotz, Virchow, Vast, Martineau, Frerichs, Peter, Vaille, Lancereaux, Ollivier (Aug.) (excellent travail), Decornière, Hervieux ont décrit l'endocardite puerpérale.

Ici, comme dans les autres affections, que je viens de décrire, je n'étudierai pas les caractères des endocardites puerpérales, je me contenterai d'apporter quelques documents à l'histoire de ces phlegmasies de l'endocarde.

Les endocardites observées soit pendant la grossesse, soit pendant l'état puerpéral, ou l'allaitement, ont été mises sur le compte du rhumatisme exclusivement, ou de l'état puerpéral, qui ne doit comprendre que les dix à douze jours qui suivent l'accouchement. D'autres fois on les a considérées comme de simples coïncidences, ou l'on a fait jouer au froid son rôle habituel. Sur les 12 cas d'endocardite que j'ai observés, je ne pense pas que la dénomination de *puerpérale* leur soit également applicable. Les unes, en effet sont rhumatismales souvent antérieures à la grossesse; dans tous les cas précédées ou accompagnées de douleurs articulaires. Les autres sont engendrées par l'état de grossesse. Dans un fait de ce genre dont j'ai pris note, il s'agissait d'une jeune femme bien portante, dont les antécédents morbides m'étaient bien connus et qui n'avait jamais eu de rhumatisme; elle venait du Havre à huit mois de grossesse pour accoucher à l'hôpital Saint-Antoine; elle portait des varices aux membres inférieurs avec des thromboses. Un jour elle fut prise d'un accès d'oppression, d'angoisse extrême et succomba en un quart d'heure. A l'autopsie nous trouvâmes une embolie de l'artère pulmonaire,

mais sur la valvule mitrale existaient de petites masses
gélatiniformes, à jeunes éléments pressés les uns contre
les autres : il s'agissait d'une lésion très-récente.

Si l'on rencontre une altération déjà ancienn e, des végétations organisées; on ne peut alors remon ter à l'origine et le problème ne peut être résolu d'une manière
exacte.

L'état puerpéral peut aussi produire des altérations de
l'endocarde, chez une femme de l'hôpital Saint-Antoine,
qui ayant eu des suites de couches régulières, mourut d'embolie le quinzième jour après l'accouchement. A l'autopsie
je trouvai des lésions très-récentes de la valvule mitrale,
avec de grandes cellules à noyau brillant, à protoplasma
transparent ; ces éléments formaient de petites masses
demi fluides et tremblotantes sur la valvule mitrale.

Le puerpérisme infectieux peut devenir le point de départ d'une endocardite : j'en ai publié deux observations,
dans la thèse de Decornière (1869).

Après l'accouchement, le dixième ou le douzième jour,
parfois on voit survenir les symptômes suivants : céphalalgie, malaise, frisonnements ou frisson intense, nausées,
pouls et chaleur élevés ; utérus non douloureux, de même
que l'abdomen; un des bruits du cœur est sourd ou bien il
existe un souffle souvent peu marqué.

Les jours suivants les frissons se répètent ; le thermomètre marque 39° à 40° et descend à certains moments à 38° ;
le pouls est à 116, 130, avec ou sans irrégularité ; un état
typhoïde se manifeste ; de petites vésicules se montrent à la
surface cutanée avec ou sans eschare : on trouve en peu
d'albumine dans les urines (obs. 24).

Enfin du subdélirium se déclare avec de la diarrhée, de
l'incontinence des matières fécales et la nouvelle accouchée
succombe le seizième ou le vingtième jour après le travail.
A l'examen direct on trouve une endocardite végétante ou

ulcéreuse ; mais le plus souvent la base de l'ulcère ou les végétations offrent du tissu à organisation déjà ancienne, qui doit remonter au moins à la grossesse ; mais l'ulcération et les caillots en régression datent bien de l'état puerpéral : c'est à ce moment en effet qu'on voit éclater les accidents mortels. Je ne pense pas qu'on doive faire entrer ces faits dans le puerpérisme infectieux.

En voici un exemple :

OBSERVATION XXIV.

Endocardite probablement développée pendant la grossesse, s'étant ulcérée après l'accouchement, et ayant donné naissance à un état infectieux onze jours après l'accouchement : frissons, adynamie, fièvre, eschare, phlyctènes cutanées.—Mort le dixième jour de l'état fébrile. Autopsie. Végétations exulcérées de la valvule mitrale. Infarctus de la rate et des reins ; deux ulcérations du gros intestin ; pas de lésions des plaques de Peyer. Eschare du pied droit.

La nommée Desvernes, âgée de 24 ans, est entrée à l'hôpital Saint-Antoine le 15 mars 1869.

Cette malade dit qu'elle est accouchée depuis douze jours. Elle est assez bien constituée ; sa santé a été toujours bonne, sauf une fluxion de poitrine qu'elle aurait eue il y a quatre ans. Elle n'avait jamais eu de palpitations. Elle pouvait courir et monter les escaliers sans essoufflement ; elle n'avait jamais eu de douleur précordiale. — Au moment de sa pneumonie, qui était à droite, elle éprouva un point de côté vers le mamelon droit, mais rien à gauche. Dans sa famille, on ne retrouve point d'antécédents rumatismaux ni scrofuleux. — Quant à elle, elle n'a jamais eu de croûtes dans les cheveux, jamais de glandes cervicales, ni d'affections oculaires. — Sa grossesse a été normale ; elle n'a éprouvé que quelques douleurs lombaires de temps à autre, et un peu d'essoufflement. — Le travail a été normal ; la délivrance régulière ; elle n'a pas perdu beaucoup de sang. — Ses suites de couches ne présentaient rien à noter ; elle se levait déjà depuis six jours et faisait son ménage, n'éprouvant qu'un peu de faiblesse, lorsque, le 14 mars, elle eut du malaise, de la céphalalgie, de légers frissonnements, des nausées sans vomissements, de la chaleur et de la soif, et perdi l'appétit.

État actuel. — P. 102. T. 38,4. Cette malade est affaissée, sans présenter d'hébétude bien marquée ; la langue est saburrale et couverte d'un enduit jaunâtre et humide. — L'abdomen est à peine un peu plus développé que normalement, mais il est assez souple et n'offre aucun point douloureux à la pression. L'examen direct des parties latérales de l'utérus fait percevoir une légère sensibilité, mais on ne sent aucune induration. — Le toucher vaginal, pratiqué méthodiquement, ne fait rien découvrir d'anormal. — Les fosses iliaques sont libres, et la région vulvaire n'offre rien à signaler. L'utérus s'élève encore à un bon travers de doigt au-dessus de la symphyse du pubis. La malade est un peu constipée ; l'urination est normale ; l'urine n'est pas albumineuse (chaleur et acide nitrique). — L'auscultation ne révèle rien du côté des poumons. — Pas de matité.

En auscultant le cœur, on n'entend pas de souffle ; le 1er temps est sourd et les battements cardiaques sont un peu précipités, mais réguliers.

16 mars. — P. 100. T. 38,7. — La malade a eu, pendant la nuit, un frisson assez intense qui a duré un quart d'heure, suivi d'une légère moiteur à la peau. — La nuit a été sans sommeil. L'examen de l'utérus ne fait rien découvrir ; l'abdomen n'est pas sensible. La malade n'appelle l'attention sur aucun point douloureux. — Toutefois, la respiration est à 30 par minute, et l'auscultation du cœur permet d'entendre un léger bruit de souffle au 2e temps et à la pointe. En prenant au sphygmographe de nombreux tracés, on observe des contractions avortées, des inégalités assez rares. — Soir. P. 116. T. 30,2. — La malade n'a pas eu de nouveaux frissons, mais elle a toujours de la céphalalgie.

Le 17. — P. 126. T. 38,5. — Nouveaux frissons pendant la nuit, légère constipation ; la malade affaissée est un peu somnolente ; elle ne se plaint d'aucune douleur, si ce n'est du mal de tête. — L'abdomen est à peine un peu développé, et le palper de l'utérus ne fait pas découvrir de points sensibles ; la langue reste humide ; la malade n'éprouve plus de nausées. — Le foie présente à peu près son volume normal ; il est indolent quand on le palpe ; mais, en pressant un peu fortement sur la région splénique, la malade accuse de la sensibilité que réveille aussi la percussion.

Le 17. P. 130. T. 40,2. — La malade a été purgée hier, d'où un peu de diarrhée qui persiste. — L'examen au sphygmographe fait découvrir quelques rares inégalités du pouls, qu'on ne perçoit ni à l'auscultation, ni par le palper de la radiale. — Le second bruit du cœur, surtout vers la pointe, est sourd et légèrement soufflant. — Cette femme ne ressent, au reste, aucune sensation douloureuse dans la région cardiaque.

Le 18. — P. 110. T. 38° Vers six heures du matin, cette femme a appelé la fille de service, en se plaignant d'une douleur très-vive dans le pied droit. — La bonne découvrit la malade et fut étonnée de voir de petites vésicules sur le gros orteil de ce côté. — A la visite du matin, je m'assurai qu'il s'agissait là de phlyctènes agglomérées à la face dorsale du gros orteil, et renfermant une sérosité louche, qui contenait un certain nombre d'hématies. — Au-dessous, le derme présente une teinte jaune bleuâtre par places.— Évidemment c'était un commencement d'eschare. L'examen du reste du corps ne fait rien découvrir. Cette malade n'a pas éprouvé de nouveaux frissons; elle est un peu somnolente et avec un peu d'hébétude; mais nous n'avons jamais aperçu de taches rosées, ni d'épistaxis. — La langue, encore humide, tend à devenir sèche. — Légère desquamation épithéliale sur les gencives. — La malade entend bien, et depuis sa purgation une légère diarrhée persiste; elle ne prend que des bouillons. — Pas de douleur dans la fosse iliaque droite. — Soir. P. 120. 40,2. Nouveaux frissons pendant le jour; vers 2 heures de l'après-midi, la malade a éprouvé une vive douleur dans le bras droit et au niveau du poignet du même côté. — En examinant ces divers points, on ne trouve aucune lésion dans la région brachiale droite; mais on rencontre une phlyctène située dans l'espace qui sépare le premier du second métacarpien. Au-dessous de cette phlyctène le derme est un peu rouge, mais ne semble pas mortifié. L'auscultation du thorax ne fait pas découvrir de râles de bronchite; à la base droite on entend quelques râles sous-crépitants.

Le 19. P. 96. T. 38. — Pas d'escharification au niveau de la main droite; mais au pied de ce côté l'eschare est évidente; pas de nouveaux frissons, langue sèche, fuligineuse, insomnie pendant la nuit. Elle s'assoupit un instant pour se réveiller en sursaut. La diarrhée continue, l'abdomen reste indolore à la pression; il existe du gargouillement iliaque, mais sans douleur. — L'examen de l'utérus et de ses annexes ne fait rien découvrir de particulier. — Mêmes signes thoraciques. La malade offre un peu de stupeur. Le pouls, pris au sphygmographe, est régulier. Nous en prenons cinq échantillons. — Soir. P. 120. T. 40°. — Nouveaux frissons dans la journée; la langue est toujours sèche, fuligineuse. — Pas de diarrhée. — Les eschares de la face dorsale de l'orteil droit commencent à s'agrandir et paraissent très-superficielles. — La matité est très-bien conservée, ainsi que les divers modes de la sensibilité. — De loin en loin il est possible de sentir quelques pulsations inégales. L'état général reste toujours grave; il y a de la somnolence, interrompue pendant la nuit, par un très-léger subdélirium; mais la malade reste tranquille dans son lit, et accuse à peine un peu de douleur au niveau de l'orteil droit.

Le 20. P. 102. T. 38°. — Un peu d'agitation la nuit ; la langue reste sèche, les lèvres fuligineuses, diarrhée légère et fétide. D'après la fille de veille, cette malade s'est plainte de douleur dans le ventre, et l'on détermine une douleur assez vive en passant sur l'intestin, au niveau du flanc droit. Les autres signes sont comme hier. — Soir : P. 120. T. 39,8. La stupeur est plus accusée; la malade répond à peine aux questions qu'on lui adresse; elle n'a uriné que 300 gr. en 24 heures, tandis que dans les 24 heures qui ont suivi son entrée, elle en sécrétait 850 gr.

Le 21. P. 116. T. 59,5. — La nuit a été un peu agitée. — Les bruits du cœur sont rapides : on ne perçoit plus le léger souffle du second temps. — Pas de frémissement cataire; les battements semblent réguliers. — La pression détermine toujours de la douleur au niveau du flanc droit; la région splénique est également sensible; pas d'eschare au niveau de la phlyctène de la main droite; léger ballonnement du ventre; rien de nouveau du côté des organes génitaux. Pas d'épistaxis ni de taches rosées. — Soir. P. 124. T. 40°. L'état adynamique persiste; de temps à autre la malade reconnaît les personnes qui l'entourent; elle demande à boire, à prendre le vase de nuit, mais ne peut rendre compte de ce qu'elle éprouve.

Le 22 matin. P. 120. T. 39,9. R. 34. — Subdélire pendant la nuit; langue sèche; l'abdomen est souple, la pression n'y détermine plus de sensation douloureuse. N'ayant pas uriné depuis hier, on retire par la sonde 100 gr. d'urine. L'auscultation cardiaque ne fait découvrir aucun bruit anormal. Pas de nouveaux frissons. — Soir : P. 130. T. 40,8'. L'eschare du gros orteil s'agrandit. Aucune tache ni phlyctène sur le reste du corps. Incontinence des matières fécales et des urines. La malade s'agite, veut se lever ; elle parle seule, ne répond pas quand on l'interroge.

Le 23. P. 154, avec des inégalités; 154. T. 41°. — Délire pendant la nuit ; agitation excessive ; pas de nouvelles phlyctènes ; les matières fécales sont très-fétides. — Elle succombe ce jour même.

Autopsie. Cavité abdominale. — L'utérus présente le volume du poing. A son niveau on ne rencontre pas trace de fausses membranes. Les trompes sont saines, non congestionnées et les ovaires normaux. Vers la partie postérieure droite de l'utérus, on découvre un petit lymphatique avec deux ampoules aboutissant à un centimètre et demi de la corne droite de l'utérus. Sa cavité est remplie de pus. Le col utérin est revenu sur lui-même, sa cavité contient un peu de mucus filant. L'insertion placentaire encore très-évidente est recouverte d'un détritus brunâtre qui s'enlève facilement par le râclage. Au-dessous on trouve quelque vaisseaux avec de petits caillots fibrineux durs, plusieurs de ces vaisseaux ont été disséqués et sur aucun d'eux on n'a trouvé de liquide puriforme. Des tranches minces de l'utérus et de ses annexes, ainsi que du col ne font voir aucune matière purulente.

Le foie, d'un volume normal, présente des taches d'altération graisseuse, mais ses cellules sont très-nettes.

La vésicule est remplie de bile qui flue librement dans le canal cholédoque.

La rate a triplé de volume ; sur sa face antérieure on voit des fausses membranes. A la coupe on découvre 3 noyaux indurés d'un jaune rougeâtre, de forme conique, à base périphérique, au niveau de laquelle siégent des fausses membranes. Ce tissu tranché par sa coloration, par sa dureté sur le tissu sphénique.

Les reins sont volumineux. A la surface du rein gauche on voit 5 à 6 noyaux également coniques, d'un demi centimètre de longueur, constitués par un tissu rouge foncé sans trace de striation. L'examen des vaisseaux ne montre point de noyau embolique. Le tissu rénal à ce niveau est devenu granulo graisseux et les capillaires gorgés d'hématies. Ces divers noyaux n'ont point suppuré. Rien de semblable dans le rein droit.

En ouvrant l'intestin grêle on découvre à 30 centimètres de la valvule iléo-cæcale, 2 ulcérations à bords déchiquetés du côté de la face interne de l'intestin et recouvertes de fausses membranes du côté de la cavité péritonéale. Elles ont une odeur gangréneuse. Les lambeaux flottants sont imbibés de matière sanieuse. Une ulcération de même nature siége vers la partie moyenne du côlon ascendant. Les vaisseaux qui se rendent à ces ulcérations ne paraissent point altérés, au moins dans la portion qui a été examinée. Les plaques de Peyer sont normales, pas trace de lésions aux environs de la valvule iléo-cæcale.

L'artère pédieuse suivie dans plusieurs de ses ramifications présente dans l'une qui se rendait près de l'eschare, au centre d'un caillot filiforme fibrineux, une petite masse granulo-graisseuse au microscope, ne subissant aucune altération sous l'influence d'une solution de potasse, mais pâlissant par l'acide acétique. Le caillot qui entoure la masse est de date récente et d'aspect fibrillaire.

Thorax. — Le cœur est volumineux. Il existe à peine 30 gr. de sérosité jaunâtre dans le péricarde. Dans les ventricules et dans les oreillettes caillots gelée de groseille, noirâtres.Sur la face supérieure de la valvule mitrale existent de petites plaques mamelonnées, assez dures et ulcérées superficiellement : on en détache une matière grenue, jaunâtre, paraissant être de la fibrine altérée. Les valvules aortiques sont saines; de même que la valvule tri·uspide. *Au microscope :*·la matière granuleuse de la valvule mitrale se montre composée de granulations albuminoïdes et graisseuses, de petits corps granuleux. Une coupe fine des plaques momelonnées nous montre : 1° quelques éléments cellulaires logés dans une trame fibrillaire, qui existe seule dans beaucoup de points, à la surface de la plaque, ces cellules deviennent granuleuses et déformées; 2° une vascularisation de cette valvule plus considérable qu'à l'état normal. L'endocarde de l'oreillette gauche est blanchâtre, assez épais; mais, c'est là un état normal. Il paraît donc évident que les ulcérations superficielles de la valvule sont devenues le point de départ d'embolies qui ont déterminé des infarctus dans différents points du corps.

Quant aux phénomènes généraux, ils s'expliquent par la dissémination dans toute l'économie de produits dégénératifs. Il n'y a donc rien là de particulier : de même que la fièvre traumatique est produite par la transformation isomérique des matières albuminoïdes; les phénomènes infectieux de l'endocardite ulcéreuse sont aussi produits par les matières en régression de la surface ulcérée.

Les poumons sont un peu congestionnés à leur base; on y rencontre quelques points d'atélectasie. Dans leurs vaisseaux on rencontre un sang fluide, noirâtre; pas trace de noyaux indurés dans le parenchyme pulmonaire. Plusieurs articulations sont examinées et trouvées saines à l'œil nu.

Cerveau. — Méninges légèrement congestionnées; pie-mère œdématiée; dans les ventricules 15 gr. de sérosité.

Le cerveau coupé par tranches minces paraît sain. De même le cervelet, le bulbe et la protubérance. ·

9° *De quelques autres affections.*

a. *Gangrène.* Dans la salle d'accouchement, on voit apparaître à certains moments, des gangrènes de la vulve, du sacrum, des talons, des grands trochanters, etc.

L'apparition de ces eschares se montre souvent après une grande épidémie, ou coïncide avec elle, ou bien encore elles préludent au puerpérisme infectieux ; à la vulve elles se montrent au niveau des déchirures latérales. Bourdon à très-bien vu qu'elles occupaient souvent la face interne des grandes lèvres (société medicale des hôpitaux 1869).

Les causes de la gangrène puerpérale sont multiples : je viens d'établir que des embolies partant du cœur peuvent produire des eschares cutanées, des infarctus gangréneux.

J'ai vu deux fois dans l'épidémie que j'étudie des eschares se produire à la suite d'une phlegmasie des veines de la partie supérieure de la cuisse ; l'inflammation propagée au tissu connectif devenait putride, gangréneuse.

Ou bien ce sont des embolies partant de ces veines, soit des membres, soit de l'utérus qui, tantôt quand elles sont en blocs causent la mort subite des nouvelles accouchées, tantôt, quand ce sont les produits moléculaires en régression, vont causer des infarctus gangréneux localisés.

Lorsque ces gangrènes se montrent à la vulve seulement au niveau des déchirures, il y a là une plaie, qui est influencée par le milieu.

Quand au contraire ce sont de ces eschares, qui se montrent sans appareil fébrile, aux talons, au grand trochanter, il faut bien admettre une influence générale; mais ce n'est là qu'une supposition.

Enfin le puerpérisme infectieux apparaît plus évident lorsque ces gangrènes se montrent dans le cours d'une épidémie, alors qu'existe une péritonite, une lymphangite etc.

A certaines époques, sans cause connue, il semble que l'infection ne se traduise que par des gangrènes que l'on observe presque seules, sous forme épidémique, s'accompagnant à peine de quelques métro-péritonites : ce serait une variété du puerpérisme infectieux.

Danyau a fort bien décrit la métrite gangréneuse, je n'insiste pas sur ce sujet que j'étudierai dans un autre travail.

b. *Infection éruptive.* — Dans ces mêmes salles de femmes en couches où nous avons tant vu apparaître de manifestations diverses, on peut constater qu'à certains moments sous forme épidémique, se montrent des éruptions, des scarlatines puerpérales, auxquelles les femmes peuvent succomber. J. Frank avait signalé ces faits, Senn (de Genève) y a insisté ; en 1862, le Dr Guéniot, dans un remarquable travail, a étudié la scarlatinoïde puerpérale ; Hervieux l'a aussi étudiée. Lorain a publié 3 cas de scarlatine d'une espèce particulière « avec une rougeur peu intense et une singulière inégalité dans les symptômes, quelquefois sans fièvre et *sans angine.* » Deux de ces femmes accouchées depuis quelques jours ont succombé ; la troisième guérit en quatre jours après avoir eu une grande abondance de miliaire, *sans sueurs* et *sans angine.* Je regarde toutes ces manifestations comme une forme spéciale du puerpérisme infectieux ; l'épidémicité ne saurait être mise en doute à certains moments.

c. *Érysipèle.* — Tout cela ne suffit pas au puerpérisme ; il se manifeste encore sous d'autres formes ; les érysipèles surviennent *épidémiquement* chez les femmes en couches comme chez les nouveau-nés. J'ai vu trois enfants qui avaient été séparés de leurs mères depuis la naissance, et qui couchaient dans une salle voisine, être pris d'érysipèles sans avoir eu de contact avec leurs mères. D'ailleurs l'érysipèle a débuté le troisième jour après l'accouchement chez les mères et chez les enfants.

On sait que souvent le prélude de l'épidémie est marqué par une invasion d'érysipèles, qui peuvent sévir isolément ou conjointement sur les mères et sur les enfants. Ils débutent souvent à la vulve ; mais ils peuvent exister aussi à la tête ou sur d'autres points du corps.

d. *Phlébites périphériques.* — Il me resterait encore à décrire une forme d'infection puerpérale : c'est la phlébite périphérique, que j'étudierai dans un autre travail.

Au moment d'une épidémie de puerpérisme, on voit chez certaines femmes, survenir un appareil fébrile intense, le pouls est à 120, 130, la chaleur à 40°, l'utérus n'est pas douloureux, l'abdomen se laisse déprimer ; le deuxième jour se montre une douleur vive aux membres inférieurs ou aux membres supérieurs ; on sent une induration, une tuméfaction, de la rougeur ; de temps à autre des frissonnements ; la malade meurt, on fait l'autopsie et on trouve un ou deux abcès métastatiques avec une phlébite des membres. Dans d'autres cas vers le troisième ou quatrième jour, apparaissent des oscillations dans la chaleur et dans le pouls, des douleurs articulaires, des arthrites avec leurs symptômes. A l'examen cadavérique tantôt on retrouve des abcès viscéraux, d'autrefois ils manquent ; mais on retrouve des arthrites suppurées.

Je ne ferai que signaler ces thromboses si fréquentes des veines des membres inférieurs surtout, coagulations qui peuvent engendrer une mort subite par embolie.

TRAITEMENT.

Il est pénible pour le médecin d'avouer que la thérapeutique actuelle a bien peu de prise sur le puerpérisme in-

fectieux; mais il a le devoir de le confesser hautement, afin
de chercher d'autres remèdes à une aussi terrible maladie.
Les illusions que j'avais encore au début de cette épidémie
n'ont pas tardé à se dissiper, à la suite des nombreux essais
pour lesquels M. Lorain avait bien voulu me laisser toute
latitude dans son service, et dans lesquels j'ai épuisé la
série des moyens proposés contre ces affections. J'ai traité
les malades en combinant ces médicaments de diverses
manières, par les purgatifs, les révulsifs, les émétiques,
les émissions sanguines locales, les mercuriaux, les réfri-
gérants, les opiacés, les toniques et les antiseptiques, les
bains tièdes, les topiques émollients, les injections utérines
désinfectantes, l'essence de térébenthine, le veratrum, les
sudorifiques, le collodion, le tannin, le sulfate de quinine.

Malgré tout, les femmes succombaient. Je crois avoir
été utile dans certains cas, en procurant quelque soulage-
ment; on calme les douleurs, on peut diminuer l'état fébrile,
au moins dans deux de ses manifestations, température et
pouls. M. Lorain l'a démontré pour le sulfate de quinine
(Cours scientifiques, 1870), mais la mort survenait après
cette diminution.

Les injections peuvent rendre des services.

Les toniques sont également indiqués.

On ne doit jamais oublier dans l'expérimentation des
médicaments, qu'un grand nombre de nouvelles accouchées,
atteintes de puerpérisme infectieux, peuvent guérir à
l'aide de simples précautions hygiéniques et la thérapeutique active n'a rien à revendiquer dans ces guérisons.

Mais le médecin doit-il assister passif à la mort de tant
d'accouchés? Certes il peut intervenir et de la manière la
plus efficace. C'est principalement à l'hygiène qu'il faut
s'adresser. Dès 1858, le professeur Depaul, Cruveilhier, P.
Dubois et Danyau l'ont proclamé; à la Société de chirurgie,
en 1866, MM. Lefort, Trélat, Tarnier; à la Société de

médecine de Paris, M. Charrier; à la Société de médecine des hôpitaux, en 1866 et en 1869, un grand nombre de médecins des hôpitaux l'ont affirmé également.

Tous sont d'accord sur ce point.

Voici d'ailleurs les conclusions d'un remarquable rapport de Bourdon au nom d'une commission composée de Chauffard, Hervieux, Lorain, Moissenet et Hipp. Bourdon (Soc. méd. hôp., 14 janvier 1870) :

1° Étendre autant que possible l'assistance à domicile en fournissant aux femmes enceintes et accouchées des secours de toute nature.

2° Remplacer les grandes Maternités par de petites maisons d'accouchements à chambres séparées.

3° Faire passer immédiatement dans les salles de médecine les accouchées, qui sont atteintes d'accidents puerpéraux : laisser inoccupé, dans les services d'accouchements, le tiers au moins des lits.

4° Donner au système de placement des femmes en couches chez les sages-femmes toute l'extension possible.

A l'aide de toutes ces mesures préventives espère-t-on n'avoir plus d'infection puerpérale ? Certes non ; les faits que je rapporte dans ce travail montrent que des femmes accouchant chez elles, n'ayant pour témoin qu'une matrone du voisinage, peuvent être atteintes de puerpérisme, que les accouchées des sages-femmes peuvent également être atteintes d'infection, qu'il en est de même des femmes accouchant dans les salles de travail, ou dans les services ordinaires de médecine.

Mais alors, me demanderez-vous, quel sera le résultat de toutes ces mesures ? Ce sera de diminuer d'une manière considérable le chiffre de la mortalité. (Tarnier, Lefort, Trélat, etc.)

Je souscris donc aux conclusions du rapport, tout en y apportant quelque légères modifications : l'assistance à

domicile est une excellente mesure ; les petites maternités
sont une bonne chose, mais je voudrais un plan spécial : je
crois qu'il faut établir dans un petit enclos planté d'arbres,
des tentes construites à peu de frais, faciles à transporter,
à aérer, à chauffer, à détruire au besoin, sur le plan des
tentes américaines. Il faut s'attendre à ce que, au bout d'un
certain temps, même sous la tente, il se développe de l'infection : alors on la changera de place, sauf ultérieurement
à être replacée dans le même enclos et à très-peu de frais.

Les petites maternités, même de 10 à 12 lits, à chambres
séparées, construites avec frais, présenteront des accidents
infectieux au bout de peu de temps. A l'hôpital de Limoges,
la salle contient à peine 10 lits, et cependant il ne se passe
pas d'années qu'il n'y ait quelque accident infectieux.

Ces tentes seraient faciles à établir ; on ne choisirait pas
le modèle de celles que l'on a établies pour les cas chirur-
gicaux ; ces dernières s'aèrent mal ; le chauffage régulier y
est difficile ; la tente américaine au contraire, est commode
à tous les points de vue ; quelques légers changements la
rendraient très-appropriée à ce cas particulier.

Certains hôpitaux ont de vastes terrains, qui sont presque inutiles : pourquoi n'y ferait-on pas des plantations
dans un petit enclos ; à la Salpêtrière, à Saint-Antoine,
tout cela serait facile ; le service hospitalier se ferait très-
commodément.

Quoi qu'il en soit, tout le corps médical des hôpitaux
réclame une mesure importante, de laquelle dépend la vie
de centaines d'accouchées : c'est la suppression des grandes
maternités. Il y a là une question de vie ou de mort que
l'Administration de l'Assistance publique ne peut éluder.

SECONDE PARTIE

CHAPITRE PREMIER.

État physiologique du nouveau-né.

1° POIDS. ACCROISSEMENT.

Je ne veux point reproduire l'historique des travaux, qui ont été faits sur ce sujet : je rappellerai seulement les noms de Burdach et Chaussier, mon regretté maître Natalis Guillot, Quetelet, Malgaigne, de Siebold, Winckel (de Berlin) et Schwartz, Haach (de Leipzig), une thèse fort bien faite du Dr Bouchaud ; enfin un mémoire consciencieux de Blache et Odier. On trouvera quelques chiffres dans la thèse de Coudereau.

La plus grande partie des pesées a été faite par moi-même dans le service de Lorain, à l'hôpital, sur 150 enfants.

A. 1re Catégorie. — Enfants à terme.

A. Variations du poids dans les 24 premières heures.

Lorsque la pesée a lieu immédiatement après la naissance, on trouve que l'enfant perd du poids le premier jour, c'est la période dépressive de la courbe. Cette perte varie de 30 à 110 et 120 gr. en 24 heures. Cependant certains enfants perdent davantage. En 14 heures, je trouve, dans un cas, une perte de 140 gr. et en 24 heures 160 gr.; le plus souvent alors l'enfant est m alade.

Le premier mode de développement physiologique est celui dans lequel la courbe est régulièrement ascendante après 24 heures. L'enfant a acquis son poids initial le troisième jour; il augmente à partir du deuxième; ce fait est rare et dépend surtout du mode d'allaitement.

Le second mode d'accroissement est le suivant :

Les deux premiers jours l'enfant perd du poids, mais dans la majorité des cas, il perd moins le deuxième jour que le premier; la perte du premier jour varie de 30 à 80 gr., celle du deuxième de 10 à 40 gr.; quelquefois la perte est la même les deux premiers jours.

En voici un exemple :

OBSERVATION XXV.

L'enfant Millot, du sexe masculin, né à terme le 1ᵉʳ février, à 4 heures et 1/2 du matin. L'accouchement a été normal; la mère est bien portante, allaitement maternel; l'enfant a une légère diarrhée avec un peu d'érythème anal; il tette bien et ne présente pas d'états morbides.

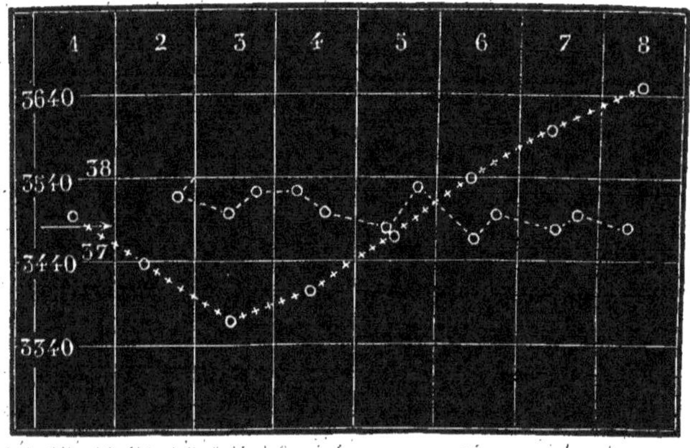

D'après la graphique, on voit une légère dépression le 1ᵉʳ et le 2ᵉ jour.

1er jour, perte 60 gr.
2e   —   —   60 gr.
3e   —   aug. 30 gr.
4e   —   —   60 gr.
5e   —   —   70 gr.
6e   —   —   60 gr.
7e   —   —   60 gr.

La température reste au-dessous de 38°.

Dans un troisième mode, l'enfant perd pendant 3 jours et n'augmente que le quatrième. La perte peut s'élever à 190 et 210 gr. En voici un exemple :

L'enfant *Court*, du sexe masculin, né à terme le 25 janvier, à 5 heures du matin (accouchement naturel, mère *bien portante*, seconde grossesse), allaité par sa mère, tette bien et pèse 3700 gr. à la naissance. Diarrhée passagère le 28 janvier soir.

Le 1er jour, il perd 50 gr.
Le 2e   70
Le 3e   20

Puis la courbe remonte comme d'ordinaire.

Dans un quatrième mode, le nouveau-né perd de son poids pendant 2 jours et reste stationnaire le troisième. Pendant ces jours, la perte peut s'élever à 220 gr. (poids des enfants, 3070). Puis l'augmentation progressive se fait à partir du quatrième jour.

Dans un cinquième mode, l'enfant perd pendant 3 jours, la perte peut s'élever à 200 gr. (poids des enfants, 3,000 gr.). Le nouveau-né reste stationnaire le quatrième et augmente le cinquième.

B. Poids à partir du premier jour de l'accroissement.

Dans le vrai type *ascendant*, l'enfant a acquis son poids primitif à la fin du troisième jour, puis par ordre de fréquence le cinquième, le quatrième, le sixième et le septième jour.

Dans tous ces cas, les enfants augmentent rapidement de poids ; ainsi des nouveau-nés de 2,800 gr., le troisième jour augmentent de 60 gr., le quatrième de 40, le cinquième de 80 gr., le sixième, état stationnaire, puis augmentation.

En voici d'autres qui, le quatrième jour, augmentent de 90 gr., le cinquième de 70, le sixième de 40, le septième de 40. Ce sont des types d'accroissement rapide.

D'autres enfants présentent une ligne ascendante qui se rapproche davantage de l'horizontale ; le quatrième jour, ils augmentent de 20 gr., le cinquième de 20 gr., le sixième de 40 gr., le septième de 10 gr., le huitième de 40 gr. Ces cas se rencontrent plus fréquemment que le type précédent.

Type horizontal. — Cette manière d'être de la courbe n'existe qu'à partir du troisième jour. Dans ce cas, c'est de la diarrhée verte ou un trouble digestif qui veut troubler la courbe, ou bien un allaitement irrégulier ; quand l'enfant ne s'allaite point, la courbe devient descendante. Dans des cas de ce genre, les nouveau-nés ont pu perdre en 4 jours 260 à 300 gr. (poids initial, 3,470 gr.)

Type très-oblique ascendant. — Ici encore ce sont des troubles digestifs, un ictère ; en 5 jours, l'enfant n'augmente que de 70 gr. au lieu de 100 gr. en moyenne. Il faut l'examiner avec attention et surveiller l'allaitement.

Type descendant. — Si, après le troisième jour, on voit survenir une courbe décroissante, surveillez la mère. Souvent en effet l'enfant n'est pas allaité suffisamment ; il peut perdre les quatrième, cinquième, sixième jour, 20, 30, 40, même 50 gr. par jour.

On observe bien entendu tous les intermédiaires. Je ne donne ici que des exemples et des cas typiques, afin de les pouvoir classer.

Comme conclusion, on peut admettre qu'un enfant à terme, né dans de bonnes conditions, doit avoir atteint le chiffre initial de son poids le cinquième jour de la naissance. Bouchaud admet le septième ; le fait peut être vrai pour les enfants de l'hôpital, mais ne l'est pas pour les nouveau-nés qui viennent au monde bien conformés, à terme et dont l'allaitement est régulier.

C. Influence de quelques états morbides sur le poids des nouveau-nés.— Troubles digestifs, diarrhée verte, ictère avec perte maxima de 370 grammes en 6 jours. (Poids initial, 3 100 gr.)

Allaitement tardif. — Dans les cas où la mère présente très-tard le sein à son enfant, celui-ci a pu perdre en 4 jours 260 gr., mais après ce temps, si l'allaitement est régulier, le poids augmente comme dans le type régulier.

Vomissements. — On peut voir survenir chez les nouveau-nés de fortes régurgitations alimentaires avec un peu de diarrhée jaunâtre, sans qu'aucun trouble survienne dans la courbe typique régulièrement ascendante.

Ictère hémorrhagique. — Dans deux cas de ce genre, j'ai vu les enfants perdre leur poids rapidement. Ainsi, en 4 jours, ils ont décrû de 300 grammes (poids initial, 3,400 gr.)

Forceps. — Six fois sur vingt, les enfants ont présenté des états morbides divers, tels qu'érysipèle, méningite, etc., qui ont fait décroître le poids ; les autres ne s'alimentaient pas, perdaient de leur poids jusqu'au quatrième et cinquième jour ; à partir de ce moment, ils ont présenté le type oblique ou horizontal.

Diarrhée séreuse. — Après la période de décroissance, la ligne, au lieu d'être ascendante, reste horizontale avec quelques oscillations, et lorsque la courbe a été ascendante pendant 2 ou 3 jours, elle devient horizontale avec l'apparition de la diarrhée.

Ictère simple. — Certains enfants perdent peu de leur

poids sous l'influence de cet état morbide. Cependant, chez
plusieurs, nous trouvons une perte de 250 gr. en 3 jours,
puis la courbe remonte et, au bout de 2 jours, l'enfant n'a
perdu sur le poids primitif que 100 gr. (poids initial,
2,850 gr.)

Ecthyma. — Lorsque cette affection cutanée est assez
intense, le poids décroît, même lorsque l'allaitement est à
peu près régulier. Je cite à l'appui l'observation Barbier :

OBSERVATION XXVI.

Ecthyma infantile. — Graphique de la température et du poids.

Barbier, enfant du sexe masculin, est né le 1er mars, à quatre
heures du soir, à terme et pesant 3,690 gr. le lendemain de sa naissance; il avait déjà perdu de son poids. L'accouchement a été
naturel; la mère est bien portante et est âgée de 21 ans.

Le 1er, soir, T. r. 36,8.

Le 2. T. r. 38,1, ne tette pas ; prend le biberon. Soir, T. 38,1.

De 3. T. r. 37,4. Soir, T. 38°. Il boit assez bien à l'aide du
biberon.

Le 4. T. 37,7. A partir de ce matin, on lui fait prendre le sein
de sa mère. Soir, T. 38,2. L'enfant tette, mais il a le muguet.

, Le 5. T. r. 38,1. L'ombilic suppure, le cordon est tombé, l'enfant
tette; il est brûlant pendant son sommeil. Soir, T. 37,9.

Le 6. T. 37,9. A la surface cutanée, on remarque quelques pus-
tules d'ecthyma disséminées. Soir, T. 37,9.

Le 7. T. 37,5 Légère diarrhée jaune. Soir, 37,7.

Le 8. T. 37,4. L'enfant est toujours un peu souffrant; il tette, n'a
pas de vomissement. Exeat.

La courbe de la température reste presque horizontale
avec quelques oscillations au-dessus de 38°; en un mot, il
existe chez cet enfant un léger mouvement fébrile.

La courbe du poids, marquée par deux lignes parallèles,
descend au moment où elle devrait monter pour devenir
stationnaire, les 6, 7, 8 mars ; en somme il ne perd que

90 gr. en 4 jours, mais à une époque où elle devrait augmenter de 30 gr. par jour.

COURBE BARBIER.

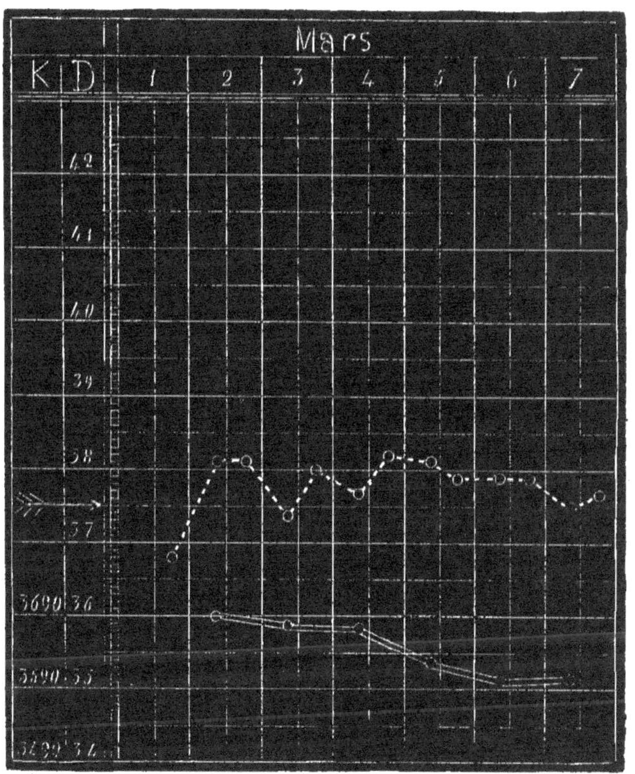

Maladies de la mère. — Lorsque l'enfant dépasse 3,115 gr. la courbe reste stationnaire, bien que l'enfant soit allaité artificiellement ; au contraire, s'il ne pèse que 2,500 gr., et au-dessous, la courbe devient descendante. Ordinairement les affections fébriles diminuent la sécrétion lactée, ou même altèrent la composition du lait ; chez certaines femmes, la sécrétion continue, cependant le nouveau-né décroît ou reste stationnaire. Je parle, bien entendu, des cas dans lesquels l'enfant reste bien portant.

Il y a aussi un certain intérêt, au point de vue de l'accroissement du nouveau-né, à examiner la température qui. même dans les cas d'inanition chez les enfants de 3,500 à 4,000 gr., tend à s'accroître.

B. — *2e catégorie ; Enfants nés avant terme et ayant vécu.*

Ici, sur 40 enfants, je ne trouve que 2 fois le type ascendant. Les nouveau-nés pesaient 2,618 et 2,560 gr. La perte pendant les 3 premiers jours a été de 190 gr. Sur 15 enfants, j'ai rencontré le type oblique ascendant. Sur l'un d'eux, du poids de 2,410 grammes qui tette très-bien, on ne trouve pour perte du premier jour que 38 gr. ; chez un autre du poids de 2,570 gr., la perte en 2 jours s'est élevée à 130 gr. Chez presque tous ces enfants, l'augmentation du poids s'est faite à partir du 3e jour. La moyenne d'augmentation après la décroissance physiologique est de 12 gr. ; tandis que je l'ai trouvée de 18 grammes pour les enfants à terme. On rencontre encore la courbe à demi-cercle, sans angle aigu : c'est une variété de la courbe ascendante.

Chez d'autres enfants, l'augmentation de poids n'a eu lieu que le 5e jour ; après une perte de 270 gr., en 4 jours.

Poids moyen, 2,370 gr.

Dans une autre série, du poids de 2,500 gr., l'augmentation du poids ne s'est faite que le 6e jour. La perte en 5 jours, s'est élevée à 290 gr.

Type descendant. (Poids initial 1,780 gr, 2,670, 2,600, 2,470 2,750.) — Dans cette série, on trouve quelquefois une augmentation vers le 3e et le 4e jour ; ce léger accroissement peut varier de 10 à 20 gr. ; puis la courbe redescend. La perte en 9 jours peut aller à 200 gr., (poids moyen 2,600 gr), en 6 jours on peut la trouver de 250 gr. ; poids moyen

2,200 gr. Chez un enfant de 1,775 gr., on trouve une perte de 350 gr., en 8 jours ; chez lui il est donc survenu une perte de poids considérable ; mais il avait de la diarrhée verte après un allaitement artificiel. Chez un nouveau-né mort inanitié, je trouve une perte de 630 gr., l'enfant pesait 2,700 gr. Il a vécu 8 jours avec un poids stationnaire. Pendant les derniers jours, la courbe est décroissante.

Type horizontal. — Un certain nombre de petits enfants du poids de 1,700 gr. à 2,520 ont présenté cette forme de courbe : d'une manière générale, ils ont peu perdu après la naissance. Ils tetaient bien et les mères en avaient grand soin. La décroissance du poids s'est faite pendant 2 ou 3 jours : la courbe horizontale légèremènt oscillatoire est survenue du 3ᵉ au 4ᵉ jour.

C. — 3ᵉ *catégorie. Enfants nés avant terme et ayant succombé par suite de faiblesse congénitale.* (Poids initial 2,190 gr., 1,320 gr., 2,550 gr.)

Période décroissante. — Chez un enfant de 1,960 gr., la perte s'est élevée à 160 gr., en 4 jours. Il faut remarquer que ces petits enfants s'alimentaient un peu et perdaient moins que ceux dont le poids était de 2,300 gr.

Dans une autre série du poids de 2,180 gr., la perte en 3 jours a été de 170 gr., il est survenu un légor accroissement, puis une dépression, le 3ᵉ jour ; mort à cette époque. Certains enfants de cette catégorie peuvent mourir après avoir perdu très-peu de leur poids, 30 à 40 gr. comme maximum.

Comme on peut le voir d'après tous ces chiffres, le nouveau-né ne présente pas l'état stable de l'adulte ; en vertu d'une loi nécessaire à l'état physiologique du jeune enfant : il doit croître chaque jour. Sa perte de poids, au total, est le produit de deux facteurs :

1.º Ne pas croître.

2º Décroître.

Ne pas croître c'est perdre les 35 à 40 gr., auxquels il a droit et être en retard sur les autres enfants.

Décroître, c'est perdre le poids dont il aurait crû, plus la quantité de sa matière, qui est déplacée.

A l'état normal, il n'y a point de 0 fixe pour le nouveau-né, le 0 se déplace chaque jour en hauteur.

2º TEMPÉRATURE CHEZ LES NOUVEAU-NÉS.

Littré affirme que la température des enfants est inférieure à celle des adultes. (*Argum. des Aphor. d'Hippocrate*, t. IV, p. 430).

W. Edwards, Despretz, J. Davy, Mignot, ont pris des températures axillaires des nouveau-nés.

La température des nouveau-nés a été étudiée depuis longtemps par un clinicien de premier mérite le Dr Roger.

Mac-Clintock a donné aussi quelques chiffres sur la température des nouveau-nés.

F. von Barensprung note que la température du nouveau-né est à peu près égale à celle de la mère. Les recherches du Dr Allix tendent au même but.

Le Dr Lépine, dans un résumé fort exact, a étudié chez les nouveau-nés les modifications de la température.

Andral a fait des recherches sur la température axillaire de 15 nouveau-nés.

A. — 1re *catégorie ; Enfants à terme pesant* 2,800 *gr. et au-dessus ;* moyenne 3,400 gr.

A. Marche de la température pendant les premières 24 heures qui suivent l'accouchement.

Au moment de la naissance (cordon adhérent), il en est des enfants comme des femmes, certains d'entre eux viennent au monde avec un mouvement fébrile marqué, 39º,5 à 40º.

Ce qui est remarquable, c'est que ces enfants perdent cette température avec une grande rapidité. Ainsi en une demi-heure, la chaleur peut tomber à 35°,5, à 36°,3, (3,400 gr.)

Dans certains cas, il faut 24 heures pour que la chaleur tombe à ce dernier chiffre.

Dans un 2ᵉ mode, la température au moment de la naissance est de 38°, 38°,4, 38°,6. Ce sont même les cas les plus nombreux.

Dans un 3ᵉ mode l'enfant ne dépasse pas 37°,8.

4 à 5 heures après l'accouchement, le nouveau-né acquiert son minimum, qui varie d'ailleurs un peu suivant le degré de chaleur du milieu ambiant. Mais dans les salles d'accouchement où la température est de 14 à 16° , le thermomètre descend à 35°,8 en moyenne. J'ai vu chez des enfants de 3,500 gr., la chaleur descendre à 35°,4 et même à 34°,2 chez des enfants de 3,100.

A partir de ce moment, la température progresse lentement et vers la 12ᵉ heure le thermomètre marque 36°,7, rarement 37°. Un certain nombre d'enfants n'acquiert 37° que vers la 15ᵉ ou la 24ᵉ heure. Voici d'ailleurs 2 types, qui représentent des températures extrêmes au moment précis de la naissance.

Observation XXVII.

La nommée Maltais, enfant du sexe féminin, est née à terme, le 3 février, matin, 1869. L'accouchement a été naturel. Les grandes douleurs ont duré deux heures. La mère est primipare et bien portante.

Avant son accouchement la température vaginale de cette femme était à 37,5. Mais peu à peu le thermomètre monta et au moment des grandes douleurs, il était à 38,6. Immédiatememement après 'accouchement la température vaginale était à 39°, et la température rectale était à 39,1. La température du milieu ambiant était de 17°.

L'enfant est encore adhérent par le cordon et sa température rectale est de 40",6 minutes après le thermomètre est descendu à 39,6 ; cinq minutes après à 39,4, et enfin un quart d'heure après la température est à 38,2. L'enfant est encore recouvert de son enduit sébacé.

A six heures du soir le thermomètre est à 35,5. L'enfant est bien portant et à terme. La température vaginale de la mère est descendue à 37.9.

Le 4 février, matin, la chaleur est à 36,2. Le soir, la chaleur est à 36,8. La température de la mère est à 37,6.

Le 5. Température de l'enfant, 36,9. Le soir, 37,6. Allaitement artificiel pendant les deux premiers jours. A partir du 5 au soir il tette sa mère.

Le 6, matin, la température de l'enfant est de 37,4. Quelques coliques ; pas de diarrhée. Température vaginale de la mère, 37,8.

Le 7. La température de l'enfant est de 37,4. L'ombilic est en pleine suppuration et tient encore par sa partie supérieure. Température de la mère 37,7. Le soir, température de l'enfant, 37,4. La température de la mère est de 37,6.

Le 8, matin. T. 37,2. Pas de diarrhée. L'enfant est très-bien portant. La température de la mère est de 37,5. Soir, température de l'enfant 37,7. Température de la mère 37,6.

Le 9. Température de l'enfant 36,9. Température de la mère 37,4. Soir, température de l'enfant 37°. Température de la mère 37,5.

Le 10. Température de l'enfant 36,9. Température de la mère 37,4.

Indépendamment de la marche de la température et du poids de l'enfant, nous retrouvons ici un fait qui est loin d'être rare : c'est la présence d'un mouvement fébrile chez certaines femmes, plus souvent chez les primipares au moment de l'accouchement. Dans ce cas l'enfant n'a acquis sa chaleur normale, 37,4 ou 37,5, qu'au bout de quarante-huit heures. Il est vrai qu'il pèse 2 760 grammes.

Voici une autre observation :

Observation XXVIII.

La nommée Freybürger, enfant du sexe féminin, née à terme, le 8 janvier 1869 à huit heures un quart du soir, bien portante. L'accouchement a été naturel. La mère se porte bien.

Au moment précis de la naissance, la température rectale est de 38,4. La température vaginale de la mère est à 36,6. Les grandes douleurs ont duré une heure ; vingt-cinq minutes après, la température de l'enfant est à 36,4.

Le 9 janvier. T. 36,7 ; température de la mère 37,7. Soir, température de l'enfant 37,8.

Le 10. Température de l'enfant 37,7. Pas de diarrhée; l'enfant tette peu. Soir, température de l'enfant 37,9. Température de la mère 37,7.

Le 11. Température de l'enfant, 37,9. Soir, 37,4.

Le 12. Légère teinte subictérique des sclérotiques. T. 37,3. Soir, T. 37,4.

Le 13, matin, T. 37,6. Soir, T. 37,9. L'enfant tette très-bien.

Le 14. T. 37,6. Soir, T. 37,8 ; température de la mère 37,6.

Le 15, matin. T. 37,2.

La chaleur libre des nouveau-nés peut être singulièrement modifiée surtout dans les premières 24 heures après l'accouchement ; elle est mobile. L'influence du milieu ambiant se manifeste de la manière la plus nette, lorsqu'on transporte l'enfant d'un milieu moins chaud dans un milieu plus chaud.

Voici l'observation d'un enfant, né dans un état de mort apparente, que nous avons essayé de ranimer par la chaleur artificielle et l'insufflation.

OBSERVATION XXIX.

L'enfant X... est né à une heure quarante minutes, le vingt février. La mère était multipare. Il s'agissait d'un accouchement par les pieds. Le travail avait duré quatre heures et demie. Un pied était sorti depuis dix minutes, disait la mère. Lorsque je terminai l'accouchement, à une heure quarante minutes, la température de l'enfant était à 38°. Les battements cardiaques à 40 environ par minute.

Au moment de le mettre dans un bain sinapisé de 40°, la température rectale était descendue déjà à 37°.

En dix minutes le thermomètre monta à 37,4, et au bout de vingt minutes les battements cardiaques en étaient à 132.

Après une insufflation de dix minutes la respiration était à 20.

A une heure vingt minutes, on le sort du bain ; à ce moment la température est à 37,5. On la réchauffe avec des linges chauds et sans l'insuffler.

A deux heures, nouveau bain sinapisé à 43,5. La température rectale qui était à 37,4 monte à 38°.

Au sortir du bain, de 42,2, à deux heures 25 minutes, R. 60, superficielle, haletante. P. 156. Pendant le bain la température monte d'abord à 39,6, puis à 39,8.

A deux heures cinq minutes, nouveau bain de 40,2 ; douze minutes après la température de l'enfant était à 40,5 ; sept minutes après la sortie du bain, 40,4.

A deux heures un quart l'enfant respire seul ; il existe un peu de refroidissement de la face. La température rectale est à 40.5.

A deux heures trente cinq minutes dans le bain qui est à 43,1, la température rectale monte à 40,9.

A trois heures moins le quart, on le sort du bain et un quart d'heure après la température était à 40,5.

Depuis il respire de la même manière, sans râles trachéaux.

A trois heures cinq minutes. T. 40,6.

A quatre heures. T. 41,3 ; à cinq heures à 41°; à cinq heures et demie, à 39,8, et à six heures à 40,1.

L'enfant succombe le lendemain dans la journée.

B. Variations de la température après les 24 premières heures de la vie.

Passé les premières 24 heures le plus grand nombre des enfants ont présenté une température de 37° à 37°,5. A partir de ce moment chez les enfants qui pèsent en moyenne 3,000 à 3,500 gr. la chaleur oscille entre 37°,2 et 37°,6. Il faut ajouter qu'on voit assez souvent survenir de légers écarts ; le thermomètre marque 38° soit parce que l'enfant présente un peu de coryza, une ophthalmie légère ou même un trouble digestif notable.

Chez les nouveau-nés, dont le poids n'est pas régulièrement ascendant, on trouve assez souvent des variations plus considérables dans les températures du matin et du soir.

B. — *2ᵉ catégorie. Enfants nés avant terme et ayant vécu,* (poids de 2,600 à 1,500 gr. le plus grand nombre pesant 2,200 à 2,500 gr.)

a. — Au moment précis de la naissance (cordon adhérent) le plus grand nombre a offert une température de 38°,2 à 37°,8.

Le refroidissement aussitôt après la sortie de l'enfant est rapide.

Le plus souvent une demi-heure après la naissance la chaleur est au-dessous de 35°, à 34°, à 33°,5; ce dernier chiffre peut même être dépassé ; mais dans ce cas il s'agit d'enfants ayant le scléréme, ou de nouveau-nés qui ne vivront pas.

b. — Température après les premières 24 heures. Chez ceux qui pèsent 2,200, 2,600 gr. la température peut atteindre 37°; mais chez les enfants qui pèsent 1,700 gr. environ, le thermomètre ne s'élève guère au-dessus de 36°.

La chaleur de ces enfants peut atteindre 37°,2 à 37°,5. Il n'est pas rare de la voir se maintenir entre 37° et 37°,5 pendant 2 à 3 jours. Puis survient une décroissance, qui peut ne durer que 12 à 24 heures. A ce moment le thermomètre descend de 36° à 35°,3.

Chez les nouveau-nés du poids de 1,700 gr. qui naissent vers le 7ᵉ mois, la chaleur après s'être élevé vers 36°,5 ou un peu au-dessus tombe vers 35° ou même 34° et au-dessous. Dans ces derniers cas le plus souvent l'enfant succombe. Il peut néanmoins végéter ainsi pendant des semaines. Chez ceux qui s'alimentent bien, la température remonte peu à peu vers 37°. Il n'est pas rare de voir chez ces enfants débiles survenir de grands écarts dans les degrés caloriques. Ils se refroidissent facilement ; parfois aussi la chaleur s'élève de 34°,2 à 37°,3.

Chez ceux dont le poids est ascendant la température reste aux environs de 37°.

Voici un exemple d'enfant née à 7 mois, qui a présenté la décroissance ordinaire de la température après la naissance, une montée de thermomètre et enfin un abaissement :

OBSERVATION XXX.

La nommée Potaire, enfant du sexe féminin, du poids initial de 1,780 grammes, née à sept mois, le 7 février, à une heure et demie du soir. Accouchement naturel; la mère était bien portante. Au moment précis de la naissance, la température était de 38°. Un quart d'heure après, 35,3. L'enfant pèse 1,800 grammes. Soir, à six heures et demie, le thermomètre est à 34°. La température vaginale de la mère à 37,8.

8 février. T. 36,6. L'enfant commence à teter. Soir. T. 36,8.

Le 9, matin. T. 36,9. Éternuement. Légère teinte subictérique. Soir, T. 36,8.

Le 10. T. 36,6. Soir. La température tombe à 35°. L'allaitement est presque nul.

Le 11. T. r. 35,2. L'enfant maigrit. Soir, 35,2.

Le 12. T. r. 35°. Soir, 35,1.

Le 13. T. r. 34,6. Soir, 34,9.

Le 14. T. 34,6; le cordon ombilical est tombé dans la nuit. Exeat. Ainsi la chaleur de cet enfant, né avant terme, du poids de 1,780 grammes, ne s'est jamais élevé à 37° après la naissance.

Voici un autre enfant, chez lequel nous voyons au moment où le poids augmente, la température s'élever également :

OBSERVATION XXXI.

L'enfant Saquespé, du sexe masculin, est né un peu avant terme le 14 février, à onze heures du matin. L'accouchement est naturel. La mère est bien portante.

L'enfant n'a guère commencé à teter que le troisième ou quatrième jour après sa naissance. Il avait eu le biberon pendant les premiers jours.

14 février. Huit minutes environ après la naissance, T. 37,4. Température de la mère, 37,6. Soir. Température de l'enfant, 37,3.

Le 15. T. 37. Soir. T. 37,1.

Le 16. T. 37,1. Soir. T. 37,2.

Le 17. T. 37,4. Il existe une suppuration du cordon avec un léger suintement sanguinolent L'enfant tette bien et ne prend plus le biberon.

Le 18. T. 35,3. Légère teinte subictérique.

Le 19. T. 36,6. L'enfant augmente de 60 grammes. (C'est le premier jour d'accroissement.)

Le 20. T. 37,5. Le poids croît de 40 grammes.

Il en est de même les jours suivants; le nouveau-né continue à bien teter.

C. — *3ᵉ catégorie. Enfants nés avant terme et ayant succombé* par suite de faiblesse congénitale au moment de la naissance, enfant de 1,200 à 1,500 gr.

Ici encore au moment précis de la naissance la température est de 38° à 37°,7. Mais dans l'espace de 1/4 d'heure à 20 minutes la chaleur tombe à 32°, à 31°.

Vers la 8ᵉ ou la 10ᵉ heure, chez un enfant de 6 mois 1/2 (1,300 gr.) une température à 30°,4, puis le thermomètre remonte un peu; après 24 heures on le retrouve à 33° à 34°. Il n'est pas rare d'observer des refroidissements passagers de quelques heures de durée; bientôt la chaleur s'élève de nouveau.

Chez les enfants de 2,000 gr. et plus, le thermomètre monte aux environ de 37° mais le plus souvent il descend et peut atteindre 30°,7 avec quelques oscillations.

Chez les enfants de 1,300 gr. environ, on peut constater après la 1ʳᵉ période d'augmentation une 2ᵉ décroissante. La chaleur tombe en 3, 4 ou 5 jours à 28°7 et l'enfant succombe.

Voici une observation de ce genre :

OBSERVATION XXXII.

La nommée Aleton, du sexe féminin, née avant terme le 26 février, à une heure et demie de l'après-midi. Accouchement naturel.

La mère a été légèrement souffrante, mais a guéri; l'enfant a pris le sein et le biberon.

1ᵉʳ mars. Légère conjonctivite catarrhale.

Le 4. Surviennent de l'amaigrissement, quelques vomissements alimentaires. L'enfant succombe dans la soirée.

Première période : de dépression; deuxième période : de tendance à l'élévation. Une légère décroissance suivie d'un accroissement, et enfin un abaissement qui est suivi de mort.

Poids primitif, 1,250 grammes. Température au moment de la naissance, 37,8; une heure après, 31°. Le soir, T. 30°.

27 février. T. 33,4. Soir. T. 33,2.

Le 28. T. 34,3. Soir, T. 35°.

1ᵉʳ mars. T. r. 34,8. Soir, T. 34,5.

Le 2. T. r. 33,2. Soir, 33°.

Le 3. T. r. 32°. Soir, 34°.

Le 4. T. r. 31,8. Soir, 29,2.

3° SÉCRÉTION URINAIRE.

Rien n'est plus difficile que d'obtenir toute l'urine de 24 heures chez les nouveau-nés; j'ai éprouvé les mêmes embarras que le Dʳ Bouchaud, toutefois à l'aide d'un appareil en caoutchouc sous-cuisses, et une espèce de cornue en verre à long goulot j'ai pu mesurer cette quantité d'urine.

Voici des moyennes par jour : si on sonde l'enfant après la naissance, on retire de 6 à 12 gr. d'urine :

Le 1ᵉʳ jour l'urine est de 14 gr. 12 à 15 gr.

2ᵉ	—	16	20
3ᵉ	—	60	80
4ᵉ	—	150	200
5ᵉ	—	200	450 gr., si le nouveau-né

veau-né tette bien; les jours suivants ce sont à peu près les mêmes chiffres. Vers le 15ᵉ l'enfant bien portant qui tette, urine 350 à 500 gr. en 24 heures. Il faut dire que pour la quantité d'urine il y a des variations excessives.

Cela tient à la quantité de lait absorbée.

L'urine des nouveau-nés est claire, limpide, à peine colorée, la densité est de 1003 environ à la naissance et de 1006 vers le 10ᵉ ou le 15ᵉ jour.

Il existe de l'urée en petite quantité même à la naissance.

Voici quelques chiffres qui montrent l'augmentation graduelle de l'urée :

Le 1ᵉʳ jour de la naissance, 0,03 à 0,04 centigr. ; le 5ᵉ 0,12 à 0,15 centigr. ; le 8ᵉ 0,20 à 0,28 centigr. ; le 15 de 0,30 à 0,40 centigr.

Je n'accorde pas une grande importance aux chiffres eux-mêmes : car sur d'aussi petites quantités la méthode volumétrique induit en erreur ; mais on constate, en suivant toujours cette méthode, que la quantité d'urée et de chlore augmente avec l'âge ; un enfant de 20 jours rend plus d'urée qu'un enfant de 2 à 3 jours : voilà le résultat.

Comme Moore n'avait pas trouvé d'urée chez un fœtus, j'ai dû m'assurer si elle existait chez le nouveau-né. Voici comment j'ai procédé :

J'ai fait évaporer l'urine à la température ordinaire, en présence de l'acide sulfurique sous la cloche d'une machine pneumatique, j'ai repris ce résidu par l'alcool ; j'ai fait évaporer de nouveau le liquide, et j'ai repris le résidu par un peu d'eau distillée ; j'ai versé le tout dans un petit tube refroidi par de la glace et j'y ai ajouté de l'acide azotique ; il s'est formé un dépôt cristallin d'azotate d'urée, à prismes hexagonaux.

4° MÉCONIUM.

La quantité de méconium chez des enfants à terme, a peu préoccupé les auteurs ; on ne trouve, en effet, qu'une mention de Bouchaud, qui l'évalue à 60, 70 gr. Il faut toujours peser les enfants, car il arrive souvent qu'ils naissent avant terme et dans ces cas la quantité de méconium est moindre.

Sur 12 pesées des nouveau-nés (poids 3,400, 3,600 gr.) la quantité contenue dans le gros intestin et dans la fin de l'intestin grêle a dépassé 75 gr. atteignant parfois 90 gr. et même avec le liquide de l'intestin grêle dépassant 100 gr.

A 8 mois le poids moyen est de 30 à 50 gr.

A 7 mois de 20 à 30 gr.

A 6 mois de 15 à 20 gr.

A 5 mois de 8 à 12 gr.

Le liquide de l'intestin grêle et de l'estomac varient également en quantité ; à la naissance il est de 10 à 12 gr., celui de l'intestin grêle de 15 à 18 gr.

Chez un fœtus pesant 1,207 gr., j'ai trouvé 3 gr. d'urine dans la vessie et 17 gr. de méconium dans les intestins.

Chez un autre de 906 gr. long de 36 cent., le méconium du gros intestin était de 8 gr., et le mucus de l'intestin grêle de 12 gr., le liquide de l'estomac de 2 gr.

Il me reste encore à signaler le poids moyen de quelques organes, car on les trouve souvent augmentés de poids, sous l'influence d'une congestion ou par tout autre mécanisme.

Le foie à la naissance est de 90 à 120 gr. dans la péritonite il peut peser 215 gr.

Le poids de la rate est 12 à 15 gr., Gray ne le porte qu'à 10 gr., dans la péritonite il varie de 25 à 50 gr.

CHAPITRE II.

Puerpérisme infectieux des nouveau-nés.

A la même époque et dans le même milieu que les mères, les enfants peuvent être atteints par l'épidémie ; de même que chez les mères je trouve des péritonites, des érysipèles, des phlegmons, de la phlébite, des méningites, des pleurésies et de l'infection purulente.

Dirons-nous que ces nouveau-nés ont été infectés dans le sein de leur mère ? Mais rien ne le prouve : ils sont nés à terme ; bien portants pendant les premiers jours, ils tettent même, rien ne trahit un état morbide ; d'ailleurs dans la grande majorité des cas, les mères n'ont pas été malades au moment de l'accouchement. C'est bien l'épidémie qui frappe du même coup les mères et les enfants, attendu que « l'ombilic est au nouveau-né, comme l'utérus est à la mère ; de là résulte pour la mère et pour l'enfant une condition, un *état* identique.» (Lorain).

Ce puerpérisme infantile présente tous les degrés que j'ai signalés dans le puerpérisme des mères : tantôt les accidents sont foudroyants, mortels en peu de jours, tantôt bénins et suivis de guérison. Je regarde toutes ces affections épidémiques comme étant de même essence, sans nier cependant qu'on puisse admettre une prédisposition maladive, chez les enfants créés par les épidémies : ce seraient alors des états morbides indirectement liés à la cause épidémique ; mais là où je vois une analogie évidente sous tous les rapports, je proclame une absolue identité d'essence entre les affections des mères et les affections des enfants.

Avant de décrire ces différents états morbides, je vais rappeler les principaux auteurs, qui ont traité ce sujet :

Depuis longtemps on avait signalé l'érysipèle dans la fièvre puerpérale ; on avait même cité quelques observations de péritonite (Trousseau, Underwood, Rayer, Bouchut), Dugès et Billard, Thore n'en reconnaissaient pas la nature.

Moreau, P. Dubois, Danyau ne signalent que la mortalité plus grande des enfants en temps d'épidémie.

Rilliet et Barthez sont de l'opinion de Trousseau pour l'érysipèle.

Simpson a observé des péritonites *in utero* : les faits qu'il rapporte manquent de détails.

En 1845, Schidler, cité par Danyau, publie un mémoire ainsi intitulé : « Analogies et rapports qui existent entre les états vitaux physiologiques et pathologiques des femmes en couches et des enfants nouveau-nés. »

Hueter de Marbourg en 1851, « examine l'influence que peuvent avoir sur le fœtus, même contenu dans le sein de sa mère, les prédispositions maladives de celle-ci, créées par les épidémies, ou une maladie déjà existante, les cas dans lesquels il meurt, que la mère soit malade ou qu'elle ne le soit pas encore, et même sans qu'elle le devienne plus tard, comme si toute l'action délétère s'était épuisée sur lui. » (Danyau).

L'idée principale avait donc été émise ; mais les descriptions d'épidémies chez les nouveau-nés, de péritonite, pleurésie, méningite, phlébite, etc., manquent dans ces auteurs.

Lorain, en 1855, ne connaissant pas ces travaux, a établi par de nombreuses observations, que les mères et les enfants pouvaient être frappés par la même épidémie, qu'il y avait identité entre les affections des premières et des seconds.

Il a même signalé des péritonites chez le fœtus.

Dans le tome IV du Schmidt 1855, je trouve mentionné que Belletre avait confirmé les faits observés par Lorain, mais je n'ai pu me procurer le travail de cet auteur.

Plus tard paraît un mémoire de Hecker et Buhl (Leçons cliniques obstétricales, observations et recherches faites à la Maternité de Munich, Leipzig, 1861.

Sur 80 femmes, 41 succombèrent ; et sur 33 enfants appartenant à des mères qui sont mortes, il en mourut 20 ; sur 47 enfants de mères malades qui ont guéri, 12 ont succombé.

Hecker pense que les maladies des enfants sont dues à l'infection de leur mère et non à la cause épidémique ; l'infection a eu lieu avant l'accouchement.

Sur 51 enfants infectés, 24 sont morts les 2 premiers jours, 5 moururent le premier jour, 14 le deuxième et 5 mort-nés. La mortalité diminue à partir du quatrième jour. Pour Hecker la maladie consiste en un empoisonnement du sang, ou pyohémie dont les caractères anatomiques consistent en lymphangites.

Le même auteur classe les manifestations puerpérales de la manière suivante : 1° dissolution aiguë du sang ; 2° processus septique provenant du système vasculaire ombilical ; 3° dégénérescence graisseuse aiguë des parenchymes. (Tome 137, année 1867, Constatt) ou t. 2, 1861, ou t. 4, 1862, même recueil.

§ Ier. PHÉNOMÈNES INFECTIEUX LÉGERS CHEZ DES ENFANTS A TERME QUI ONT GUÉRI.

Il était intéressant d'observer si de même que chez les mères, tous les accidents infectieux survenant chez le nouveau né étaient mortels. Il fallait pour cela l'observation clinique la plus rigoureuse, et la mesure exacte de la température et du poids.

14 enfants au plus fort de l'épidémie, alors que d'autres de la même catégorie succombaient à la suite d'une méningite ou d'une péritonite, ont présenté les mêmes symptômes et ont guéri.

Tableau des phénomènes observés chez ces enfants. — Le troisième jour de leur naissance, se sont manifestés les premiers signes de l'état morbide. (Nous rappelons ici que c'est en général le troisième jour qu'ont débuté les premiers signes de l'état infectieux chez les enfants qui sont morts). Alors les enfants refusent le sein, tettent fort peu, agitent la tête continuellement et pleurent, quoiqu'on ne constate rien de mal conformé dans l'appareil mammaire, les mères ont du lait, les enfants pèsent 3,500 à 4,000 gr., ils n'ont pas encore de diarrhée, ils n'ont aucun vice de conformation et cependant au lieu de teter, ils crient.

Bientôt à cette petite période d'excitation, qui peut manquer, succède de la sommolence que l'on rapporte habituellement à toute autre cause qu'à la véritable ; on voit survenir aussi un peu de stupeur; l'abdomen se ballonne; le système veineux se dessine, la respiration devient fréquente et superficielle, irrégulière, à certains moments elle est à 50 par minute, tandis qu'à d'autres elle tombe à 18 ou à 16, la chaleur augmente, 38°,5, 39°, 39°,8, le poids présente une courbe descendante bien avant que la température ne soit même à 38° et pendant toute la durée de la maladie, il décroît pour rester bientôt au même chiffre.

Le troisième ou le quatrième jour se montre de la diarrhée, d'abord jaune, puis séreuse, dans certains cas, verdâtre ou blanchâtre avec de nombreux filaments de mucine et de globules de mucus, l'enfant se plaint de temps à autre, il est brûlant surtout la nuit, quelquefois arrive une teinte subictérique.

Enfin dans nombre de cas se montrent des régurgitations bilieuses, les commissures labiales sont teintées en jaune, chez quelques enfants lorsqu'ils sont démaillotés, on voit de petits tremblements dans les membres. Chez un seul qui a guéri, j'ai vu survenir de légères convulsions de la face et des yeux.

D'une manière générale les troubles fonctionnels cessent assez rapidement, l'enfant reprend le sein peu à peu, le sommeil devient plus calme, la température revient graduellement à la normale, mais le poids n'augmente pas rapidement, il reste stationnaire pendant 4, 5, 8 jours.

1° *Température*. — Rien de particulier à noter pendant les 2 premiers jours, mais vers le 3ᵉ, le thermomètre de 37°,8, est monté à 38°,4 ; par ex. dans l'observation Muller la marche de la température a été la suivante :

<pre>
1ᵉʳ jour température   35°,6.
 — soir   —   37°.
2ᵉ jour   —   38°,7.
 — soir   —   39°,1.
3ᵉ jour   —   38°,6.
 — soir   —   39°,7.
4ᵉ jour   —   39°.
 — soir   —   38°.
5ᵉ jour   —   37°,4.
 — soir   —   37°,9.
6ᵉ jour   —   37°.
 — soir   —   37°,1.
7ᵉ jour   —   38°,2.
 — soir   —   37°,7.
8ᵉ jour   —   37°,3.
</pre>

2° *Poids*. — Pendant les deux ou trois premiers jours le poids suit sa marche habituelle, mais à partir de ce moment si les phénomènes fébriles surviennent, on constate que le poids décroît, l'enfant peut perdre 200 gr. en 24 heures, le premier jour de la maladie : 60 gr., le deuxième jour, perte totale en 2 jours 260 grammes. Voici des observations à l'appui :

1ᵉʳ enfant, poids : 4140 gr.

<pre>
1ᵉʳ jour   perte   200 gr.
2ᵉ —   —   60 gr.
3ᵉ — augmentation   20 gr.
</pre>

Total de la perte : 260 gr.

2e enfant, poids : 3,500.

$$1^{er} \text{ jour} \quad \text{perte} \quad 10 \text{ gr}$$
$$2^e \quad - \quad - \quad 10 \text{ gr.}$$
$$3^e \quad - \quad - \quad 40 \text{ gr.}$$
$$4^e \quad - \quad - \quad 40 \text{ gr.}$$

Puis état stationnaire, perte totale 100 gr.

3me enfant, poids: 3,100 gr.

$$2^e \text{ jour} \quad \text{perte} \quad 170 \text{ gr.}$$
$$3^e \quad - \quad - \quad 60 \text{ gr.}$$
$$4^e \quad - \text{ augmentation } 40 \text{ gr.}$$

Puis état stationnaire. Perte totale : 230 gr.

Les mères de la plupart de ces enfants ont eu des symptômes de phlébite, de péritonite infectieuse.

En consultant les courbes de la température et du poids, on voit que souvent dès le deuxième jour les enfants sont déjà souffrants ; la perte de poids est considérable : 200 gr. en 24 h ; la chaleur est un peu élevée, 38° et au-dessus, dans d'autres cas, le début ne semble dater que du quatrième jour où on constate une élévation de la chaleur et une diminution de poids ; mais les pertes de poids ne sont jamais plus considérables que dans les premiers jours de la naissance, si l'enfant est déjà malade vers le deuxième jour ; en effet à la perte de poids normale, s'ajoute celle que lui fait perdre la maladie.

Toutes ces courbes sont à peu près identiques : elles se composent d'une première période avec les variations ordinaires, quelquefois le poids augmente si la maladie ne débute que le quatrième jour, une deuxième période est marquée par l'élévation de la chaleur à 39°, 39°,8, et la décroissance du poids, dans la troisième période la température revient à son taux normal, le poids augmente mais lentement, il semble que l'organisme a été fortement atteint, et que les fonctions réparatrices se fassent difficilement. Enfin arrive après plusieurs semaines l'accroissement normal. Voici l'exposé des variations de la température et du poids chez un nouveau-né, atteint de puerpérisme infectieux :

OBSERVATION XXXIII.

Accidents légers de puerpérisme infantile. — Guérison. — Courbe de la température et du poids.

La nommée Rauch, enfant du sexe féminin, est née à peu près à terme, le 26 février, à onze heures et demie du soir.

Accouchement naturel; la mère est âgée de 27 ans, bien portante.
27 février, matin. T. r. 36,8. Soir, T. 37°.

Le 28. T. 37,8; pas de diarrhée. Soir, T. 37,6.

1er mars. T. 37,9; l'enfant tette peu. Soir, T. 38,2. Elle n'a pas teté, se plaint; son visage est pâle; elle a eu un vomissement alimentaire; son abdomen est développé.

Le 2. T. 38,8; elle tette peu; diarrhée verte, somnolence, vomissement bilieux. Soir, T. 38,9; ombilic en suppuration; pas d'ictère; ventre ballonné, ne paraissant pas douloureux à la pression. La mère a un peu de fièvre (38,2); face pâle; expiration plaintive, respiration accélérée de temps à autre.

Le 3. T. 37,5; la diarrhée reste continue. Soir, 37,9.

Le 4. T. 37,8; l'enfant essaie de teter. Soir, T. 37,9; face pâle.

Le 5. T. 37,5. Le faciès est meilleur; elle commence à mieux teter. Soir, T. 37,7; elle a toujours de la diarrhée verte.

Le 6. T. 37,8; elle tette, mais elle est encore pâle.

Exeat.

En examinant cette courbe nous voyons pour la chaleur une 1re période ascendante, où le thermomètre s'élève en 4 jours, de 36°,8 à 38°,9 ; le poids pendant ce temps décroît, l'enfant perd, après être resté stationnaire le 2e jour de la naissance, perd, dis-je, 230 gr. en 48 h. et durant cette période nous constatons des vomissements, de la diarrhée verte, elle ne tette pas, la respiration est plaintive. A une décroissance de la chaleur qui tombe de 38°,9 à 37°,5 en 12 h., correspond une augmentation de poids ; enfin la température oscille entre 37°,5 et 37°,8, tandis que le poids du 6 mars a une tendance à s'accroître.

COURBE RAUCH.

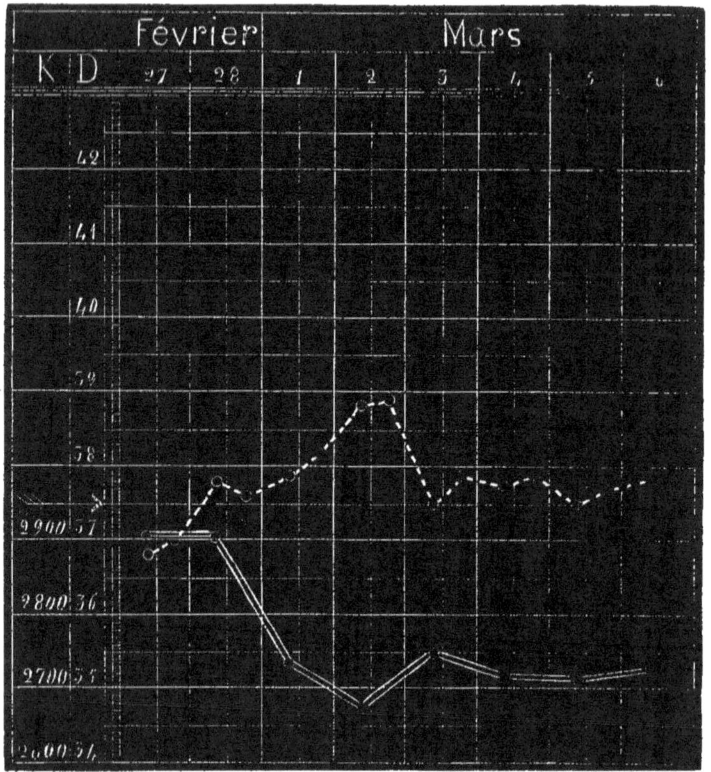

Nous sommes à cette époque en pleine épidémie, aussi
ai-je pensé que cette enfant avait été atteinte par l'infection ; les mères, les enfants succombent ; ici, la mère a été
à peine touchée par le puerpérisme ; chez l'enfant les accidents ont été également bénins, toutefois le poids remonte
lentement, bien que l'enfant tette et que l'état fébrile ait
cessé.

§. 2 ACCIDENTS MORTELS.

L'enfant, à l'instar de sa mère, est atteint par le puerpérisme infectieux ; chez lui, comme chez elle les affections

sont tantôt bénignes, tantôt graves ; je viens de résumer les caractères des premières, il me reste à parler des secondes, qui présentent un caractère de gravité exceptionnelle ; dans certains cas en 24 à 38 h., l'enfant succombe ; toutefois, quand on peut prendre la température rect. chaque jour, et le peser en même temps, on peut être averti de sa mala·die quelques jours avant la période terminale, dans laquelle surtout s'accusent les signes fonctionnels.

Les principales affections mortelles, que j'ai observées, sont : 1º la péritonite ; 2º l'érysipèle et le phlegmon ; 3º la phlébite seule ; 4º la méningite ; 5º la pleurésie ; 6º l'infection purulente ; 7º la gangrène.

Ces différents états morbides peuvent se présenter chez les nouveau-nés, en dehors des épidémies, à l'état sporadique ; alors, dans certaines circonstances, ils peuvent, au point de vue de la cause, entrer dans la même catégorie que les maladies ordinaires ; Cuœuel et Robin, dans leurs thèses de 1830, ont répété ce que Dugès avait dit sur la péritonite accidentelle chez le nouveau-né.

1º *Péritonite infectieuse des nouveau-nés.*

Tableau clinique de l'affection. — Nous avons déjà vu que le nouveau-né, placé comme sa mère dans un foyer épidémique, commence à souffrir en moyenne vers le 3ᵉ jour.

Les symptômes que présentent ces enfants sont presque toujours les mêmes ; il est donc possible de les figurer par un schéma fort exact.

Au début, c'est l'élévation du thermomètre qui nous met sur la voie de la maladie de l'enfant, dont la température est à 37°,9 ou 38 ; en même temps il a de la diarrhée verte, un peu de muguet, il tette bien ; cependant, dans les 12 à 24 h. qui suivent, il a des coliques, met plus de temps à teter, pleure plus souvent, au moment où le muguet se développe. Néanmoins le nouveau-né peut être malade avant cette époque : les premiers signes sont les suivants : la chaleur, vers les 40 à 48 h. de la naissance, monte de 37°,3 ou 37°,4 à 37°,8, puis apparaissent des vomissements alimentaires sans cause connue; quelquefois l'enfant expulse par l'anus quelques mucosités verdâtres ; les autres fonctions se font régulièrement : ajoutons que les urines sont beaucoup plus colorées que d'ordinaire et qu'elles contiennent plus d'urée et de chlore (urée, 0,40 à 50 centig.) (chlore, 0,068 milligr.) dans les premières 24 h. qui suivent le commencement de l'affection, la densité s'élève à 1,007 au lieu de 1,004. Enfin dans 3 cas, la maladie n'a débuté que le 8ᵉ jour après la naissance, par quelques cris plaintifs avec une température à 37°,4, une légère diarrhée verte : chez l'un d'eux l'infection a débuté par un refroidissement de la chaleur périphérique, par quelques vomissements, une altération des traits ; on pouvait presque diagnostiquer un choléra infantile ; pendant les 3 jours qui suivirent, la température n'a pas dépassé 37°,7.

La diarrhée verte et les coliques peuvent être les seuls signes du début.

Le 3ᵉ jour de la naissance en 24 h la temp. peut s'élever à 39°; d'autres fois elle reste pendant 2, 3 jours à 37°,8; alors il faut interroger les signes fonctionnels et l'on voit que la diarrhée est verte, que l'enfant souffre du ventre, son visage est un peu altéré, il tette, mais il crie de temps à autre sans qu'on sache pourquoi; bientôt la chaleur est à 38°,5, l'enfant pleure, tette encore, mais commence à maigrir. Ainsi la température atteint 38° ou la dépasse, tantôt le 3ᵉ jour de la naissance (obs. Péclet) et (obs. Girardot); tantôt les 4ᵉ, 5ᵉ et 6ᵉ, rarement le 10ᵉ jour. Enfin signalons la décroissance.

Plusieurs éléments seront donc utiles au début pour diagnostiquer la maladie de l'enfant : d'abord le foyer épidémique, la diarrhée verte, la température, les vomissements sans cause connue, les coliques violentes avec la face altérée, la coloration jaune de l'urine, l'agitation. Si j'insiste autant sur le début, c'est qu'il serait peut-être possible à l'aide de révulsifs, de lavements médicamenteux et nutritifs d'améliorer l'état de ces nouveau-nés.

Période d'état. — La chaleur est près de 39° ou la dépasse le 3e jour (obs. Péclet), le 4e (Girardot), quelquefois le 5e ou le 6e, rarement le 10e. Cette période est généralement courte. 12 h. à 2 jours en moyenne, quelquefois 4 jours (obs. Girardot du 16 février au 20).

Chez certains enfants le thermomètre se maintient aux environs de 40° pendant 48 h., d'autrefois à 39° degrés pendant le même temps (obs. Péclet) sans grandes variations ; ailleurs. la période d'état est accidentée, il survient des rémissions, des exacerbations à 16, à 24 h. de distance : la chaleur descend de 39°,7 à 37°,9 pour remonter en 24 h. à 39°,2.

Vers la fin de la période d'état, se manifeste souvent une dépression : dans l'observation Péclet, la chaleur descend de 40°,2 à 39°,4 ; chez Girardot elle descend de 39°,2 à 37°,7.

Pendant la variation de la température rectale, l'abdomen se développe, devient plus tendu et douloureux avec une légère pression ; (il ne faut pas prendre pour de la tension pathologique celle qui est normale ou qui se produit quand l'enfant crie, ou fait quelque effort ; il vaut mieux mesurer chaque jour le circuit lombo-ombilical).

De plus les veines sous-cutanées abdominales se dessinent et apparaissent bleuâtres.

La diarrhée jaune ou verte continue, l'enfant a de fortes coliques, il crie, pleure continuellement; à un moment d'agitation succède un peu de stupeur.

C'est vers le milieu de cette période que l'enfant refuse

de teter. Il essaie de faire quelques efforts comme pour cracher, à la suite desquels on voit sortir de la bouche un peu de salive.

Parfois aussi survient un léger ictère, qui a manqué souvent dans nos observations ; les conjonctives apparaissent d'abord jaunes, les selles sont vertes.

Il n'est pas rare de voir les vomissements cesser, pour reparaître à la fin ; quelques contorsions se montrent dans les membres.

Le pouls est très-fréquent : 170, 180, il est souvent impossible de le compter ; mais il subit de fréquentes variations, de même que la respiration, qui tombe tout à coup de 104 à 40, à 30, pour remonter à un moment donné.

L'urine est toujours foncée ; on n'y constate plus de chlore.

Vers la fin de cette période, l'amaigrissement est très-sensible, surtout à la face qui est pâle, anémique ; l'ictère quand il existe, est plus net. Les veines abdominales sont très-apparentes ; le ventre est tendu ; des régurgitations jaunâtres ont lieu par la bouche et par les narines ; enfin se montre de l'affaissement et de la stupeur.

Période terminale. — Dans toutes les observations, elle est marquée par une ascension brusque de la chaleur ; elle est donc régulièrement ascendante : tantôt la température met 12 h. pour s'élever de 37°,2 à 42°, c'est exceptionnel ; d'autres fois c'est en 48 à 60 h. que le thermomètre s'élève de 38°,4 à 42° (obs. Girardot). Le pouls ne peut le plus souvent être compté ; dans quelques cas il se ralentit. La respiration est fréquente par moments 140 par minute, haute, superficielle, elle tombe par instants à 40 à 50.

C'est alors que l'enfant a des vomissements verdâtres. La face est souillée par un liquide jaunâtre rejeté par la bouche et par le nez, quelquefois ces régurgitations des

matières bilieuses ne se manifestent que pendant les derniers moments de la vie, le nouveau-né refuse le sein ou
le biberon 3 jours avant, quelquefois la veille seulement
de sa mort.

La stupeur augmente ; il est somnolent, la bouche reste
ouverte, la langue devient sèche, ainsi que les lèvres et les
gencives, les yeux sont à demi-fermés, hagards, roulant
dans l'orbite à certains moments ; la face est le plus souvent
très-amaigrie, d'autrefois il semble que l'enfant sommeille
sans qu'il y ait d'altération notable des traits.

Puis survient de la cyanose, surtout appréciable à la
face et aux extrémités ; des mouvements convulsifs d'abord
des yeux, des muscles de la face, du relâchement des
sphincters, des régurgitations bilieuses.

Quelquefois se produit de la diarrhée sanguinolente. La
face est grippée, hippocratique ; enfin, tantôt l'enfant succombe avec une basse température, 37°,5 ; le plus souvent
la chaleur est élevée, 41° à 42°; le thermomètre monte rapi-
ment à 41° dans l'espace de 12 à 15 h.

La durée moyenne de la fièvre est de 4 à 5 jours.

Je dois ajouter ici qu'il ne faudrait pas prendre pour de la
péritonite, de la pleurésie, de la méningite, les altérations
suivantes :

Chez les mort-nés, il arrive souvent qu'on trouve du
liquide abondant dans les cavités séreuses, tantôt d'une
couleur un peu louche, tantôt sanguinolent ; quelquefois
même il est filant ; dans ce cas on y trouve de la mucine
en filaments, qui pourrait faire croire à de la péritonite ;
en même temps on voit des grands éléments cellulaires,
granulo-graisseux dans une partie de leur étendue, de petites cellules épithéliales atrophiées, quelques corps granuleux. Ces lésions se rencontrent chez le plus grand nombre
des enfants mort-nés à 7 et à 8 mois.

Etudions maintenant en détail divers symptômes tels que :
a. vomissements ; *b*, ictére ; *c*, épanchement dans la tunique vaginale ; *d*, poids ; *e*, température.

a. *Des vomissements*. — « Un des signes les plus constants de la péritonite chez les enfants nouveau-nés, c'est le vomissement, soit que l'enfant rejette des matières alimentaires et des boissons, soit qu'il vomisse un liquide vert, porracé, bilieux. » (Lorain, th. inaug. p. 46).

Lors donc que, chez un enfant, dont la mère est atteinte d'infection puerpérale, avec vomissements bilieux, abdomen ballonné, faciès altéré, température à 40°, on voit survenir des vomissements alimentaires ou de boissons avec tension et douleurs abdominales, on inclinera à regarder la maladie comme identique aves la maladie de la mère.

Sur trente cas de péritonite infantile, M. Lorain a constaté onze fois ces vomissements ; sept fois ce signe n'a pas été observé pendant la vie, et à l'autopsie on a trouvé du liquide bilieux dans l'estomac.

Sur notre chiffre de vingt enfants, morts de péritonite puerpérale, seize ont eu des vomissements à différentes périodes, les quatre autres n'en ont eu qu'au dernier moments de la vie.

Tantôt les vomissements se font sans efforts : c'est le cas le plus fréquent ; quand on constate des matières bilieuses avec une augmentation de la température, un ballonnement du ventre, on doit songer à la péritonite.

En effet, il faut un trouble assez considérable dans la santé du nouveau-né pour qu'il vomisse vert ; à l'état de santé, on ne voit pas ce fait.

Bien que souvent on n'avertisse pas le médecin de ces vomissements, il est facile de s'assurer du fait, on n'a qu'à regarder l'orifice des narines et les commissures labiales, qui sont teintées en jaune ; souvent ces dernières ont été essuyées, mais il en reste souvent quelque trace vers les ouvertures des narines, sur les côtés des ailes du nez.

Ce sont plutôt de régurgitations que de véritables vomissements.

Dans quelques cas, toutefois, j'ai pu voir des efforts au moment des vomissements, le diaphragme paraissait se contracter, il y avait deux ou trois efforts de nausées, qui précédaient le rejet des matières bilieuses. Dans l'intestin grêle, dans le gros intestin et même dans l'estomac, ainsi que l'avait noté M. Lorain, j'ai toujours retrouvé des matières jaunes-verdâtres.

Chez la moitié des enfants les vomissements se sont montrés le troisième jour, et dans le quart seulement, je les ai vus survenir la veille de la mort ; dans ce dernier cas ils étaient toujours bilieux : ces vomissements coïncidaient avec un développement considérable du ventre.

b. *Ictère*. — M. Lorain a observé ce signe treize fois sur trente cas de péritonite.

Sur 20 cas de péritonite des nouveau-nés ; je ne l'ai rencontré que 5 fois. Il est bien entendu qu'il s'agissait dans mes observations d'enfants bien portants, à la naissance pesant en moyenne 3,400 grammes, et non d'enfants nés avant terme.

Chez les nouveau-nés bien portants et à terme, l'ictère nettement accusé peut donc avoir une certaine valeur pour faire présumer l'affection péritonitique du nouveauné ; il est vrai que souvent, au moment où il se montre bien établi, d'autres signes : tels que la chaleur, le ballonnement du ventre, les vomissements, se sont déjà montrés.

Jour d'apparition ; une fois il s'est montré le deuxième jour des accidents, deux autres fois la veille de la mort, chez un autre le troisième jour, et chez le dernier le jour même du début.

Existe-t-il une lésion hépatique, qui puisse rendre compte de ces faits ? Dans un cas, en effet, j'ai trouvé une atrophie aiguë des cellules avec destruction par places de ces éléments, l'organe ayant conservé la couleur rouge jaunâtre par places, la consistance n'avait diminué qu'en certains points.

Chez les autres, l'examen histologique n'a fait voir aucune altération des éléments du foie, à l'œil nu on retrouvait la couleur rouge, avec quelques plaques jaunes de surcharge graisseuse ; le tissu était un peu congestionné, les vaisseaux remplis d'un sang fluide, noirâtre.

En tout cas, il existe une véritable polycholie car on retrouve de la bile en quantité dans les intestins.

Quant aux lésions de la veine ombilicale, je les ai rencontrées plusieurs fois : matière puriforme dans son intérieur, épaississement de ses parois, chez quelques-uns du pus avec des leucocytes, s'étendant jusqu'au hile du foie, où commençaient soit des caillots anciens en voie d'altération granulo-graisseuse, soit des caillots noirâtres récents fibrillaires. Les lésions ne s'étendaient pas au parenchyme lui-même. Dans plusieurs de ces cas il n'existait pas trace d'ictère.

Je ne pense pas que l'on puisse confondre cet ictère, avec celui qu'on voit quelquefois chez les nouveau-nés, mais qui n'est pas fébrile, qui s'accompagne de diarrhée grise, cette forme a été décrite par le Dr Porchat.

c. *De l'épanchement dans la tunique vaginale.* — Ce signe a été constaté souvent par M. Lorain ; on le comprend facilement, puisque le canal inguinal n'est pas fermé. Sur nos 20 observations, il a été 6 fois constaté pendant la vie et à l'autopsie.

Les bourses ont augmenté de volume, les rides sont diminuées ou effacées, si on vient à presser sur le scrotum, le liquide reflue dans l'abdomen et les rides reparaissent ; mais pendant les efforts ou les cris de l'enfant, le liquide descend de nouveau et ramène la tuméfaction.

Souvent il existe en même temps de l'œdème du scrotum, ce signe est même beaucoup plus souvent noté dans nos observations que l'épanchement, qui, dit M. Lorain (9 fois sur 10) est du côté droit seulement. Dans nos cas il existait 2 fois des deux côtés, et 4 fois à droite. Cela doit être, puisque l'anneau du côté gauche est généralement fermé à la naissance, tandis que le contraire a lieu à droite.

Quand on fait cette exploration l'enfant s'agite et pousse des cris, ce qui tend la poche et empêche le liquide de refluer dans l'abdomen.

Chez 2 de nos enfants nous avons observé ce signe, le deuxième jour de l'augmentation de la température ; chez les autres à une époque plus éloignée le quatrième et le cinquième jour de la maladie.

Il est probable qu'une certaine quantité de liquide a été sécrétée par la tunique vaginale même ; car on y retrouve des fausses membranes, cette séreuse est enflammée comme le péritoine : tantôt le liquide est purulent avec flocons albumino-fibrineux, d'autres fois séreux, séro-albumineux.

d. *Poids*.— 1re *catég. Nouveau-nés à terme*. Il n'existe ici pour ainsi dire qu'un seul type de courbe, c'est celle qui est uniformément descendante, ainsi le troisième jour le nouveau-né, au lieu d'augmenter de poids, continue à perdre ; dans la majorité des cas en effet le jeune enfant est malade le troisième jour, mais comme certains enfants perdent encore normalement le troisième et le quatrième jour, on aurait quelque difficulté si l'on ne se basait que sur le poids pour diagnostiquer la maladie de l'enfant. Mais il est un autre élément qui permettra le diagnostic, c'est l'élévation de la température.

Perte dans les 24 heures du début. Le premier jour l'enfant peut perdre 160 à 180 gr. ainsi un enfant de 3,670 gr. a perdu 140 gr., un autre de 3,500 gr. a perdu 180 gr. un troisième de 3,670 gr. n'a perdu que 30 gr., enfin un quatrième de 3,880 gr. a perdu 160 gr.

Le 2e jour la perte s'est élevée à 50, à 220 gr. l'enfant est déjà malade.

Le 3e jour le chiffre a varié de 20 à 90 gr.

Voici d'ailleurs des types avec le chiffre des pertes par jour :

1er enfant.	1er jour perte	140 gr.
	2e — —	50 gr.
	3e — —	10 gr.
	4e — —	90 gr.
	5e — —	110 gr.
	Perte totale	400 gr.

Voici l'observation de cet enfant.

Observation XXXIV.

Puerpérisme infantile. — Epanchement dans la tunique vaginale. — Mort. — Autopsie. — Peritonite purulente avec fausses membranes.

L'enfant Peclet, du sexe masculin, né à terme le 13 avril dans la matinée. Accouchement naturel. La mère a 23 ans et a eu une pelvi-péritonite, dont elle est guérie. L'enfant a été bien portant pendant les deux premiers jours. Voici les températures :

Le 13. Matin, T. rectale 37°,6. Soir, id. L'enfant rend son méconium et ne paraît pas souffrant.

Le 14. T. 37°,4. L'enfant tette un peu. Soir, T. 37°,5.

Le 15. T. 38°,8. L'enfant a crié la nuit, il y a un peu de diarrhée, le ventre est ballonné. Soir, T. 38°,8. On constate de l'amaigrissement.

Le 16. T. 39°. Le malade a eu un vomissement. Soir, T. 38°,2.

Quinquaud.   15

Ventre tendu, les veines se dessinent à la surface de l'abdomen; un peu de diarrhée verte.

Le 17. T. 39°,1. Ventre tendu et paraissant douloureux à la pression; l'ombilic reste un peu tendu, ce sont les intestins qui font hernie, vomissements de liquides verdâtres. Soir, T. 38°5. Il refuse le biberon, pas d'ictère, altération des traits, la bouche est sèche, la respiration très-accélérée par instant; diarrhée séreuse, développement excessif du ventre, le scrotum est tuméfié, on le fait diminuer en refoulant le liquide dans la cavité abdominale.

Le 18. T. 39°,5. Vomissement bilieux, diarrhée verte, amaigrissement extrême, pas d'erysipèle ni de phlegmons autour de l'ombilic distendu par les intestins, facies hippocratique. Soir T. 40°. Il succombe dans la nuit.

Autopsie. — 20 avril, à 10 heures du matin. Enfant bien constitué et bien conformé, d'une longueur de 52 centimètres, du poids 3,770 gr.

Tête. — Rien à la surface cutanée; méninges un peu congestionnées sans trace de lésions inflammatoires.

Poitrine. — Les cavités pleurales contiennent environ chacune 10 gr. de sérosité claire; pas de fausses membranes ni de lésions phlegmasiques sur la plèvre; poumons un peu hyperémiés avec quelques points d'atélectasie à la base; le cœur contient des caillots noirâtres, mous; le trou de Botal et le canal artériel sont perméables.

Abdomen. — Le ventre rend un son tympanique, le péritoine contient 250 gr. d'une sérosité louche, dans laquelle nagent des flocons albumineux purulents; ces fausses membranes tapissent toute la surface des intestins, relient entre elles les diverses circonvolutions et recouvrent tous les organes du bassin; elles sont élastiques, épaisses de 2 millim.; elles tapissent la surface de la rate, c foie auquel elles sont très-peu adhérentes. Entre ces divers organes existent des filaments de fausses membranes considérables. Le scrotum tuméfié, les testicules sont descendus; si l'on vient à presser les bourses, on fait sortir par l'ouverture interne du canal inguinal une quantité considérable de liquide purulent.

En examinant toutes ces lésions inflammatoires si accusées et cette grande quantité de pus dans le petit bassin, on trouve qu'il existe une analogie complète entre ces lésions du nouveau-né et celles qui existent chez la femme atteinte d'une péritonite puerpérale intense.

L'intestin grêle, le gros intestin contiennent une matière jaune semi-liquide. La muqueuse paraît saine. L'estomac contient un peu de liquide bilieux; la rate recouverte de fausses membranes est très-volumineuse. Sa longueur est de 70 millim., sa largeur de **40**, et son épaisseur de **26**. La foie est rouge, un peu congestionné ; les reins sont normaux.

Système ombilical. — Le cordon est tombé, cupule saine; veine ombilicale vide, flasque, contenant un petit caillot noir, filiforme: nulle trace de phlegmasie. Les artères ombilicales sont rétractées et renferment de petits caillots noirs, non adhérents.

COURBE PÉCLET.

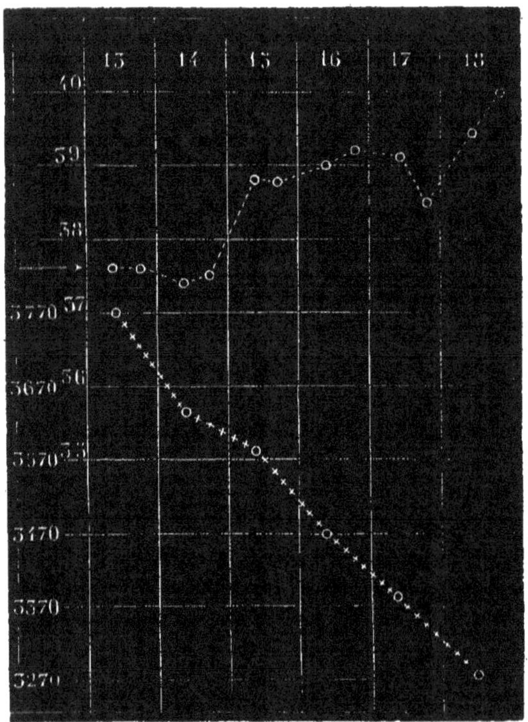

Si l'on jette un coup d'œil sur la courbe de la tempé-rature, on voit qu'elle est progressivement ascendante ;

partir du troisième jour de la naissance, le thermomètre atteint 39° et peu de temps avant la mort il marque 40°.

Quant à la courbe du poids elle est caractéristique, uniformément descendante, l'enfant perd tous les jours de son poids (voir la courbe).

Ainsi donc en cinq jours cet enfant perd 400 gr. Le poids total est de 3670 gr.

2° enfant.   1ᵉ jour, perte 180 gr.
        2ᵉ — —   70 gr.
        3ᵉ — —   50 gr.

    Perte totale : 300 gr. Mort.

Poids initial 3500 gr.

3ᵉ enfant.   1ᵉʳ jour perte 170 gr.
        2ᵉ — —   30 gr.

    Perte totale 200 gr. Mort.

4ᵉ enfant.   1ᵉᵃ jour perte 220 gr.
        2ᵉ — —   50 gr.
        3ᵉ — —   70 gr.
        4ᵉ — —   130 gr.
        5ᵉ — —   100 gr.

    Perte totale 570 gr. Mort.

Poids initial 3520 gr.

Chez les nouveau-nés qui vivent de cinq à sept jours, le poids décroît avec rapidité les deux ou trois jours qui précèdent la mort. Voici cependant le poids de Girardot qui a succombé le onzième jour à une péritonite puerpérale.

        2ᵉ jour, perte 40 gr.
        3ᵉ — —   20 gr.
        4ᵉ — —   20 gr.
        5ᵉ — —   20 gr.
        6ᵉ — —   40 gr.
    7ᵉ jour, état stationnaire.

8e jour, état stationnaire.

9° —   —

10e — perte — 20 gr.

11e —   — 30 gr.

Perte totale 190 gr.

Ce cas est remarquable par le chiffre peu élevé des pertes de poids journalières, tandis que le thermomètre montait rapidement.

On peut voir, d'après toutes ces décroissances de poids, que le chiffre de la perte du poids est plus considérable dès le début qu'il ne l'est à l'état normal.

d (bis). *Poids.*

2e catégorie. Enfants avant terme. — Ici nous retrouvons un autre type de courbe. Dans les cas que nous avons sous les yeux, les enfants ne sont tombés malades que le 4e ou 5e jour de la naissance, et comme ils tetaient après ce 2e jour, on a eu la courbe légèrement ascendante des enfants bien portants. Puis à partir du jour où les nouveau-nés ont été malades, les poids sont restés les mêmes pendant 24 h., pour décroître ensuite jusqu'à la mort, qui arrive promptement dans les 48 à 60 h. En voici un exemple :

1e enfant : 1e jour, perte 130 gr.

2e —   70 gr.

Perte totale : 200 gr. Mort.

2e enfant : 1e jour, perte 80 gr.

2e —   40 gr.

Perte totale : 120 gr. Mort.

Les petits enfants du poids de 1,200 à 1,400 gr. perdent moins que les enfants de 3,500 gr. Ainsi, voici un enfant qui a vécu 5 jours et dont la perte totale a été de 175 gr. Il pesait 1,700 gr., tandis que nous en voyons un autre de 3,720, qui a vécu le même temps perdre 570 gr. Voici d'ailleurs le chiffre de chaque jour pour le petit enfant :

$$1^{er} \text{ jour ; } 50 \text{ gr.}$$
$$2^e \quad — \quad 20 \text{ gr.}$$
$$3^e \quad — \quad 15 \text{ gr.}$$
$$4^e \quad — \quad 30 \text{ gr.}$$
$$5^e \quad — \quad 60 \text{ gr.}$$

La perte totale est de 175 gr.

e. Température chez les enfants à terme. — Le thermomètre dans les premières 24 heures de la naissance suit à peu près les mêmes variations que chez les enfants bien portants de cette catégorie. — Nous avons vu, en effet, que le puerpérisme infectieux du nouveau-né ne commence pas à se manifester avant le 2e ou 3e jour. A cette époque, la température commence à s'accroître, et dans l'espace de 12 heures elle peut s'élever de 37°,5' à 40°,2'. Quelquefois le thermomètre ne monte qu'à partir du 4e jour; à ce propos, nous ferons remarquer que les accidents fébriles qui surviennent chez la mère se déclarent aussi le 3e jour, c'est la règle, quoiqu'il y ait de nombreuses variations.

Maxima de température offerts par les enfants nouveau-nés morts d'accidents infectieux : 41°, 41°,5, 42°,5.

Lorsque le thermomètre monte à 40°, la vie ne se prolonge guère au-delà de 48 h.

Durée de la fièvre chez les enfants qui ont succombé : 48 h. — 36 h. — 4 jours, — 5 jours et 8 jours.

Voici la marche de la température chez un enfant qui est mort le 11° jour (observation Girardot).

Né le 13 février, mort le 23.

Le 13 février, matin, température, 37°,4

	—	soir	—	36°,8
14	—	m.	—	37°,8
	—	soir	—	id.
15	—	m.	—	37°,9
	—	soir	—	38°,3
16	—	m.	—	39°
	—	soir	—	39°,7
17	—	m.	—	38°,7
	—	soir	—	38°,8
18	—	m.	—	37°,9
	—	soir	—	38°,1
19	—	m.	—	39°,2
	—	soir	—	38°,8
20	—	m.	—	37°,9
	—	soir	—	37°,7
21	—	m.	—	38°,4
	—	soir	—	38°,6
22	—	m.	—	38°,8
	—	soir	—	40°,1
23	—	m.	—	41°,5
	—	soir	—	42°

Les courbes des poids sont décroissantes, descendantes, l'enfant perdant chaque jour de son poids.

Les graphiques de la température sont tantôt progressivement ascendants, c'est ce qui a lieu lorsque la péritonite dure jusqu'au 4e ou 5e jour de la naissance; tantôt les courbes offrent une période d'état de durée variable, pendant laquelle on peut voir survenir des rémissions (obs. Girardot;) dans certains cas, où l'infection ne survient qu'au 4e ou 5e jour de la naissance, on a d'abord une partie horizontale, normale et une ascension brusque, en 3 jours l'enfant succombe, la chaleur s'élève de 38°,1 à 41°,5 pendant ce laps de temps.

Voici le résumé de l'observation Girardot :

OBSERVATION XXXV.

*Puerpérisme infectieux chez un enfant bien portant. — Mort le 11ᵉ jour.
— Autopsie. — Péritonite purulente. — Examen histologique.*

Le nommé Girardot, enfant du sexe masculin, est né à peu près
à terme le 13 février à midi et demi ; accouchement naturel.

La mère, âgée de 24 ans, a eu des accidents fébriles puerpéraux,
qui ont débuté le 15 février et dont elle a guéri.

Le 13 février. T. r., 37°,4. (Cordon coupé depuis 10 minutes).
Soir, T. 36°,8. Enfant bien portant.

Le 14. T. r., 37₀,8. Légère ophthalmie. Soir, 37₀,8. L'enfant rend
encore du méconium.

Le 15. T. r., 37°.9. La mère l'allaite. Soir, 38°,8. diarrhée jaune.

Le 16. T. r., 39°. La diarrhée continue ; pas de vomissements,
l'abdomen est tendu. Soir, 39°,7. Tette et prend le biberon.

Le 17. T. r. 39° ; l'enfant tette pendant longtemps, mais mal ;
Soir, T. 38°,8 ; diarrhée verte ; le nouveau-né souffre, il maigrit,
a de l'érythème aux fesses.

Le 18. T. 37₀,9 ; la conjonctivite persiste. Soir, 38₀,1.

Le 19. T. 37₀,9 ; pleure, s'agite de temps à autre, n'a pas de
vomissements, mais le ventre est ballonné et douloureux. Soir,
T. 38 ,8.

Le 20. T. r., 37₀,9 ; amaigrissement, face pâle, tette toujours un
peu. Soir, T. r. 37₀,7.

Le 21. T. r. 38₀,4 ; la respiration est accélérée par instant, l'enfant se plaint, est somnolent. Soir, 38₀,6.

Le 22. T. r. 38°,8 ; le nouveau-né tette moins bien, stupeur,
plaintes de temps à autre. Soir, il n'a rien voulu prendre ; T. 40 ,1 ;
vomissements jaunâtres, pas d'ictère.

Le 23. T. r. 41₀,5 ; ne tette plus, amaigrissement, face hippocratique, abdomen très-ballonné. Soir, T. r. 42° ; au moment de la
mort 43° ; vers les derniers instants de la vie, l'enfant a eu quelques
régurgitations de matières bilieuses, qui ont taché les orifices du
nez et de la bouche.

L'enfant est décédé à 5 heures du soir.

Il faut établir qu'il y a des probabilités pour que cet enfant soit
mort par le fait de l'épidémie ; en effet sa mère a présenté de graves
accidents puerpéraux, ainsi qu'une femme voisine ; une troisième

femme est morte avec la forme arthritique, une quatrième avec une méningite dans la même salle à quelques jours de distance. Enfin plusieurs nouveau-nés sont morts d'érysipèle. Cet ensemble de lésions si variées doit appartenir au tronc commun du puerpérisme infectieux. Disons enfin que cet enfant n'a jamais cessé d'être allaité par sa mère, et qu'il a pu s'imprégner à ce contact de la matière infectieuse.

Nécropie le 24 février. — Au premier abord, on soupçonna la péritonite, parce que la face est tachée par des matières bilieuses vomies, en outre le ventre est très-tendue. Pas de teinte ictérique.

Abdomen. — A peine l'incision des parois est-elle faite, qu'il s'écoule 80 gr. de liquide jaune, purulent, avec des fausses membranes floconneuses. Le péritoine est injecté et épaissi. Les anses intestinales sont fortement adhérentes entre elles et aux parois abdominales; on voit des fausses membranes épaisses sur tous les viscères.

Si l'on examine au microscope ce liquide péritonéal, on y trouve de la graisse émulsionnée, de l'albumine granuleuse, de la fibrine, de nombreux petits éléments de 0,007 à 0,009 de millim., entourés de quelque filaments de mucine, des corps granuleux, de grands éléments de 0,012 à 0,15 de millim. granulo-graisseux, quelquefois à noyau latéral, des cellules épithéliales de dimensions variables, quelques-unes en voie d'altération graisseuse.

Les fausses membranes sont constituées par de la graisse, de la fibrine, de l'albumine et de la mucine, englobant les divers éléments ci-dessus mentionnés.

Les intestins sont très-hyperémiés.

Le tissu cellulaire sous-séreux est œdématié et congestionné; mais le tissu séreux lui-même a peu varié dans ses caractères physiques, ses vaisseaux sont plus nombreux, les cellules sont tuméfiées gorgées de liquide, par places on voit des groupes de granulations albuminoïdes.

Ombilic. — Nulle trace de phlegmasie. Le cordon est tombé depuis plusieurs jours. La cupule est saine; la veine contient un caillot noir, effilé, oblitérateur, qui partant, à quelques millim. de l'ombilic, s'étend jusqu'au foie. La veine est saine dans le foie.

Les artères ombilicales rétractées contiennent un mince caillot noirâtre.

L'estomac contient un liquide lactescent taché de bile.

La rate et le foie sont congestionnés, volumineux, pèsent la première 40 gr., et le second 220 gr.

Les reins et les poumons sont sains.

Le cœur est normal; le cerveau est sain.

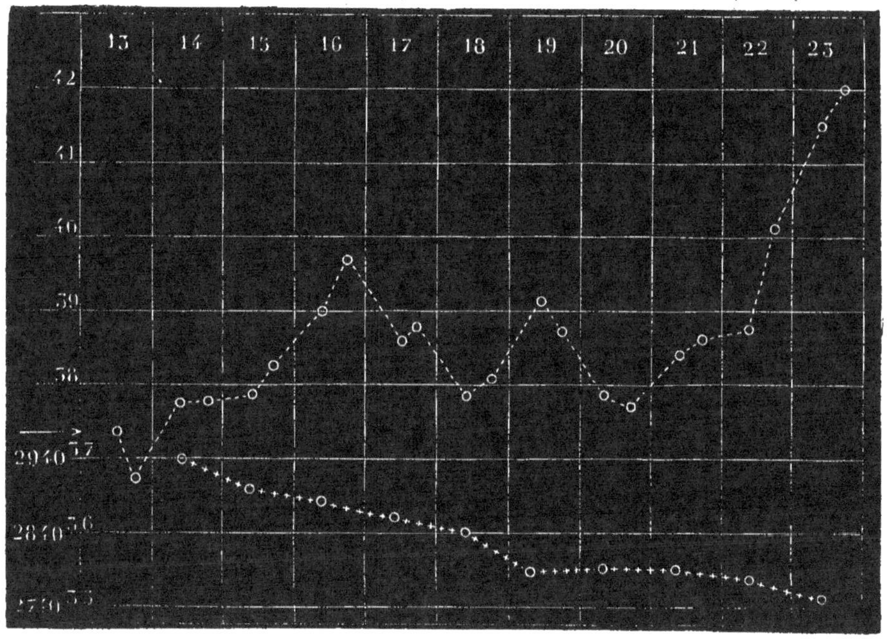

Le graphique nous fait voir une 1re période ascendante pendant laquelle le thermomètre s'élève, en 36 h., de 37°,9 à 39°,7 ; une 2me période accidentée, avec de grandes variations dans la température, qui à 2 reprises descend au-dessous de 38°, pour s'élever à 38°,8 et à 39°,2; enfin la période terminale qui commence le 21 matin; à partir de ce moment la courbe est ascendante, la chaleur s'élève de 38°,4 à 42°.

Pendant ce temps la courbe du poids est descendante, mais se rapproche de l'horizontale ; les pertes de poids par jour ayant été peu considérables, parceque l'enfant s'est toujours un peu alimenté.

Voici un autre exemple des variations de la température et du poids :

OBSERVATION XXXVI.

*Puerpérisme infantile. — Graphique de la température et du poids.
Mort. — Autopsie. Péritonite purulente avec fausses membranes.*

Le nommé Peuche, enfant du sexe masculin, est né à terme (poids 3,880 gr.) le 1er avril à 10 h. 1/2 du matin.

Accouchement naturel.

Mère bien portante, 27 ans (2e grossesse).

1er avril. Enfant adhérant par le cordon. T. 38 ; 2. h. après la section du cordon. T. 36,2. —Soir. T. 37 ; l'enfant paraît très-bien portant.

Le 2. T. 37,5. Le nouveau-né tette à peine ; on lui donne également le biberon ; il est somnolent. — Soir. T. 37,5. L'enfant est moins gai que d'ordinaire ; il est plus somnolent, ne prend pas le sein avec la même avidité.

Le 3. T. 40,2, R. 108. L'enfant a eu 2 vomissements porracés dans la nuit ; la respiration est plaintive, accélérée par instants, il refuse le sein ; les veines sous-cutanées abdominales sont développées ; facies hippocratique. — Soir. T. 40,9, R. 156. La face est pâle, amaigrie ; au toucher il est brûlant, la peau cependant est anémique ; il a eu encore un vomissement bilieux ; stupeur, les yeux sont à demi fermés et laissent voir 1 sclérotique ; la bouche est béante, les lèvres sont fuligineuses, on aperçoit de petits mouvements fibrillaires dans les muscles de la face.

L'enfant succombe dans la nuit.

Autopsie le 4. Quand on met la tête de l'enfant en bas, en soulevant les pieds, on voit de la bile s'écouler par les narines ; les commissures labiales sont aussi teintées en jaune.

Le ventre est tendu, le cordon est desséché, pas de travail inflammatoire autour de l'ombilic, pas de phlegmons ni d'érysipèles.

Abdomen. — Le péritoine contient 30 à 40 gr. de pus verdâtre ; il est tapissé par des fausses membranes purulentes, épaisses, qui recouvrent les différents viscères. Les intestins sont rouges, distendus par des gaz.

Vaisseaux ombilicaux. — Les *artères* contiennent des caillots récents, noirâtres, non adhérents. La *veine* est saine au niveau de l'ombilic et dans le foie, elle contient un petit caillot noir, récent.

Thorax. — La plèvre est saine ; les poumons sont congestionnés et œdématiés à leurs bases.

Le cœur est normal.

Le cerveau pèse 470 gr., n'est le siége d'aucune altération.

COURBE PEUCHE.

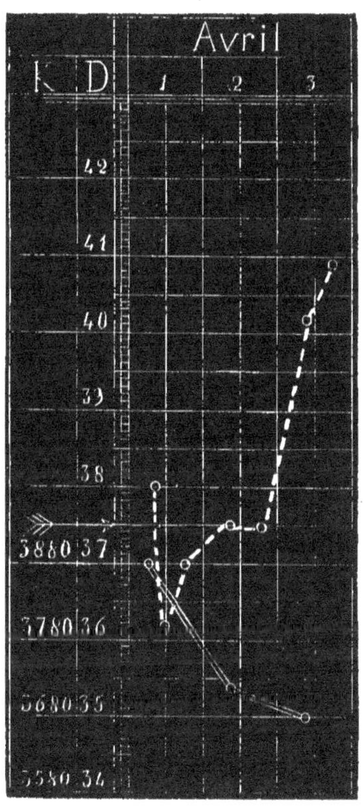

Le graphique de la température et du poids nous montre une 1re période normale, où on voit la décroissance du poids et la descente, puis l'élévation de la chaleur ; mais, vers la fin du 2e jour après la naissance, on voit apparaître une montée brusque du thermomètre, qui en 12 h.

s'élève de 37°,5 à 40°,2 ; pendant que le poids **décroît**, l'enfant perd 200 gr. en 3 jours.

Il est fort probable que dès le 2 avril l'enfant était **souffrant**; la perte de poids est en effet considérable, puisqu'elle s'élève à 160 gr.

2ᵉ *De l'érysipèle et du phlegmon.*

Depuis longtemps Trousseau disait à l'hôpital **Necker**, que l'érysipèle des nouveau-nés était une forme de la fièvre puerpérale. Lorain a défendu cette opinion, en apportant à l'appui des observations recueillies à la Maternité; mais il n'y a, dit-il aucune relation de cause à effet entre l'érysipèle et la péritonite ; « la plaie (ombilicale ou autre) peut en être le prétexte, mais non la cause. » Au niveau du point qui va devenir le siége de l'érysipèle, on trouve le plus souvent une contusion du forceps, une éraillure, une solution de continuité quelconque. Non, la cause ne réside pas dans la plaie, pas plus que la plaie n'est la cause première de l'infection purulente ; mais cette solution de continuité fournit une porte d'entrée aux matières infectieuses.

Ce n'est pas la plaie par elle-même qui engendre l'érysipèle, c'est parce qu'il survient une modification dans les matières protéiques de la plaie, lesquelles, absorbées par le réseau lymphatique, l'enflamment et produisent l'érysipèle ; dans 2 cas j'ai pu retrouver du pus dans un tronc lymphatique ; et alors ce pus et les matières inflammatoires engendrent secondairement la fièvre, c'est-à-dire activent la nutrition, soit d'une manière directe, soit par l'intermédiaire du système nerveux. En dernière analyse, l'épidémie devient la cause de ces traînées érysipélateuses.

Il en est de même pour le phlegmon périombilical, l'action est là directe; mais, si le phlegmon se développe ailleurs, dans un autre point où il n'existe pas de plaie, ce sont toujours les mêmes matières infectieuses qui, dans les fins capillaires, agissent sur les éléments du tissu connectif, les irritent à leur manière et produisent la phlegmasie.

Le plus souvent l'érysipèle débute au niveau d'une surface traumatique, autour de l'ombilic, au niveau d'une contusion produite par une branche de forceps; chez la mère c'est à la vulve qu'il débute, ou bien à la face; quand il existe une surface eczémateuse, c'est l'orifice des narines, etc., etc.

L'érysipèle et le phlegmon coïncident ou se montrent indépendants de la péritonite chez la mère et chez le fœtus. Sur 12 cas d'érysipèle pendant cette épidémie de puerpérisme infectieux, 4 fois les mères et les enfants ont présenté cette affection, les 1res à la vulve, 1 cas à la face; les 2mes à l'ombilic et à la face; 2 des enfants avaient une péritonite ; pour les mères une seule n'a eu que de la phlébite avec des arthrites elle a guéri, les trois autres sont mortes, 2 de péritonite avec lymphangite, une avec une phlébite et une pleurésie.

Je n'ai constaté que 2 fois des phlegmons autour de l'ombilic; les enfants n'avaient pas de péritonite.

Ces érysipèles se sont montrés au moment où l'épidémie était dans toute son intensité. D'ailleurs, pourquoi ce mélange d'érysipèle, de phlegmon, de péritonite, de phlébite, de lymphangite, de pleurésie sur une même femme? Ces faits n'ont pas été notés seulement dans cette épidémie mais Trousseau, Lorain ont vu des cas semblables. Il y a donc là une cause commune, qui agit non-seulement sur les mères, mais aussi sur les enfants.

Quant à la contagion, rien n'est plus difficile que de juger cette question dans les salles des hôpitaux.

3° *Phlébite aiguë seule.*

Une phlébite, siégeant, ordinairemement chez le nouveau-né dans la veine ombilicale, est quelquefois, comme cela est possible pour la mère, l'unique lésion que révèle l'autopsie.

Le début est tantôt insidieux, l'enfant tette un peu, on n'a pas noté sa chaleur, il est somnolent pendant deux ou trois jours ; puis il est pris de mouvements convulsifs, avec stupeur, respiration plaintive, accélérée ; le plus souvent pas de vomissements ; tantôt on s'aperçoit, dès le deuxième jour de la naissance, que l'enfant dort longtemps, le thermomètre marque 37°,8, 37°,9, la peau est chaude ; le troisième jour l'enfant ne tette pas ou tette mal, son poids décroît, sa chaleur est à 38°,8, pas de vomissements ; le ventre est tantôt ballonné, mais indolore, tantôt facile à déprimer.

Vers le troisième jour, le thermomètre s'élève à 39°,9, 40° ; l'amaigrissement se prononce de plus en plus, il y a de la stupeur, parfois une teinte subictérique, les battements donnent la sensation d'une trémulation, tant ils sont rapides.

C'est donc surtout par voie d'exclusion qu'on arrivera ici au diagnostic véritable ; l'absence de vomissements, l'indolence du ventre et le manque d'autres altérations thoraciques ou méningées, pourront faire soupçonner la phlébite isolée.

Voici un exemple à l'appui :

OBSERVATION XXXVII.

Phénomène infectieux chez un nouveau-né et chez sa mère. — Mort de l'enfant. — L'autopsie révèle une phlébite ombilicale sous peritonite. — Guérison de la mère.

Le nommé Pinsard, enfant du sexe masculin, est né à 8 mois, le 26 mars à 8 heures du soir ; l'accouchement a été naturel.

Cet enfant est bien portant et bien conformé.

27 mars, 11 h. 1/4 matin. T. r. 36,3. — Soir. T. 37,1.

Dès ce soir la mère est prise d'infection puerpérale. Son pouls est à 116 et sa température à 40,5.

Le 28, matin. T. r. 37,9. L'enfant tette sa mère qui a un peu de lait. Légère teinte ictérique.—Soir. T. r. 38. Pas de vomissements, pas de régurgitations, mais il est somnolent.

Le 29. T. r. 38,8. Le nouveau-né ne tette plus depuis ce matin, et ne prend pas le biberon ; il maigrit, son poids décroît et sa chaleur augmente ; pas de vomissements, pas d'arthrites apparentes, le ventre n'est pas douloureux à la pression, ni ballonné. — Soir. T. r. 39,9. Amaigrissement, facies hippocratique, agitation interrompue par de la somnolence, de la stupeur ; la respiration est à 54, par moment pleintive. Pas de vomissements. L'enfant succombe ce même jour. La mère est toujours malade ; son pouls est à 110, et sa chaleur à 39,5 ; mais elle est à peu près guérie le 6 avril.

Autopsie le 30 mars. Teinte subictérique.

Le visage n'est pas taché par des mucosités ; le ventre n'est pas tendu.

Ombilic.—Le cordon est désséché, pas d'érysipèle ni de phlegmon, commencement de travail d'élimination. *Les artères ombilicales* contiennent un caillot mou, peu adhérent, présentant en un point un aspect jaunâtre; au microscope on y trouve de la graisse sans fibrilles. Au niveau de l'ombilic la *veine* est saine et béante ; mais dans le reste de son étendue jusqu'au hile du foie, elle contient un caillot dur d'un jaune-noirâtre à la surface, adhérent à la paroi veineuse ; ramolli au centre et d'aspect purulent ; la régression du caillot est complète du côté du foie. Les parois de la veine sont épaissies et au microscope on y trouve de nombreux éléments cellulaires ; tandis que sa face est dépolie et sa membrane interne beaucoup plus granuleuse qu'à l'état normal. Ces lésions de régression graisseuse et de phlegmasie de la veine se prolongent jusque dans l'intérieur du foie, dont le tissu, examiné au microscope, est normal, sauf des plaques diffuses de surcharge graisseuse. Il semble que l'ictère soit dû à cette altération du vaisseau.

Pas trace de péritonite.

La rate a son volume normal.

Les poumons sont congestionnés à leurs bases.

Le cœur renferme quelques caillots fibrineux récents.

Dans le cerveau on ne trouve aucune lésion, si ce n'est un peu d'œdème de la pie-mère.

En traçant le graphique de la température et du poids, on voit que la courbe est tout à fait semblable à celles des autres enfants qui ont succombé à d'autres formes de puerpérisme infantile.

Voici en quelques mots l'observation de la mère.

Observation XXXVIII.

La nommée Pinard, âgée de 19 ans, journalière, réglée à l'âge de 11 ans 1/2, est accouchée un peu avant terme, le 26 mars à 8 heures du soir.

27 mars. P. 96, T. r. 38,2. Les grandes douleurs ont duré deux heures, délivrance régulière; l'accouchée n'a pas séjourné dans les salles, elle n'éprouve aucune douleur. Soir, P. 116, T. r. 40,5, R. 32. La malade a eu un frisson de 3/4 d'heure, avec un peu de douleur abdominale, pas de nausées, soif vive; elle perd des caillots surtout quand elle tousse, le ventre est assez souple et peu douloureux; peu de lait.

Le 28. P. 110, T. r. 39,8. Pas de douleur à l'hypogastre. Soir, P. 122. T. r. 40,2. Abdomen assez souple, coliques utérines intermittentes.

Le 29. P. 102, T. 38,8. Epistaxis abondante; lait dans les mamelles qui sont gonflées. Soir, P. 110, T. 39,5. Nouvelles épistaxis: douleur hypogastrique spontanée.

Le 30. P. 104, T. 39,2. Sécrétion lactée assez abondante, légère douleur de ventre, se réveillant à la pression du côté gauche de l'utérus. Soir, P. 100, T. 39,9. Plus de douleurs spontanées; les lochies continuent à couler.

Le 31. P. 114, T. 40,4. Sommeil. Soir, P. 118, T. 40,7. La pression de l'hypogastre ne détermine pas de douleurs; céphalalgie, soif intense, vomissement ce matin pour la première fois, nausées de temps à autre.

Le 1er avril. P. 112, T. r. 39,3. Vomissement bilieux, la langue humide et saburrale, douleur continue au bas-ventre, qui est un peu ballonné. Soir, P. 112, T. r. 40,3, R. 40. Lochies purulentes assez abondantes, lait dans les mamelles, un peu d'agitation, elle se remue souvent dans son lit.

Le 2. P. 104, T. 38,7. A dormi pendant la nuit, épistaxis, douleur abdominale peu vive, tousse un peu; à l'auscultation à peine quelques râles de bronchite. Soir, P. 104, T. 40,2. Nausées de temps à autre; quand elle fait des mouvements, elle éprouve encore des douleurs à l'hypogastre et dans les lombes, lochies jaunâtres très-abondantes.

Le 3. P. 100, T. 39°. Un peu d'agitation la nuit, est calme ce matin. Soir, P. 96, T. 39,9. Il faut presser assez fortement pour déterminer une douleur à l'hypogastre, vomissements bilieux.

Le 4. P. 92, T. 38,9. Soir, P. 98, T. 39,5. S'est levée pendant le jour, ne souffre pas du ventre.

Le 5. P. 78, T. 38,2. Soir, P. 88, T. 39,7. Peu de douleur au bas-ventre.

Le 6. P. 82, T. 38,1. Cette femme demande à manger, va très-bien. Soir, P. 92, T. 39,5. Se lève pendant le jour, ne se trouve pas trop faible, pas de douleur à une forte pression.

Le 7. P. 100, T. 38,9. A dormi toute la nuit. Soir, P. 92, T. 39,2. Se lève, mange une portion, a maigri, elle est pâle, anémiée.

Le 8. P. 90, T. 38,8. Soir, P. 100, T. 39,2. Ne souffre plus.

Le 9. P. 74, T. 38°. La malade sort guérie dans le courant d'avril.

4° *Méningite seule.*

J'ai vu deux fois, en pleine épidémie d'infection puerpérale, le nouveau-né succomber à une méningite purulente; l'un d'eux était né avant terme, l'autre pesait 3,600 gr., n'avait aucun traumatisme, et tetait très-bien pendant trois jours, puis survinrent les convulsions et la mort; à l'autopsie, les exsudats n'occupaient pas seulement les méninges cérébrales, mais ils s'étendaient à la pie-mère rachidienne, Billard cite un cas où il y avait péritonite, pleurésie, méningite. Lorain a observé 7 à 8 fois la méningite soit seule, soit accompagnée de péritonite, plusieurs fois la mère était malade.

Enfin on trouve quelques observations éparses, sans relation de la cause.

Ce ne sont donc pas des faits si exceptionnels, accidentels, qui ne se relient point à l'épidémie, en dehors de laquelle je n'ai pas rencontré un seul cas de méningite pendant 18 mois, que j'ai passés dans des services de femmes en couches.

Nous avons vu précédemment que les mères présentaient la même affection, sous l'influence des mêmes causes. La dissémination des produits morbides agit sur tous les tissus, sur toutes les séreuses : plèvres, synoviales, péritoine, etc.

Chez nos enfants, le début a eu lieu du troisième au quatrième jour, quelquefois le cinquième. Le nouveau-né prend d'abord le sein, il tette peu, devient somnolent avec quelques plaintes de temps à autre; il ne semble pas, comme dans la péritonite qu'il souffre beaucoup; déjà la température s'élève à 38° à 38°,5, le poids décroît, puis apparaît du strabisme convergent ou divergent, de petites contractions, des muscles de la face ; rarement des nausées et des vomissements; le ventre n'est pas douloureux ; il y a plutôt constipation que diarrhée, la face est pâle et s'amaigrit; l'enfant ne tette plus, est dans la stupeur et pousse quelques cris assez rares.

Dans les deux ou trois derniers jours de la vie, les convulsions consistent en mouvements rapides, alternant avec des moments de coma et des cris plaintifs, qui peuvent manquer; l'amaigrissement s'accuse, le thermomètre s'élève à 40°,5 ; le poids décroît, le strabisme est très-accusé, permanent. La face est immobile par instants, la bouche reste ouverte, les yeux à demi-fermés. De temps à autre arrivent des secousses convulsives; incontinence d'urine et des matières fécales dans les derniers moments.

L'enfant succombe, ou dans un accès convulsif ou dans le coma, le plus souvent avec une température de 41°, rarement à 38°. Pendant cinq à six jours de maladie, les nouveau-nés atteints de méningite, peuvent perdre 4, 5 ou 600 gr. de leur poids.

Voici un cas de méningite purulente :

OBSERVATION XXXIX.

Puerpérisme infectieux.— Signes de méningite.— Courbe de la tempé-
rature et du poids.— Mort.— Autopsie : lésions de la méningite
purulente.

L'enfant Salvan, né le 9 février un peu avant terme. Allaitement
maternel. Il tette bien.

Le 10. T. 36,7. L'enfant tette jusqu'au 14 février. Le 15, survient
un peu de strabisme convergent intermittent. A ce moment, la
température s'élève, et il se développe un peu de muguet; mais le
17, l'enfant ne tette plus et des convulsions apparaissent, tantôt
partielles, tantôt généralisées, convulsions des yeux, de la face,
des membres. On essaie de l'allaiter artificiellement. L'enfant n'a
pas de diarrhée; les mouvements convulsifs sont très-intenses à
partir du 19. En même temps, le thermomètre monte et atteint
41,1; le strabisme est permanent. Le 20 février, matin et soir, la
chaleur atteint 41°; pas de ballonnement du ventre, pas d'ictère, ni
de vomissements. Voici les pertes de poids de cet enfant :

1er jour, perte 80 gr.	6e jour, état stationnaire.
2e — perte 120 gr.	7e — perte 10 gr.
3e — augmentation de 50 gr.	8e — état stationnaire.
4e — perte 180 gr.	9e — perte 90 gr.
5e — perte 20 gr.	10e — perte 85 gr.

Nécropsie (22 février). *Crâne.* L'ouverture crânienne fait constater une méningite purulente; des fausses membranes assez épaisses
siégent le long des vaisseaux, tandis qu'une sorte d'œdème purulent existe sur d'autres points des méninges. En certains endroits,
cette infiltration purulente se trouve en contact avec la substance
cérébrale, qui, à ce niveau, est ramollie et vascularisée. A l'examen
microscopique, on reconnaît dans les méninges des leucocytes granuleux, des agglomérations de graisse. Ces divers éléments nagent
dans un liquide granulo-graisseux qui infiltre la pie-mère. Dans la
substance cérébrale ramollie, on voit les capillaires entourés de
granulations graisseuses, des éléments cellulaires de 0,010 à
0,012 m. de mill., avec noyau brillant. Entre les vaisseaux siégent
des corps granuleux beaucoup plus nombreux qu'à l'état normal.
Cette encéphalite superficielle existe sur divers points du cerveau;
ailleurs, on ne trouve point de lésions de la substance nerveuse;
les ventricules sont distendus par de la sérosité; les poumons sont
un peu congestionnés, avec œdème asphyxique; la plèvre est saine;

le cœur, également sain, ne renferme que quelques caillots récents. Aucune phlegmasie autour du cordon ombilical ; les artères et la veine sont revenues sur elles-mêmes et contiennent de petits caillots filiformes noirâtres.

La rate, volumineuse, déborde les côtes : longueur 0,080 m., largeur 0,048 ; aucune lésion de son tissu, qui est ferme, nullement ramolli.

Pas trace de péritonite.

L'estomac contient du gaz ; sa muqueuse, molle, se déchire facilement ; l'intestin grêle renferme des matières jaunâtres ; les orifices du nez et de la bouche ne sont point souillés par des matières bilieuses ; reins normaux ; la vessie contient 25 gr. de liquide jaune.

Le foie a son volume ordinaire ; les vaisseaux contiennent du sang fluide ; les cellules hépatiques sont saines.

COURBE SALVAN.

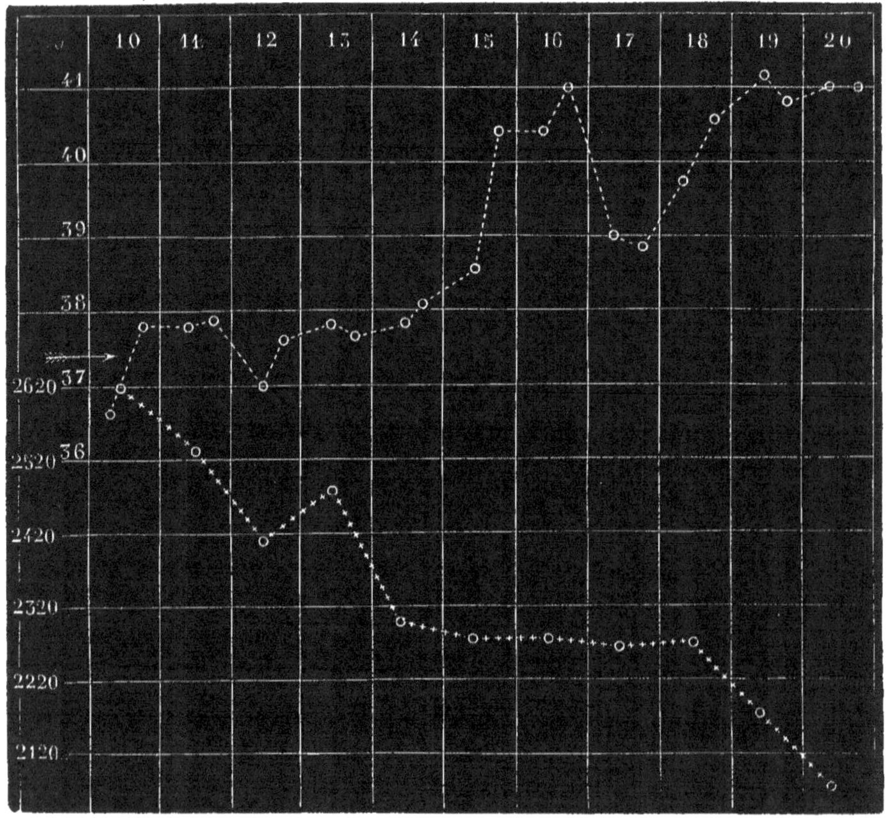

Si nous examinons la courbe de la température et du poids, nous voyons qu'elle suit à peu près la courbe normale d'un enfant à terme et bien portant jusqu'au cinquième jour de la naissance. En effet la chaleur reste au-dessous de 37°,9, et la courbe du poids devient ascendante dès le troisième jour; mais à partir de ce moment les deux courbes sont divergentes : tandis qu'en effet le thermomètre monte à 38°,5, le poids décroît rapidement; mais survient une courte période à peu près stationnaire qui dure du 14 au 18 février matin; bientôt la température s'élève de nouveau, tandis que l'enfant perd de son poids.

5° *Pleurésie seule.*

J'ai vu survenir deux fois cette lésion au plus fort de l'épidémie, le 9 mars; dans l'observation que je donne, la mère de l'enfant a succombé le 23 mars à une péritonite purulente aiguë dans le service de Mesnet. Ces cas de pleurésie seule, doivent cependant être assez rares; mais la coïncidence d'une pleurésie pseudo-membraneuse avec un point pneumonique ou des abcès du poumon se voit moins rarement; on en trouve un bel exemple dans la thèse de Lorain.

Vers le troisième jour de la naissance, l'enfant respire fréquemment par instants, 80 à la minute; le thermomètre monte un peu 37°,9 à 38°. Le lendemain même trouble respiratoire, fièvre, rien de notable du côté du tube digestif, si ce n'est un peu de diarrhée jaune ou verte; mais, si on ausculte on entend le souffle pleural, la résonnance du cri, ou la diminution du murmure physiologique, enfin de la matité. L'enfant maigrit, est oppressé, se cyanose et succombe dans la sommolence ou dans un accès d'agitation.

Voici une observation à l'appui :

Observation XL.

*Nouveau-né. — Puerpérisme infectieux. — Pleurésie. — Mort. —
Autopsie. — Pleurésie purulente. — Pas de péritonite.*

Le nommé Foucher, enfant du sexe masculin, est né le 9 mars,
à trois heures de l'après-midi, et est allaité par sa mère, qui succombe le 23 mars, dans le service de M. le Dr Mesnet, à une péritonite puerpérale.

Au moment de la naissance (cordon adhérent), T. r. 38°; une
heure après, 35°; l'enfant a déjà rendu du méconium. Soir, six
heures, T. r. 34,5.

10 mars. T. r. 36,5. L'enfant prend le biberon, essaye de teter
sa mère, qui n'a pas encore de lait. Soir, T. r. 37°.

Le 11. Le lait de la mère est en petite quantité. T. r. de l'enfant,
36,8; légère diarrhée; l'enfant vomit ses aliments; pas de tension
du ventre, qui est indolore. Soir, T. r. 37,9; la respiration est accélérée à 80 par moments; il n'y a rien du côté de l'abdomen; pas
de vomissements bilieux. La mère a eu un frisson d'une demi-
heure avec montée de lait, avec T. 40° et le pouls à 128. Nous
sommes donc probablement en face d'accidents infectieux chez
l'enfant, mais j'ignore la localisation, mon attention ne se portant
pas du côté du thorax.

Le 12. T. r. 38,7; R. 70 par instants. La péritonite de la mère
continue à s'étendre. L'enfant n'a pas de vomissements bilieux, pas
de ballonnement du ventre; mais, à l'auscultation, quand il crie,
le cri résonne à l'oreille, et la percussion vient révéler de la matité
à droite, dans la moitié inférieure et postérieure du thorax; plusieurs élèves du service l'entendirent également. L'enfant ne veut
ni teter ni prendre le biberon. Soir, T. r. 39,8. Ce nouveau-né
maigrit beaucoup; la respiration est rapide; il existe une légère
cyanose, du refroidissement des extrémités.

Le 13. L'enfant est décédé dans la nuit (onze heures du soir),
sans convulsions ni vomissements bilieux; mais, vers huit heures,
il était très-agité, cyanosé; à cette excitation a succédé une heure
de somnolence, d'affaissement, et il a succombé dans cet état.

Nécropsie. — Aucune trace de violence sur le corps. Vers les
orifices nasal et buccal on ne trouve pas de mucosités jaunâtres,
bilieuses.

L'ombilic n'est le siége d'aucune altération appréciable. Le cor-

don est sur le point de tomber. La cupule contient de la matière pu
riforme ordinaire.

Les mamelles renferment du lait.

Vaisseaux ombilicaux : artères. — Les artères ombilicales sont
saines et contiennent un caillot noirâtre filiforme, qui n'est adhérent qu'au niveau de l'ombilic.

Veine. — La veine ne présente pas de lésions; sa cavité contient
un petit caillot arrondi, noirâtre, revenu sur lui-même, n'adhérant
pas aux parois de la veine, qui, examinée jusque dans le foie, est
saine.

Abdomen. — La cavité abdominale ne renferme pas trace de pus,
de fausses membranes, ni de vascularisation.

Foie rouge, congestionné.

Rate volumineuse : 0,068 millimètres de longueur et 0,048 millimètres de largeur.

Les reins sont hyperémiés, sans autre altération.

Thorax. — Double épanchement pleural; le liquide du côté droit
est de 130 grammes, franchement purulent, avec flocons albumino-
fibrineux; celui du côté gauche est de 80 grammes environ : c'est
de la sérosité louche.

Des fausses membranes purulentes existent des deux côtés, surtout à droite.

Le poumon droit était comprimé; celui de gauche l'était moins;
par l'insufflation ils reprenaient à peu près le volume normal. On
ne trouve à la section aucun noyau d'induration dans le parenchyme.

Les méninges sont un peu œdématiées.

Aucune autre altération du tissu nerveux.

6° *Infection purulente.*

Si les lésions articulaires chez les mères ont attiré l'attention des cliniciens, l'étude de ces mêmes altérations
chez le nouveau-né paraît beaucoup moins avancée.

Bouchut rapporte 3 cas d'arthrites, qu'il désigne sous le
nom de rhumatisme; pour nous il s'agit d'infection purulente : dans la 3ᵉ observation, on trouve chez un enfant de
3 jours des collections purulentes miliaires sous-pleurales,

des arthrites purulentes de la hanche, du genou, de l'é-
paule, des abcès musculaires.

Lorain en a présenté un cas remarquable à la Société
anatomique en 1854 : on a nié que ce fût une véritable infection purulente, parce que la phlébite manquait. Dans le
cas que je rapporte, il n'y avait pas de phlébite ; chez un autre enfant il existait en même temps de la péritonite, des
arthrites du poignet et de l'épaule du côté droit.

Si l'on veut bien se reporter à mes expériences, on voit
qu'une matière infectieuse, inoculée dans le tissu cellulaire sous-cutané, peut produire des foyers métastatiques
viscéraux, sans qu'il y ait ni phlébite, ni lymphangite.
Nous pouvons admettre par analogie, qu'une infection par
l'ombilic peut aussi engendrer de semblables lésions sans
phlébite ; d'ailleurs j'ai rencontré 5 fois des phlébites de la
veine ombilicale sans trace d'infection purulente. Je sais
bien qu'on peut discuter ce mode de raisonnement par
analogie ; mais on ne saurait lui refuser toute valeur ; les
accidents peuvent débuter, dès le 3ᵉ jour; d'autres fois c'est
vers le 8ᵉ ou même le 17ᵉ ou 18ᵉ jour après la naissance ;
l'enfant a de la diarrhée jaune ou verte, du muguet, quelques coliques, il tette peu, la chaleur s'élève à 38° ; 38°,8 ;
puis on s'aperçoit un matin qu'il souffre dans une articulation, qui est gonflée et très-douloureuse à la pression;
d'autres fois il est impossible de s'assurer du gonflement ;
mais pour la hanche, le membre est fléchi, l'extension y
est très-pénible. L'enfant crie, refuse le sein ; quelquefois
il survient un peu d'ictère (sans qu'il y ait pour cela des abcès
du foie), de l'amaigrissement, de l'altération des traits.

Puis à l'agitation succède de la torpeur, avec quelques
plaintes de temps à autre; le thermomètre monte à 39°, le
poids décroît ; mais l'enfant ne paraît pas avoir de frissons; l'un de ces cas a été suivi avec soin par une fille de
salle intelligente, qui n'a jamais remarqué ce signe. Les

articulations restent douloureuses, et tendus si elles sont superficielles ; en même temps, on peut voir apparaître des abcès sous-cutanés, inter-musculaires, et même des périostites suppuratives. Enfin on constate quelquefois un épanchement pleural, avec ou sans lésion pulmonaire.

Dans les derniers moments de la vie, la température s'élève à 40° et au delà; le poids décroît plus que les jours précédents: ainsi Hussé a perdu le dernier jour 100 gr., tandis que l'avant-veille il n'avait perdu que 70 gr.

Dans un de ces cas il existait en même temps une péritonite sans altération ombilicale.

Dans certains cas les abcès viscéraux manquent, il n'existe que des arthrites ou des abcès sous-cutanés avec une mort rapide.

Chez les blessés, en temps de grande épidémie d'infection purulente, on trouve des cas où l'on ne peut trouver d'abcès métastatiques bien formés à l'autopsie, et chez lesquels existe des arthrites, des synovïtes tendineuses purulentes ; d'ailleurs que de fois au Val-de-Grâce, en 1870, je n'ai rencontré pour toute lésion dans l'infection purulente que quelques petits abcès miliaires du poumon de la grosseur d'une tête d'épingle. Si l'examen attentif n'avait pas été fait, cette lésion aurait pu passer inaperçue. Dans cette même épidémie j'ai vu des cas où il n'y avait qu'une phlegmasie purulente diffuse intermusculaire, sans abcès viscéraux.

Selon moi, qu'il y ait des abcès viscéraux ou non, ces variétés rentrent dans l'infection purulente.

Voici une observation à l'appui.

OBSERVATION XLV.

Puerpérisme infectieux chez un nouveau-né. — Arthrite du genou droit. — Mort. — Autopsie. — Abcès multiples des poumons ; pus dans le genou droit.

L'enfant Hussé, du sexe masculin, est né à terme le 1er avril, à 3 heures du matin. — L'accouchement a été naturel; la mère est bien portante ; c'est son deuxième enfant.—Allaitement maternel ; l'enfant a bien tetté le 1ᵉʳ avril.

Le 2. Diarrhée qui persiste le 3 au soir.

Le 4. L'enfant a des coliques, un peu de muguet; le soir il crie et s'agite.

Le 5, matin, au moment de le démaillotter, la fille de salle s'aperçut qu'il criait davantage lorsqu'on lui pressait les genoux ; d'ailleurs, ses membres inférieurs étaient immobiles : il fut facile de constater une arthrite, avec épanchement dans le genou droit. — En même temps l'amaigrissement est très-sensible; l'enfant tette mal, crie continuellement; respiration plaintive, face pâle, hippocratique. — Abdomen un peu tendu. — Le soir, l'enfant ne tette plus, présente des convulsions oculaires; il a un peu de diarrhée, de la cyanose, et meurt ce jour même.

Voici les températures observées depuis sa naissance jusqu'à sa mort :

1ᵉʳ avril, au moment de la naissance. .	38⁰,2
4 minutes après	id. . . .	36₀,8
10 heures après	id. . . .	37⁰,1
	soir.	37⁰,8
2 —	matin. . . .	37⁰,6
	soir.	38⁰
3 —	matin. . . .	37⁰,4
	soir.	38⁰,8
4 —	matin . . .	38⁰,1
—	soir.	39⁰,6
5 —	matin . . .	41⁰,5
Au moment de la mort.	41⁰,5

Pertes de poids par jour.

1ᵉʳ jour. .	Perte.	120 gr.
2ᵉ —	—	60
3ᵉ —	—	70
4ᵉ —	—	80
5ᵉ —	—	100

Autopsie. — *Abdomen.* Les intestins sont distendus par des gaz; pas trace de péritonite; pas de congestion des intestions; pas de liquide purulent dans la cavité abdominale. — Les intestins contiennent à peine un peu de matière jaunâtre; le foie est congestionné; la rate mesure 0ᵐ,060 millim. de longueur ; les reins sont hyperémiés.

Thorax.— En sectionnant les poumons, on trouve 5 petits noyaux purulents disséminés à la surface de cet organe. Au microscope, on voit des leucocytes et de nombreux petits éléments atrophiés ; la plèvre, à leur niveau, est enflammée, recouverte de petites fausses membranes, et contenant 30 gr. environ de liquide trouble. L'un de ces noyaux est conique, mais non encore complétement ramolli ; les autres sont plus ou moins arrondis. — Du côté opposé rien de semblable; un peu de congestion et d'atélectasie à la base, mais pas de noyau purulent ; le péricarde est sain, le cœur normal, le cordon ombilical est tombé ; les artères ombilicales revenues sur elles-mêmes, contiennent de petits caillots noirâtres, filiformes ; de même que la veine, elle ne contient pas trace de *matière puriforme.* Le cerveau est un peu congestionné sans lésions inflammatoires ; les articulations de la hanche, du genou et du cou-de-pied gauche paraissent saines, mais l'articulation du genou droit renferme 35 gr. environ d'un liquide franchement purulent, contenant de nombreux leucocytes et d'autres cellules plus volumineuses à plusieurs noyaux; les culs-de-sacs de l'articulation sont très-vascularisés ; les cartilages articulaires examinés au microscope ne sont pas altérés.

7° *Gangrène.*

La gangrène des nouveau-nés peut apparaître sous forme épidémique (Henri Bergeron). Lorain en rapporte un cas plein d'intérêt; c'est surtout la gangrène des extrémités que cet auteur a eue sous les yeux. Il s'est présenté à mon observation personnelle 4 cas de gangrène disséminée coïncidant avec des gangrènes ombilicales, et cela dans un moment où plusieurs mères avaient des accidents fébriles. Voici les remarques que j'ai faites sur cette affection.

Dès le 2ᵉ jour après la naissance, quelquefois le 10ᵉ ou le 15ᵉ jour on voit survenir, une légère rougeur soit à l'ombilic, soit aux extrémités, soit derrière les oreilles, au pli de l'aine, à la vulve ou sur les parties génitales, vers l'omoplate, aux paupières ou bien dans un point qui subit des frottements. Cette hyperémie pourrait faire croire à l'érysipèle. Dans une observation du Dr Carrière, citée par Bergeron, la rougeur s'étendait à l'abdomen. Bientôt il se produit du gonflement à divers degrés, avec induration. La température de l'enfant augmente un peu, 38°; il tette peu et a de la diarrhée, il est affaissée, ou bien il crie; le plus souvent il se montre apathique, la peau se décolore et prend une teinte anémique; on observe, mais rarement, des vomissements alimentaires.

Bientôt apparaît un point insensible, qui présente une teinte brunâtre, puis se sèche et prend une sorte de consistance cornée ou bien humide, il y a une désagrégation intime et une élimination moléculaire du tissu escharifié, il en résulte une ulcération à bords rouges, un peu indurés, mais ne s'étendant pas au loin comme dans l'érysipèle; souvent la gangrène siége aux organes génitaux, les ganglions inguinaux sont tuméfiés et douloureux; dans certains cas de gangrène de l'ombilic, ils sont également augmentés de volume.

Enfin se montrent ces plaques jaunes bien étudiées par Henri Bergeron, qui vont en s'agrandissant, ou bien se localisent et s'éliminent; à leur place apparaissent des bourgeons charnus et une cicatrice. Souvent cependant les nouveau-nés succombent; 3 des enfants que j'ai cités sont morts, l'un d'eux avait une péritonite purulente.

A ce moment la chaleur s'élève, le thermomètre marque 38°,4 à 39°.

Aux approches de la mort, tantôt la chaleur est de 40°, plus souvent l'enfant succombe avec une basse température, 38°.

Ces nouveau-nés maigrissent rapidement; ils perdent parfois 80 à 100 gr. de leur poids au début de la gangrène; c'est surtout dans les derniers jours qui précèdent la mort que le poids décroît de 100 à 120 gr. en 24 h.

Il ne faut pas s'attendre à trouver un grand appareil

symptomatique fébrile; l'enfant est calme et somnolent au milieu de tous ces désordres; dans les derniers moments seulement il peut survenir quelques petites convulsions partielles, et l'enfant s'éteint après une courte agonie.

Si l'on vient à faire l'autopsie, on ne trouve guère de lésions organiques bien évidentes. Bergeron a noté dans un cas un ramollissement excessif du rein.

En examinant les lésions locales, il est possible d'y reconnaître certaines altérations, qui servent de guide pour expliquer ce processus.

Voici ce que j'ai constaté : les dernières petites ramifications veineuses et artérielles sont remplies par une matière granuleuse pâlissant par l'acide acétique.

Dans quelques cas ces lésions s'étendaient à des veinules plus grosses; les vaisseaux de l'eschare contenaient cette matière. Au voisinage le tissu cellulaire et la peau sont enflammés. Tantôt il existe un exsudat albumineux abondant, avec leucocytes très-nombreux et multiplication de cellules arrondies, à noyau brillant; de plus certains petits vaisseaux contenaient cette même matière albumino-fibrineuse ; les noyaux des parois sont assez abondants ; mais ils n'ont pas augmenté de nombre; les mailles du tissu sont infiltrées par de la sérosité albumineuse.

Il s'agit donc là d'un processus particulier gangréneux ; et non d'érysipèle, bien que dans l'un et dans l'autre cas on voit une marche envahissante, mais dans la gangrène elle est lente, dans l'érysipèle elle est rapide et s'étend au loin ; d'ailleurs dans tous les points où la gangrène débute elle s'annonce pendant 6, 12, 24 h., par de la rougeur. Là phlegmasie spéciale envahit donc d'abord un point et s'ac_compagne d'une coagulation da ns les petits vaisseaux de la région: par suite du défaut de plasma nutritif la mortifica tion des éléments ne tarde pas à se produire.

Ce qui favorise surtout le développement de ce processu

c'est la faiblesse des enfants ; mais ce n'est point là une règle absolue. En temps d'épidémies notamment, on voit des nouveau-nés venus au monde dans d'excellentes conditions de vitalité succomber à cette affection.

CONCLUSIONS.

Arrivé au terme de cette discussion, dans laquelle je me suis constamment appuyé sur la relation rigoureuse des phénomènes observés au lit des malades et sur l'exposé fidèle des faits constatés à l'ouverture des corps ou dans le laboratoire, il ne me reste qu'à formuler mes conclusions en dégageant les propositions suivantes des documents que j'ai fournis :

I. L'état physiologique de la nouvelle accouchée s'apprécie et se chiffre pour ainsi dire à l'aide des données numériques et de poids, présentées par le pouls, la température et la sécrétion urinaire.

II. L'état physiologique du nouveau-né s'apprécie surtout à l'aide de pesées, qui permettent de constater si son poids augmente, à partir du troisième jour, ce qui est la règle dans les conditions normales, mais elle souffre de nombreuses exceptions dans nos hôpitaux.

III. Il n'y a pas à proprement parler de fièvre de lait ; au moment de la montée du lait, on observe il est vrai une augmentation d'urée, mais sans élévation de la température.

IV. Il existe comme une des suites de l'accouchement une fièvre traumatique en rapport surtout avec la réaction phlegmasique, qui accompagne la cicatrisation de la plaie utérine.

V. Le puerpérisme infectieux ou infection puerpérale peut frapper les enfants comme les mères et se manifester chez eux par des lésions tout à fait analogues aux affections maternelles : phlébite, péritonite, phlegmon, érysipèle, infection purulente et gangrène.

VI. On peut voir apparaître dans le cours d'une même année la petite et la grande infection, c'est-à-dire la forme bénigne des accidents puerpéraux donnant lieu à des accès infectieux suivis de la guérison, et la forme grave se terminant par la mort. Ce ne sont que deux degrés de la même maladie. A cet égard les nouveau-nés ne font pas exception, et quelques-uns guérissent après avoir été gravement malades.

VII. Lorsqu'une épidémie sévit sur un grand nombre de femmes en couches, l'infection peut revêtir des formes très-variées, qui sont par ordre de fréquence : péritonite, phlébite, lymphangite, phlegmon diffus, érysipèle, pleurésie, phlébites périphériques, gangrène, scarlatinoïde, méningite, endocardite dégénérescence aiguë du foie et des reins.

Chez les enfants on observe principalement la péritonite, l'érysipèle, la gangrène, le phlegmon, la phlébite, la pleurésie, la méningite et l'infection purulente.

VIII. La sécrétion urinaire subit des modifications, qui méritent d'être signalées. Dans les deux ou trois premiers jours du mouvement fébrile, quelquefois le premier jour seulement, le chlore et l'urée augmentent de quantité, puis décroissent, mais ce déchet s'arrête pour faire place à une nouvelle phase d'augmentation, qui coïncide avec le début de la convalescence et dure quatre à cinq jours. Il résulte de là qu'il faut abandonner la théorie régnante de la fièvre.

Il apparaît une augmentation passagère du chlore et de

l'urée à l'époque des grands frissons survenant, soit au début, soit dans le cours du puerpérisme, comme dans l'infection purulente puerpérale.

IX. Il existe une relation de cause à effet entre le milieu insalubre créé par la réunion dans le même local d'un grand nombre de femmes en couches et la production des accidents fébriles variés et des épidémies souvent meurtrières d'infection puerpérale. La suppression des grandes Maternités et la dissémination des femmes en couches sont par conséquent, au point de vue hygiénique, la conclusion nécessaire, qui s'impose à l'esprit du médecin justement préoccupé des moyens les plus propres à prévenir la production de ces redoutables foyers épidémiques.

INDEX BILIOGRAPHIQUE

DES PRINCIPAUX ÉCRITS PUBLIÉS SUR LE PUERPÉRISME INFECTIEUX CHEZ LA FEMME.

(J'ai trouvé ces indications dans le Schmidt, le Canstatt, dans une note bibliographique placée au début des communications à l'Académie en 1858, dans le livre de M. Hervieux, dans les thèses de la Faculté et dans divers journaux).

HIPPOCRATE. — OEuvres traduites par E. Littré, t. II, Epid. vol. I, t. III, liv. 3, t. VIII, Mal. des femmes.

GALIEN. — De medicina, liv. XIII, lib. II, cap. 8, p. 74, Galien Libri, Isa, p. 48.

AVICENNE. — Canon. med. cap. de disp. enixar, 1000.

ALBUCASIS. — In spacchio, cap. 78, 1085.

RHODION — De partu hominis, etc. cap. 7, 1532.

MERCATUS. — Mercati operum t. III, De mul. affect. lib-IV, 1570.

FORESTUS. — Obs. med. 1590.

MASSARIA. — Practica med. lib. IV, cap. 13,1595.

SPACH. — (Is.) Gynæciorum, sive de mulierum tum communibus, tum gravidarum parientium et puerperarum affectibus et morbis. Argentorati, 1597, in-folio.

Cet ouvrage contient des écrits sur les Mal. des femmes de Akakia, G. Albucasis, Baukin, Bonavioli, Bottoni, Lebon, Lacorde, Mercado, Mercurialis, Monte-Maschion, A. Paré, Plater, Rocheus, Rousset, Ryff, Sylvius, Trincavelli, Trotusa.

RODERIC A FONTECA. — Consult. med. consult. 45, 1597.

RODERIC A CASTRO. — De univers, mul. med. t. V, cap. 2, 1603.

SENNERT. — Opera omnia, t. V, cap. 11, 1631.

ZACUTUS-LUSITANUS. — Prax. hist., t. II, cap. 19, 1640.

RIVIÉRE. — Prax. med. lib. XV, cap. 24, 1640.

TULPIUS. — Obs. med. lib. II, IV, 1640.

Jacques Guillemeau. — Grossesse et accouchement des femmes, etc. Paris, 1643.

Welsch et Sutzberger. — Hist. med. norvum istum puerperarum morbum continens qui ipsis der friesel dicitur, 1655. In. A. Haller, Disp. ad morborum t. V, p. 445.

Primerose. — De mul. morb. et sympt. lib. IV, cap. 12, 1655.

Antoine Petit. — Traité des femmes enceint. t. II, 1665.

Raymond Fort. — Consil. de feb. et morb. mulier, 1668.

Willis (Th). — Opera medic. et phys. Luyduni 1676, 1, p. 175 et suiv., in-4.

Etmuller. — Opera med. theor. pract. t. III, cap. 19, 1682.

Sydenham. — Diss. epist. ad. G. Colc 1683.

Puzos. — Ier Mém^{re} sur les dépôts laiteux, 1686.

Hervé. — De partu oper. 1690

Boerhaave. — Aph. de cognos. et curand. morb. aph. 1329 etc.

Chambon de Monteau. — Mem. Acad. scien. 1700.

Mauriceau. — Traité des mal. des femmes grosses, 1712.

Strother (Ed.). — Criticon februm, or a critical essays on fevers. London, 1718.

Van-Swieten. — Comment. in aphor. de cur. morb. aph. 1329.

Hecquet. — Med. et pharm. des pauvres, t. II, 1740.

Fred. Hoffmann. — Med. rat. syst. t. IV, 1742.

A. de Jussieu. — Col du Villards et Fontaine Mém. Acad. roy. des scienc., 1746).

Pouteau. — Mél. de chirurgie, 1750.

Burton. — An essay towards a compl. nerv. syst. of. midwif., vol. II, 1751.

Pasta. — Discor intor il flusso di sangue de l'utero, t. II, 1752.

Puzos. — Traité des accouchements, 1759.

Smellie. — A treatise theor. prat. of midwif, vol. I, 1762.

Sauvages. — Nos. meth. class. III, 1763.

Delamotte. — Traité d'accouch. part. III, liv. i, 1765.

Astruc. — Mal. des femmes, t. V, 1765.

Lieutaud. — Synop. univers, prax. med., part. 1, 1765.

Levret. — Essai sur l'abus des règles générales, 1766.

Cooper. — Compend. of midwif part., III, 1766.

Denman. — Essay on the puerp. fever., 1768.

Van der Bosch. — Hist. constit. epid. verm., 1769.

Rob. Johnston. — A new syst. of midwif, 1769.

Bouté. — Journ. de med., t. XXX, 1769.

Bikker. — Raadgeeving vor den gemeenen man in netaad, 1770.

Leake (John). — Practical observation on the child bed fever London, 1770.

Deleurye. — Traité des accouchements, 2ᵉ partie, 1770.

Bordeu. — mal. chroniques, 1770.

Levret. — Traité des accouch. difficiles, 1770.

Leroy (de Monpellier). — Mélang. de med. et de phys., 1771.

Raulin. — Traité des mal. des femmes en couches, Paris, 1771.

Manning. — Treatise on female diseases, 1771.

Millar. — Pract. obs. on the childbed fever, 1771.

Home. — Princ. med. 1772.

Hulme (Nath.). — A treatise on the puerperal fever. London. 1772.

Kirkland. — A treatise on the puerp. fev. London, 1772.

Young. — Pract. essays on the manaj. of prenancy, 1773.

White. — Avis aux femmes enceintes, Paris, 1774.

Will Hunter. — Med. Comment., 1776.

Van Deveren. — Primis lineis de cognosc. mulier. morb., 1777.

Stoll. — Ratio medendi., 1777.

Maret. — Dict. des sc. art. Dépôts laiteux, 1779.

Morgagni. — De sedibus et causis morborum.

Johnston. — Dissert. de feb. puerp., 1779.

Gastelier. — Traité f. miliair. chez les femmes en couch. 1779.

Pujol. — Journ. de médecine. 1780.

Fuchs. — Diss. inaug. sur le f. puerp., 1781.

Leake. — Pract. obs. on the Child. fever, 1781

Willis. — Oper. med. et phys. cap. XVI.

Brieude. — Mém. Soc. roy. de méd., 1782 — 83. Miliaire des femmes en couches.

Home. — Princ. med., 1772.

Doulcet (D. C). — Mémoire sur la maladie qui a attaqué en différents temps les femmes en couches à l'Hôtel-Dieu de Paris. Paris, 1782, in-4.

Jean Sédillot. — En 1784, Cité par son fils dans Th. Paris 1817.

Walter. — Des maladies du péritoine (Nouveaux mémoires de

l'Académie des sciences de Berlin, année 1782) in-4, avec 2 planches.

ERMERINS (J.-P.) Dissertatio medica de febre vulgo dicta puerperali pro singulari specie non habenda, Lugduni Batav: 1782, in-4.

WALTER. — De morb. peritonœi et apop., 1783.

DELAROCHE. — Recherches sur la nature et le traitement de la fièvre puerpérale. Paris, 1783, in-12.

CHAMBON DE MONTEAU. — Mal. des femmes, t. I, 1784.

HAMILTON. — Edinb. 1785. Underwood, traduction de Villebrune.

WHITE. — A treat. on the manag. of pregn. and lyingin women, Journal de médecine, t. 66, 1786.

FRANCK (J.-P.). — De venesectionis apud puerperas abusu, in Delectus opusculorum, Ticini, 1787, t. 4, p. 9 et suiv.

KRUIKSHANK. — Anat. de vaiss. absorb., trad. Petit. Radel., 1787.

NOLTE (E.-C.). — Dissertatio e febre puerperarum, in Frank, Delectus opusculorum Ticini, 1788, 5 p. 1 à 69.

GRIMAUD. — Cours complet, ou Traité des fièvres, 1789.

SELLE. — Pyrétologie méthodique, 1789.

DOUBLET. — Nouvelles recherches sur la fièvre puerpérale. Paris, 1791, in-12.

STOLL. — Med. prat. 1791, t. II.

PLESSMANN (F.). — La médecine puerpérale, on des accidents de la Maternité. Paris, 1797, in-12.

CLARKE (J.). — An essay on the epidemic disease of Lying in Women : on the Years, 1787 and 1788. London, 1788, in-4. — Practical essays on the ménagement and on the inflammathory and febrile of Lying in Women. London, 1793, in-8.

ALLAN, LAFFISSE, SÉDILLOT PÈRE. — Journ. gén. de med., 1799, t. VII.

CHAMBON (M.). Maladies des femmes en couches. Paris, an 7. De la fièvre putride, t. II, p. 227.

GUINOT. — Mémoire sur l'emploi du carbonate de potasse dans les fièvres puerpérales (Recueil périodique de la Société de médecine de Paris. An 8, t. 7, p. 1 et suiv).

CH. RAYGER. — Ephém. des curieux de la nature, déc. 1, an VIII, obs. 60. — BONNET. Sepulchrét. anat. t. III.

BICHAT. — Anat. gén., t. III, 1801.

Vigarous (J.-M.-J.). — Cours élémentaire de maladies des femmes. Paris, 1801. De la fièvre puerpérale, t. 2, p. 376 à 487.

Gasc (J. Ch.). Dissertation sur la maladie des femmes à la suite des couches, comme sous le nom de fièvre puerpérale. Paris, 1801, in 8. — Réimprimé à la suite du Traité de l'art d'accoucher de G.-G. Stein. Paris, 1804, t. 2, p. 183 à 290.

Pujol (A.). — Mémoire sur une fièvre puerpérale. (Œuvres de médecine pratique. Castres, 1802, ou Paris, 1823, t. 7, p. 277.

Laennec (R.-Th.-H.). — Histoires d'inflammation du péritoine (Journal de médecine de Corvisart, Leroux et Boyer. Paris, 1802, t. 4, p. 499 à 547 ; t. 5, p. 3 à 59.).

Zilles. — Dissertation sur la nature de la f. de lait. 5 fructidor an VIII, Strasbourg.

Schweighaeuser (J.-F.).—Catalogue systématique des écrits relatifs à la médecine puerpérale qui ont paru depuis 1785 à 1800. (Archives de l'art des accouchements. Strasbourg, 1802, t. 2, p. 194 à 320). — Tablettes chronologiques de l'histoire de la médecine puerpérale. Strasbourg, 1806, in-12.

Lobstein (J.-F.). — De la fièvre puerpérale (Thèse.) Paris, an xii, n° 63, in-4.

Dupé. — F. puerp. an xii, th., n° 310.

Faivre. — F. puerp., an xii, th. P., n° 247.

François. — F. puerp. an. xii, th. P., n° 281.

Hachez. — F. puerp. an xii, th. P., n° 133.

Mercier. — La fièvre puerp. existe-t-elle ? th. P., an xii, n° 191.

Routier (J.-B.). — Considérations sur la maladie des femmes en couches, dite fièvre puerpérale. Paris, 1803, in-8 de 48 pages.

Pinel. — Nosographie méd., 1803.

Saumé. — Fièvre puerp., th. P. an xiii, n° 500.

Mercier. — Existe-t-il une fièvre puerpérale. Paris, 1804, in-8.

Uliac. — F. puerp. th. P. an xiii, n° 406.

Lavallée. — De febre puerperali, th. P., an xiii, n° 339.

Tourtelle. — Elém. de med. théo. et prat., t. I, 1805.

Baillie. — Morb. anatomy, 1807.

Faubert-Despallières. — Th. P., 1808, n° 19.

Puzin. — Périt. puerp., th. P., 1809, n° 84.

Montfort.—De peritonitide puerperali, th. P., 1809, n° 42.

Robert (L.-J.-M.). — Nouvelles vues physiologiques sur la nature et le traitement de la fièvre puerpérale. Marseille, 1812 (pag. 361 à 445 de son ouvrage: l'Art de prévenir le cancer au sein).

Gordon. — Edinb. med. and. surg. Journ. vol. XII.

Carus. — Annalen des Klin. Inst. in Leipzig, 1812.

Frestel. — Périt. puerp., 1812, th. P., n° 119.

Hachez. — Périt. à la suite de couches, th. P., 1812.

Culmat. — Périt. puerp., th. P., 1812, no 91.

Dufour. — Périt. puerp., th. P. 1812, n° 15.

Bayrhoefer (C.-F.). — Bemerrkungen ueber das epidemische Kindbettrinneufieber. Francfort, 1812, in-8.

Capuron. — Mal. des femmes, 1812.

Naegele. — Schilderung des kindbettfiebers. Heildelberg, 1812, in-8.

Thouret. — Périt. puerp., th. P., 1813, n° 114.

White et Sankey. — Edinb. med. and. surg. jour. 1814.

Vaval. — Périt. puerp., th. P. 1815, no 219.

Ville. — Périt. puerp., th. P. 1815, n° 169. London, 1815, in-8.

Hey (W.). — A treatise on the puerperal fever. Illustrated by cases, wich occured in Leeds and its vicinity, in the years 1809 and 1812. London, 1815, in-8.

Sédillot (A.-J.). — Recherches historiques sur la fièvre puerpérale. Paris, 1817, in-4.

Frank. — L'art de traiter les malad. 1818, t. VIII.

Arrarit. — Périt. puerp., th. P., 1816.

Delpech. — Périt. puerp., th. P. 1817, n° 88.

Lethimonier. — Miliaire des femmes en couch., th. P., 1616.

Mullot. — Péritonite des femmes en couches, th. P., 1816, n° 195.

Potier. — Péritonite puerpérale, th. P., 1816, no 76.

Ligeret. — Périt. puerp., th. P., 1818, n° 205.

Grollier. — Périt. puerp., th. P., 1818, n° 131.

Legouais. — Réflexions et observations sur l'emploi des saignées et des purgatifs dans le traitement de la fièvre puerpérale (thèse) Paris, 1819, in-4.

Casper. — Comment. de phleg. alb. dol. Halle, 1819.

Chanton. — Périt. des femmes en couches, th. P., 1819.

Latané. — F. puerpérale, th. P., 1819, n° 252.

Bron. — Périt. des femmes en couches, th. P., 1820.

Moreau (Marc. François). — Mal. des femmes en couches, th. P. 1820, n° 45.

Sauveton. — Périt. des fem. en couch. Th. P., 1820, n₀ 208.

Mᵐᵉ Lachapelle. — Mém, 1821.

Armstrong (J.). — Facts and observations relative to the fever commoy called puerperal. London, 1819, in-8.

Vandenzande. — Considérations pratiques sur la fièvre puerpérale. Anvers, 1821, in-8.

Mackintosh (J.). A treatise on the disease termed puerperal fever. Edinburgh, 1822, in-8.

Campbell (W.). — A treatise on the epidemic puerperal fever, as it prevaled in Edinburgh in 1821-1822. With an Essay of the Dʳ Gordon, on the puerperal fever of Aberdeen, in 1789-1792. Edinburgh, 1822, in-8.

Scoutetten. — Mémoire sur l'anatomie pathologique du péritoine (Archives de médecine, 1823 et 1824, t. 3, p. 497 ; t. 4, p. 386 ; t. 5, p. 537).

David Davis. — Med. chir. Trans. Lond. 1823, t. XII.

Chaussier. — Périt. puerp., th. P., 1823.

Letellier. — Périt. puerp., th. P., 1824, n° 20.

Grayo. — Périt. des femmes en couches, th. P., 1824, n° 83.

Gaillard. — Péritonite puerp., th. P., 1824, n° 46.

Carpentier. — Péritonite puerp., th. P., 1824.

Gardien. — Traité complet d'accouchements, et des maladies des filles, des femmes, etc. Paris, 1824, t. 3, p. 349 et suiv.

Ribes (F.). — Exposé sommaire de quelques recherches anatomiques, physiologiques et pathologiques (Mémoire de la Société médicale d'émulation. Paris, 1817, t. 8, p. 604 à 674). — Recherches sur la phlébite (Revue médicale, Paris, 1825).

Senn. — Scarlatine des femmes en couches, th. P., 1825.

Filhol. — Périt. puerp., th. P., 1825, n° 19.

Majesté. — Fièvre puerp., th. P., 1825.

Paris. — Mal. aiguës des femmes en couches, th. P., 1825.

Ession. — Périt. puerp., th. P., 1825, n° 104.

Dubois (Félix). — Périt. puerp., th. P., 1825, n° 239.

Budin. — Périt. puerp., th. P., 1825.

Siebold. (A.-E.). — Versuch einer pathol. und therap. Darstellung der Kindbettfiebers. Francfort, 1826, in-8.

Beslay. — Périt. des femmes en couches, th. P., 1826, n° 82.

Pécharman. — Périt. puerp. aiguë, th. P., 1826, n° 140.

Velpeau. — Mémoires sur l'emploi des frictions mercurielles dans le traitément de la péritonite puerpérale. (Reveu médicale, 1827, t. 1, p. 5. 41; Archives de médecine, 1829, t. 19, p. 535). — Recherches et observation sur l'altération du sang dans les maladies (Revue médicale, 1826, t. 2, p. 440; t. 3, p. 68; t. 4, p. 212; 1827, t. 2, p. 216). Arch. méd., 1824.

Mêlier. — Journ. gén. de méd., 1829.

Luroth. — Th. de Strasbourg, 1827.

Husson et Dance. — Répertoire d'anat. et de phys., 1827.

Dronsart. — Th. agrég., 1826-1827.

Salles. — Périt. puerp., th. P., 1827, n° 17.

Grelat. — Périt puerp., th. P., 1827, n° 115.

Breschet. — Traité des mal. des artères et des veines, t. Ii.

Ménière. — Mém. sur les phleg. de la foss. iliaque. (Arch. 1828, t. XVII).

Duges (A.). — Mémoire sur la péritonite puerpérale. (Journal hebdomadaire de médecine. Paris, 1828 et 1830, t. 1 et 6).

Debregeas. — Périt., puerp., th. P. 1828, no 107.

Heurot. — Périt. puerp., th. P., 1828, no 155.

Bérard. — Métrite aiguë à la suite de l'accouch., th. P., 1828, no 63.

Mme Boivin. — Rech. sur une des causes les plus fréquentes de l'avortement, Paris, 1828.

Dance (J.-B.) — Essai sur la métrite aiguë puerpérale (thèse). Paris, 1824, in-4. — De la phlébite utérine et de la phlébite en général, considérées sous le rapport de leurs causes et de leurs complications. (Archives de médecine, 1828, t. 18, p. 473, et t. 19, p. 5, 161). — Observations sur plusieurs affections de l'utérus (Arch. de méd., 1829, t. 20, p. 521; t. 21, p. 190).

Andral. — Précis d'anat. path., 1829, t. II.

Boutillier du Retail. — Th. P., 1829, n° 160.

Maistre. — Phlébite utérine des nouvelles accouchées, th. P., 1829, n° 196.

Gooch. — An account of some of the most important diseases of Women. London, 1829, in-8.

Lugol. — Observations de péritonites puerpérales, receuillies à l'hôpital Saint-Louis (Journal des progrès des sciences médicales, 1829, t. 19, p. 187 à 230 .

Colon. — Péritonite guérie par les frictions mercurielles (Journal universel des sciences médicales. Paris, 1829, n° de sept.

Danyau (A.). — Essai sur la métrite gangréneuse th. P. 1829,

Collins. — Pract. treatise on midwifery, 1829.

Tonnellé. — Traitement de la fièvre puerpérale, et en particulier dos saignées locales en général, etc. (thèse), Paris, 1830, in-4. — Des fièvres puerpérales observées à l'hospice de la Maternité en 1829. (Archives générales de médecine. Paris, 1830, t. 22).

Legallois (E.). — Des maladies occasionnées par la résorption du pus (Journal hebdomadaire de médecine, Paris, 1829, t. 3, p. 166, 321). — Sur la fièvre puerpérale. Paris, 1830, in-8.

Nauche. — Mal. propres aux femmes, 1829.

Meckel le père. — (Arch. de 1829).

Turner (d'Edinbourg). — Transact. of the Edinb. med. et Soc., vol. III, 1829 .

Baudelocque (A.-C.). — Traité de la péritonite puerpérale. Paris, 1830, in-8.

Conquest (J.-T.). — Observations on the puerperal inflammation commonly called puerperal fever (The London medical and surgical journ. 1830, t. 5).

Hosack. — Horn's Archiv., 1831, t. IV.

Récamier. — Recherches sur les maladies puerpérales. (Revue médicale 1831, t. 1, p. 5, 176).

David. — Périt. puerp., th. P. 1831, n° 173.

Richelot. — Phlébite utérine, th. P., 1831, n₀ 163.

Schonlein. — Specielle path. und therapie. Wurzb., 1832.

Puntous. — Cas de péritonite puerpérale, suivie d'ascite et de perforation spontanée des parois abdominales. (Revue médicale. 1832, t. 2, p. 222).

Grille. — Périt. puerp. aiguë, th. P., 1832, n° 95.

Levesque. — Périt. puerp.; th. P., 1832, n° 32.

CONGET. — Phlébite utérine, th. P., 1832, n° 270.

PERREAU. — Phléb. puerp., th. P., 1832, n° 43.

VEST (V.). — Considérations sur la nature et les causes de la maladie appelée fièvre puerpérale, fondée sur des observations cliniques. Strasbourg, 1832.

RAIGE-DELORME. — Dict. en 30 vol. t. XXIV.

P. DUBOIS. — Dict. en 30 vol. t. XXVI, et Bull. de l'A. méd. 1858.

CHOMEL. — Dict. en 30 v. art. Péritonite, t. XXIII. — Art. Utérus, Dict. de méd., 2me éd., t. XXX, 1846.

NONAT. — Sur la métro-péritonite puerpérale compliquée de l'inflammation des vaisseaux lympatiques de l'utérus, Thèse Paris, 1832. — Bull. Soc. anat., 1846. Mal. de l'utérus, 1860.

CAMPBELL. — Syst. of midwifery, Edinb. 1833.

BOIVIN ET DUGÈS. — Mal. de l'utérus, 1833.

JAMET. — Périt. puerp. aiguë, th. P. 1833, n° 74.

DAVID. — Métro-périt., th. P. 1833, n° 188.

BURGUET. — Périt. puerp., th. P., 1833, n° 287.

BERTRAND. — F. puerp., th. P., 1833, n° 87.

LEE (R.). — Researches on the Pathology and Treatement of some of the most important diseases of women. Lond. 1833, in-8.

CRUVEILHIER (J.). — Anatomie pathologique du corps humain, 13e livraison contenant : Des maladies des femmes en couches en général, et du Typhus puerpéral en particulier, avec 3 planches coloriées, présentant les caractères de la maladie observée, pendant près de trois ans de pratique, à l'hospice de la Maternité (1830-1832).

BACON. — The Lancet. London, 1832.

BOSSU. — F. puerp., th. P., 1834, n° 136.

MAILLARD GONOD. — Périt. puerp. th. P., 1834, n° 16.

LARÉE. — Périt. puerp., th. P., 1834, n° 312.

PATOU. — Périt. puerp. th. P., 1834, n° 371.

RENON. — Phléb. utér., th. P., 1834, n° 86.

LEBOUTEILLIER. — Métro-périt. puerp., th. P., 1834, n° 108.

AUG. BÉRARD — Bull. Soc. anat. 1834.

SEYMOUR. — Illustrations of some of the principal diseases of the ovaria. London, 1834.

Berier-Fontaine. — Typhus puerpéral observé à la Maternité en 1831, Thèse, Paris, 1835, in-4.

Ozanam. — Hist. méd. des mal. épid. P., 1835.

Callius. — Practicale treatise of midwifery. Lond. 1835.

Chassaignac. — Bull. Soc. anat., 1835.

Ghérard. — Essai sur la phlegm. alb. dol., th. Strasb., 1835.

Debouche. — Périt. puerp., th. P., 1835, no 271.

Jumet. — Périt. épidémique, th. P., 1835, no 323.

Ringeissen. — Phléb. utérine, th. P., 1835, no 128.

Bright (R.). — Cases and observations illustrative of diagnosis when adhesions have taken place in the peritoneum (Medico-chirurgical Transactions of London. London, 1835, t. 19, p. 17h).

Duplay. — De la présence du pus dans les vaisseaux lympatiques à la suite de l'accouchement. (Archives de médecine, 2ᵉ série. Paris, 18.6, t. 10, p. 308).

Ladenèse. — Fièvre puerp., th. P., s836, no 327.

Périn. — Péritonite puerp , th. P. 1836, no 16.

Bonneviot. — Métro-périt. puerp., th. P., 1836, no 61.

Janet. — Métro-périt. puerp., th. P., 1836, no 112.

John. Clarke. — Essays, etc.

Dezeimeris. — Exper., t. III.

Moore (G.). — Inquiry into the pathology, causes and treatment of puerperal fever. London, 1836, in-8.

Alexander (J.). — Medical commentaries on puerperal fever. London, 1836, in-8.

Eisenmann (G.). — Die Kindbettfieber, ein naturhistor. Versuch, Erlangen, 1834, in-8. — Die Wund-fieber und die Kind-bettfieber, Erlangen, 1837.

Piotay. — Phlég. iliaque, th. P., 1837.

Gerdy et Velpeau. — Bull. acad. de méd., 1837.

Pieczynski. — F. puerp. épid., th. P., 1837.

Crespy. — Métro-périt. puerp., th. P., 1837.

Minguet. — Périt. puerp. aiguë, th. P., 1837.

Perrochaud. — Bullet. Soc. anat., 1837. Vigla. Bull. Soc. ant. 1837.

Lebatard. — th. P. 1838.

Mercier (L.-A.). — De la péritonite considérée comme cause de stérilité chez les femmes (Gazette médicale, 1838, p. 577).

Brun. — Métro- périt. puerp., th. P., 1838.

Egret. — Diag. de périt. puerp., th. P., 1838.

Masse. — Périt. puerp., th. P., 1838.

Charyau. — Périt. puerp., th. P., 1838.

Bourdin (Améd.). — Phlébite utérine, ses causes, th. P. 1828.

J. Frank. — P. 1038, t. II, p. 121.

Sidey. — Observation sur les rapports qui existent entre la péritonite puerpérale et quelques autres affections inflammatoires qu'on observe souvent en même temps. (Gazette médicale. 1839, p. 74).

Grisolle. — Arch. de médecine, 1839.

Duparcque. — Mal. de la matrice. P., 1839.

Munchmeyer. — Hufeland's Journal des practischen, juin 1839.

Gressot. — F. puerp. épid., th. P., 1839.

Goudot. — Métrite puer., th. P., 1839.

Pouzet. — Métro-périt. puerp., th. P., 1839.

Juibin. — Périt. puerp., th. P., 1839.

Arthault. — Périt. puerp., th P., 1839.

De Gislain. — Périt. puerpérale, th. P., 1839.

Ferguson (R.). — Essays on the most important diseases of women, Part. 1, puerperal fever. London, 1839, 1 vol. in-12.

Voillemier. — Histoire de la fièvre puerpérale qui a régné épidémiquement à l'hopital des Cliniques pendant l'année 1835. (Journal des connaissances médico-chirurg., Paris, 1840).

Robiquet. — Périt. puerp. épidémique, th. P., 1840.

Bessières. — Phlébite utérine, th. P., 1840.

Dufoux. — Phlébite utérine, th. P., 1840.

Helm (Th.). — Traité des maladies puerpérales. Paris, 1830, in-8.

Raciborski (A.). — Histoire des découvertes relatives au système veineux envisagé sous le rapport anstomique, physiologique, pathologique et thérapeutique (Mémoires de l'Académie de médecine. Paris, 1841, t. 9, p. 447 et 654).

Velpeau 1841. — Abc. de la région iliaque. Leç. de clin. chirurg.,

Triponel et Panien. — Th. P., 1841.

Bouillaud. — Traité des mal. de cœur, 1841.

Nunneley. — Treatise on the nature, causes and treatment oferysipelas. London, 1841.

Brun. — Péritonite pnerpérale, th. P., 1841.

Bourdon (H.). — Notice sur la fièvre puerpérale et sur ses différentes formes observées à l'Hôtel-Dieu de Paris en 1840. (Revue médicale, Paris, 1841, t. 2, p. 348). — Tumeurs fluctuantes du petit bassin in Revue méd. 1841.

Rigby. — British and Foreign. med., Review, 1842.

Jackson. — American Journal of medical science, 1842.

Cossy. — Mém. de la Soc. méd. d'Observation, 1842, t. III.

Canivet. — De la f. puerp., th. P., 1842.

Pichery. — Phlébite utérine, th. P., 1842.

Mena. - Phléhite utérine, th. P., 1842.

Lasserre (J.-B.-H.). — Recherches cliniques sur la fièvre puerpérale, faites à la Maternité. Thèse, 1842.

Lubanski. — Annales d'obstétrique, 1842. Biblioth. du méd.pratic. 1843, t. I.

Oke (De Southampton, — Provincial méd. and. surgical Journ. 1842.

Benoit. — Périt. puerp., th. P., 1843.

Tardieu. — Des terminaisons diverses de la phlébite, th. P., 1843.

Churchill. — Dubl. Journ., 1843, Paris).

Bouchut (E.). — Etudes sur la fièvre puerpérale (Gazette médicale de Paris). 1844, p. 85, 101, 149.

Deville. — Arch. med., 1844, t. V.

Duorest. — Recherches sur une production osseuse à la surface du crâne chez les femmes mortes en couches (Mémoires de la Société médicale d'Ob. Paris, 1844, t. 2, p. 381 à 432).

Hermann Vanders. — Febris lactaa puerperarum, Herbipoli, 1844,

Litzmann. — Das kindbettfieber, 1844.

Marchal (de Calvi). — Thèse concours pour l'agrég., 1844.

Chéreau. — Mal. des ovaires, 1844.

Verjus. -- Th. P., 1844.

Boudet. — Gaz. méd., 1844.

Moreau (Alexis). — Recherches sur la fièvre puerpérale épidémique observée à la Maternité de Paris en 1843 et 1844, thèse Paris, 1844, in-4.

Lagrange. — De la métrite et de la phlébite utérine, th. P., 1844.

Duplaa. — De la périt. puerp., th. P., 1844.

Nogaret. — De la périt. puerp., th. P., 1844.

Béhier. — Infl. des épid. sur les mal., th. concour agrég., 1844.

Besançon (E.-M.-V.). — De la fièvre puerpérale, Thèse. Paris, 1844, 1844. in-4.

Helm. — Monographie der Puerperalkrankheiten, Zurich, 1845.

Bidault et Arnoult. — Gaz. méd., 1845.

Botrel. — Mémoire sur l'angioleucite utérine puerpérale (Archives de médecine, 1845, 4ᵉ série, t. 7, p. 416; t. 8, p. 1, 129).

D. Arcet (Félix). — Recherches sur les abcès multiples et sur les accidents qu'amène la présence du pus dans le système vasculaire, suivies de remarques sur les altérations du sang. Paris, 1845, in-4.

Hersent (E.-E.). — Recherches sur la composition du sang dans les fièvres puerpérales. Thèse Paris, 1845, in-4.

Dupont. — De la fièvre puerp., th. Paris, 1845.

Duval. — De la fièvre puerp., th. P., 1845.

Bole. — Métro-périt. puerp., th. P., 1845.

Léveillé. — Périt. puerp., th. P., 1845.

Hugener. — Périt. épid., th. P., 1845.

— Compendium de méd., 1845. Monneret et Fleury.

Ducret et H. de Castelneau. — Recherches sur les cas dans les quels on observe des abcès multiples, et comparaison de ces cas sous leurs différents rapports. (Mémoires de l'Académie de médecine, Paris, 1846, t. XII, p. 1 à 151).

Paddie. — North. Journ. of medicine, 1846.

Jacquemier. — Traité d'accouchements, Paris, 1846.

Monnot. — Abcès foss. ilia., th. P., 1846.

Rokitansky. — Handbuch der pathologischen anatomie. Wien, 1846.

Maquet. — Bullet. Soc. anat., 1846, p. 171.

Bouillaud. — Traité de nosogr. méd. Mal. infect., t. V, p. 7, 1846.

Bureau. — De la fièvre puerpérale, thèse Paris, 1846, in-4.

Clopin. — Périt. puerp. th. P., 1846, no 37.

Girouard. — Périt. puerp. th. P., 1846, no 75.

Quinquandon. — Rérit. puerp. th. P., 1846, no 69.

Dufresne (Éd.). — De la fièvre puerpérale, th. P., 1846 in-4.

RIBAUD. — Périt. puerp. th. P., 1846, no 81.

VERNAY — Fièvre puerp. épidémique, th. P. 1846 no 124.

LE RAY. — De la fièvre puerpérale. Thèse. Paris, 1846, in-4.

MAIL. — Dissertation sur la fièvre puerp. Thèse Paris, 1846, in-4.

LEFEBVRE (Aug.). — De la fièvre puerp. Thèse Paris, 1847, in-4.

WILLEMIN. — Métrite puerpérale idiopathique et sa complication
    avec les phlegmons pelnéus. (Arch. de méd. 1847), 1847.

W. TRIPE. — Gaz. méd. 1847.

PÉLAYO — Gaz. méd. 1847, mort subite.

OZOUF (A. Th.). — De la fièvre puerp. Thèse. Paris, 1848, in-4.

CARRIER. — Périt. puerp. th. P. 1847 no 174.

COLIN. — Étude de la surface int. de l'utérus dans le f. puerp. th.
    P. 1847, no 229.

DULAVOUER. — De la périt. puerp. th. P. 1847 n° 166.

LACAZETTE. — Métrite puerp. et phlébite utérine th. P. 1847.

DEFOLLEVILLE. — De la fiièvre puerpérale considérée sous le rap-
    port de la prophylaxie. Thèse. Paris, 1847, in-4.

TRASK. — Amer. journal of méd. sciences, janv. et avril 1848.

BAUDRY. — Périton. puerp. th. P. 1848 n° 77.

GAUDIN DE LA CAFFINIÈRE. — De la métrite th. P. 1848. n° 59.

BOGROS. — Phleb. utérine th. P. 1848.

MASSON. — De la coïncidence des épidémies de fièvre puerpérale et
    des épidémies d'érysipèles, de l'analogie et de l'identité de
    ces deux maladies. Thèse, Paris, 1849, in-4.

DÉHAGUE (A.-E). — De la fièvre puerp. thèse Paris, 1840, in-4.

GILSON. — De la fièvre puerpérale, thèse, Paris, 1849, in-4.

VERNAY (E.). — De la fièvre puerpérale épidémique, Thèse Paris,
    1849, in-4.

SÉDILLOT (C.). — De l'injection purulente ou pyohémie, Paris, 1849,
    in-8, avec Campbell. th, 1849.

WIEGER. — Des moyens prophylactiques mis en usage au grand
    hôpital de Vienne, contre l'apparition de la fièvre puerpé-
    rale, (*Gazette médicale de Strasbourg*. 1849).

ARONDEL. — Du traitement de la périt. puerp., th. P., 1850, n o 46.

FAYE. — État hygiénique de plusieurs hôpit., etc. Un. méd. 1850.

GUBLER. — Union méd., 1850.

DUHAMEL. — Considérations sur la fièvre puerpérale et sur les rapports pathologiques qui existent entre les mères affectées de cette maladie et leurs enfants. Thèse Paris, 1850, in-4.

KIWISCH. — Phlebite Klin. Vortr. I. Uebrige literatur bei Puchelt, l. c., p. 116.

LECOMTE (O.). — Sur le traitement de la fièvre puerpérale (Union médicale. Paris, 1851, p. 70, 86, 90, 94).

ARNETH. Note sur le moyen employé par M. Semmeliveis pour empêcher le développement des épidémies de fièvre puerpérale dans l'hospice de la Maternité de Vienne. (Annales d'hygiène publique. Paris, 1751, t. 45, p. 281.

VIRCHOW. — Arch. für pathologische Anatomie. 1851, t. XXII.

CHAVANNE.— th. P., 1851.

BONNET. — Gaz. méd. de Lyon, 1851.

MIGNOT.— Th. P., 1851.

GAUTHIER.— Du frisson dans l'état puerp., n° 235.

JOURB (Am.). — Sur l'insalubrité relative des hôpitaux, eu égard au traitement des maladies chirurgicales, et des meilleures conditions de salubrité des lieux destinés au traitement des maladies chirurgicales. Thèse Paris, 1852.

Alexie CHAVANNE.— Gaz. méd., 1852.

BRAUN. — Klinik der Geburtshilfe u. Gynäkologie Erlang., 1852.

KIKES. — Medical Times and Gazette, for March 1852.

CABOY. — De la fièvre puerpérale, Thèse, Paris, 1853, in-4.

KEITH. — Union méd. 1853. Mort subite.

DECOURCELLE (M.-C.-H.). — Quelques considérations sur les causes et le traitement de la fièvre puerpérale à l'état sporadique, Thèse, Paris. 1853, in-4.

MALGAIGNE.— Bull. officiel du minist. de l'int., 1854.

DESTIVAL. — Des mal. des femmes après l'accouchement, th. P. 1854.

SIMPSON. — Gaz. hebd., 1854.

H. MECKEL. — Annalen der Charité. v. 2, 1854. Vergl. übrigens die Literatur die Puerperalfiebers.

ABEILLE. — Phlegmon rétro-péritonéal, Gaz. hôpit., 1854.

CHURCHILL. — Cases in midwifery, etc., paralysies puerp., 1854.

LORAIN (Paul). — La fièvre puerpérale chez la femme, le fœtus et le nouveau-né Paris, 1855, in-4 de 204 pages. — Soc. méd.

des hôpitaux, 1867. — Cours scientif., 1870. — Soc. méd. des hôpit. — Art. Epidémies, Dict. de Jaccoud, t. XIII, 1870.

HECKER. — Deutsche Klinik, 1855.

STHROLL. — Union méd., 1855.

GOSSELIN. — Leçons (Union méd., 1855).

REQUIN. — Éléments de path. méd., 1856.

CHARCOT. — Mém. Soc. de biol., 1855 et Gaz. hebd., 1858. Phlébite puerp.

CHARRIER (A.). — De la fièvre puerpérale, épidémie observée en 1854 à la Maternité de Paris. Paris, 1856, in-4.

LEBERT. — Traité d'anat. path. 2e partie et livre VI.

LEBORGNE (A.-R.). — Quelques observations recueillies dans une épidémie de fièvre puerpérale, Thèse Paris, 1856.

MAILLIART (E.-V.) — De l'état puerpéral et de son influence sur les maladies, Thèse Paris, 1856.

MAC CLINTOCK. — Dubl. Jour., 1856, et Arch. méd., 1857.

SIMPSON (I.-Y.). — The obstetric memoirs and contributions, Edinburgh., 1856, Pathology of the puerperal state, t. 2., p. 1 et suiv. Monatsch. für Geburtskunde, 1858.

ROMBEAU. — Etudes faites à l'Hôtel-Dieu sur les femmes en couches. Paris, 1856.

ZANDICK. Etudes sur la fièvre puerpérale épidémique, et en particulier sur l'épidémie qui a regné à Dunkerque, de juin 1854 à mars 1855, Paris, 1856, in-8.

LEPETIT. — De la fièvre puerpérale, épidémie observée en 1856 à l'hôpital des Cliniques et à l'Hôtel-Dieu. Th. P., 1856, in-4.

PIEDAGNEL. — Moyen préservatif de la fièvre puerpérale (Union médicale, Paris, 1856, p. 588).

BARKER. — De l'usage du veratrum viride dans la fièvre puerpérale (Gazette hebd. de méd., Paris, 1857, t. 4, p. 881).

LOTZ (DE). — De l'état puerpéral considéré comme cause d'endocardite ; rapport de M. Bouilland (Bulletin de l'Académie de médecine, Paris, 1857, t. 22, p. 744.).

MONNERET. — Traité de path. génér. t. II, P. 1857, et Path. int. Paris, 1866.

BARBRAU (E.-A.-F.). — De la metro-péritonite puerpérale et de son traitement par le sulfate de quinine à haute dose, Thèse Paris, 1857.

AUBRAYE. — Rech. sur quelques cas de fièvre puerp. (épidémie de Caen), th. P., 1857.

DUMONTPALLIER. — De l'infection purulente et de l'infection putride à la suite de l'accouchement. Thèse Paris, 1857, in-4. Soc. de biol., 1858.

TARNIER (Stéphane). — Recherches sur l'état puerpéral et sur les maladies des femmes en couches. Thèse Paris, 1857, in-4.

BILLOIR. — De la phlébite utérine puerp., Thèse Paris, 1857, in-4.

ROBIN. — Soc. de biol., 1857. Muqueuse utérine.

GALLARD. — Qu'est-ce que la fièvre puerpérale ? Paris, 1857, in-8, extrait de l'Union médicale.

JACQUEMIER. — Etude et discussion sur la fièvre puerpérale (Gazette hebdomadaire de médecine), 1857, t. 4, p. 857 ; 1858, t. 5, dans divers numéros, des pages 145 à 482.

DOR (H.) — Epidémie de fièvre puerpérale à Prague. (Gazette hebdomadaire de médecine, 1858, t. 5, p. 146).

VIRCHOW. — Etudes sur les maladies puerpérales qui ont régné à la Charité de Berlin (Gazette hebdomadaire de médecine, 1858, t. 5, p. 516).

WROTNOWSKI (J.). — De la fièvre puerp. Thèse Paris, 1858, in-4.

HÉLOT (Ch.). — De la fièvre puerpérale. Thèse Paris, 1858, in 4.

LETIÉVANT. — (Epidémie de Lyon), th. P., 1858, n° 292.

PRUNIÈRES. — Des accidents bilieux et inflammatoires qui compliquent les suites de couches.

MATTEI. Etudes sur la nature et le traitement des fièvres puerpérales, des résorptions purulentes et des résorptions putrides, Paris, 1858, in-8 de 51 pages. — Essai sur l'accouchement physiol, P., 1853.

MURPHY (W). — De la fièvre puerpérale, trad. de l'anglais par Gentil, Paris, 1858, in-8, 32 pages.

BÉHIER (J.) — Etude sur la maladie dite fièvre puerpérale. Lettres adressées à M. le professeur Trousseau, Paris, 1858, in-8 de de 204 pages. (Ext. de l'Union méd.) Clinique de la Pitié, 1864.

PIDOUX. — Notes sur la fièvre puerpérale, à l'occasion des débats académiques, (Ext. de l'Union méd., 5 juin 1858 et suiv.).

Aran. — Mal. de l'utérus, 1858.

Auber (Edouard). — De la fièvre puerpérale devant l'Académie impériale de médecine de Paris, et des principes du vitalisme hippocratique appliqués à la solution de cette question. Paris, 1858, in-8 de 110 pages.

Fleury (L.). — La fièvre puerpérale et l'Académie impériale de médecine. Paris, 1858, in-8.

Tarnier (Stéphane). — De la fièvre puerpérale observée à l'hospice de la Maternité, Paris, 1858, in-8 de 208 pages. Gazette des hôpit., 1865.

Mordret (A.-E.). — De la mort subite dans l'état puerpéral (Mémoires de l'Académie impériale de médecine, Paris, 1858, t. 22, p. 153 à 330).

Moynier. — Mém. sur les morts sub. dans l'état puerp. P. 1858.

Trébuchet. — Bull. Acad. de méd. 1858, t. XXIII.

Scanzoni. — Traité des mal. des org. génitoux de la femme, 1858, trad. Dor et Socin.

DE LA FIÈVRE PUERPÉRALE, DE SA NATURE
ET DE SON TRAITEMENT

(Communications à l'Académie de médecine par MM. Guérard, Depaul, Beau, Piorry, Hervez de Chégoin, Paul Dubois, Cruveilhier, Danyau, Cazeaux, Bouillaud, Velpeau, J. Guérin. Paris, 1858.)

Virchow. — Gaz. hebdom., 1858, t. v. p. 516.

Hardy et Béhier. — Traité élémentaire de path. int., P., 1858.

Lécorché. — Des altérations de la vision dans la néphrite albumineuse (mal. de Brigth), th. P., 1858.

Féréol. — Th. P., 1859.

Larcher. — Arch, gén. de méd.. 1859.

Buhl, Bayer. — Arztl. Intelligenzbl., 1859, und Klinik der Geburtskunde.

Worms. — Gaz. hebdom., VI, 18, 1859.

Siredey. — De la périmétrite, th. P., 1860.

Becquerel. — Mal. de l'utérus.

Témoin. — Th. sur une épid. de f. puerp. à la Maternité, 1868.

Caron. — Quelques réflexions sur l'état puerpéral et sur deux phlegmons : métrite et métro-péritonite, th. P., 1860.

Dupuis. — De la f. puerp., th. P., 1860, n⁰ 11.

Luys. — Doit-on admettre une f. puerp.? th. agrég., 1860.

Lequette. — Rapports entre la phys. et la path. de la femme pendant l'état puerp., th. P., 1860, n° 57.

Métivier. — Aperçu sur la nature de la f. puerpérale.

Oscar Commenge. — Considérations sur la métro-périt. puerp. (Epidémie de Cochin. 1853); th. P., 1860.

Aran. — Conf. cliniques sur les maladies des femmes, P., 1860.

Wieland. — Retrait de l'utérus après accouch. th. P., 1860.

Bernutz et Goupil. — Cliniq. méd. sur les mal. des f., P., 1860.

Imbert-Gourbeyre. — Mém. Acad. de méd., 1861. Paralysie puerp.

Pihan-Dufeillay. — Union méd., 1861.

Santon. — Du phlegmon périutérin, th. Strasb., 1861.

Chailly-Honoré. — Traité prat. de l'art des accouch. th. P., 1861,

Denham. — On the recent epidemig of puerperal fever in Dublin (Dublin journ. 1862).

Virchow. — Arch. d'anat. path., 1862, t. XXIII.

Pajot. — Gaz. des hôpit., 15 avril 1862.

Husson. — Études sur les hôp., 1862.

Durand-Fardel. — Arch. 1862.

Lancereaux. — Gaz. médicale, 1862.

Sieffermann. — Description d'une épid. de f. puerp. à Strasbourg, th. Strasb., 1862,

Debraille. — De la f. de lait, th. P., 1862.

Guéniot. — Éruptions chez les femmes en couches, th. P., 1862.

Grisolle. — Traité de path. int., P., 1862.

Chalvet. — Des désinfectants, etc. Mém. del'Acad. de Méd., 1863.

Bristow et Holmes. — The sixth report of the medical officer o, the privey council, 1863.

Charpentier. Des accidents fébriles qui surviennent chez les nouvelles accouchées, th. P., 1863.

Lefranc-Lavallée. — De la f. puerp., th. P., 1863, n 152.

Blot. — Ralent. du pouls dans l'état puerp. Mém. lu à l'Acad. de méd., juill. 1863.

Mory. — De la prétendue fièvre de lait, th. P., 1863.

Patenotre. — De l'emploi du collodion riciné, contre la périt. aiguë. (Union méd. 1863).

Ch. Robin. — Sur les états de virulence et de putridité de la substance organisée. (Mèm. lu à la Soc. de biol. en 1863).

Foerster. — Handbuch des pathologischen anatomie, Leipzig. 1863, zw., aufl. p 445.

Bucquoy. — Th. agrég., Paris 1863.

Tarnier. — Mém. sur l'hyg. des fem. en couches, 1864.

Graldès. — Bull. Soc. de chrirurg., 1864.

Hubert. — (Gaz. méd., 1864.)

Béhier. — Clinique médicale, 1864.

Bennett. — Traité de l'inflam. de l'utérus, 1863.

Vast. — Th. sur l'endoc. ulcér., 1864.

Labéda. — Th. P., 1865.

Jounia. — Gaz. hôpit., 1865.

Hervieux. — Gaz. méd., 1865.

Douenel. — Rech, sur les phén. abdom. provoq. par quelques mal. aiguës générales chez les femmes en couches.

Feuillet. — Des arthrites du bassin qui surviennent pendant la grossesse et après l'accouchement.

Vacher. — Étude statistique sur la mortalité en 1865.

Mac'Clintock. — Union méd., 1866, 4e vol.

Niemeyer. — Path. int., 1866.

Guyon. — Revue critique. Arch. de méd , 1866, t. VII.

Le Fort. — Des maternités, P., 1866.

Lauth. — Études sur les Maternités. ann. d'hyg. 1866, t. XXVII.

Churchill. — Mal. des femmes, trad. franc. 1866. Discussion sur l'hygiène des Maternités, Soe. de chir., 1866, Bull.

J. Simon. — Mal. puerp.th., agrég., 1866.

Jacquemier. — Manuel des accouchements, Paris 1866, art. métropéritonite, t. II.

Gouraud. — Mal. épid., th. grég. 1866.

Gallard. — Union méd., 1866.

Courty. — Mal. de l'utérus., P. 1866.

Duncan (d'Édimbourg). — Mortalité puerpérale dans ses rapports avec l'âge de la femme, (Ann. d'hyg. publ., 2e sér. t. XXVI.

Briand. — De l'emploi de la glace dans le traitement des suites de couches, th. P., 1866.

Graciette. — Périn., th. P., 1866.

Valleix. — Guide du médecin praticien, revu par Lorain, 1866.

Paris. — Th. P., 1866.

Bernutz. — Étude sur le phlegmon des lig. larges, P., 1866.

Boggs. — Phlegmasie de la matrice, th. P., 1866.

Ball. — Th. agrég., 1866.

Martineau. — Th. agrég. sur les endocard., 1866.

Pacaud. — De la nature de la f. puerp. et de son trait., th. P., 1866, n° 5.

Delore. — Hygiène des Maternités, 1866.

Isambert. — Mal. gén. et mal. locales, th. agrég. 1866.

Trélat. — Annales d'hygiène, 1867.

Hervieux. — Étiologie et prophylaxie des épidém. puerp. — Gaz. méd., 1865.— Gaz. méd., 1867.— Bul. thér., 1867.— Union méd., 1867. — Gaz. hôpit., 1867. — Périt. généralisée d'emblée, Gaz. hôp., 1868.

Gueneau de Mussy. — Arch. de méd., t. X, 6ᵉ série.

Vaille. — Du rhumatisme puerp., th. P., 1867.

Ragot. — Des accouch. à l'hôp. S.-Ant. en 1867, th. P., 1867.

Cazeaux. — Traité d'accouchements revu par Tarnier, 1867.

Lemaire. — Acad. des sc., 1867.

de Ranse. — Gaz. méd., 1868 et 69.

Ern. Besnier. — Rapport sur les mal. régnantes. Union méd., 1867, p. 116. — Union méd., 1869, etc.

Semmelweis. — Étiol. et prophyl. de la f. puerp. Arch. gén. de méd. 5ᵉ série, t. XIX.

Pelvet. — Anévrysme du cœur, th. P., 1867.

Chappot. — Montée du lait après l'accouchement, th. P., 1867.

Maringe. — Des paraplégies puerp., th. P., 1867.

Monneret. — Clinique de la Charité (Union médicale 1667)· État puerpéral.

P. Chalvet. — Note sur les altér. des humeurs par les matières dites extractives. (Soc. de biol., 1867,) dans Mém. 1869.

Thierry. — Th. P., 1868.

Hecker. — Monat. für Geburs. avr. 1868.

Hémey. Recherches sur le pouls pendant les 15 jours qui précèdent ou qui suivent l'accouchement (Arch. gén. de méd. Août 1868).

Frarier. — Thèse P. 1868.

Roque. — De la f. puerp., th. P., 1868, n° 107.

Français. — Du frisson dans l'état puerp., th. P., 1868.

Choisity. — Phlegmon des ligaments larges, th. P., 1868.

Cornil. — Des différentes espèces de néphrites, th. agrég. 1869.

Decornière. — Th. P., 1869.

Hipp. Bourdon, Lorain, Hervieux, Ed. Labbé, Dumontpallier, Hérard, Guyot, Moutard — Martin, Moissenet, Delasiauve, Chauffard, Lailler, Laboulbène, Gallard, Millard, Isambert, Peter, Boucher de la Ville-Jossy, Empis, Blachez, Bucquoy, Mesnet. (Soc. méd. hôp., 1869.)

Fodéré. — Des arthrites pelviennes consécutives à l'accouchement, th. P., 1869.

Hoheb. — De la fièvre puerp., th. P., 1869, n₀ 155.

Nonat. — Traité pratique des mal. de l'utérus, P., 1869, 2ᵉ édit.

Camille Lefort. — Études cliniques sur la temp. et le pouls chez les nouvelles accouchées, th. Strasb., 1869.

Jules Fontaine. — Étude sur les injections utérines après l'accouchement, th. P. 1869.

Eug. Martin. — Épid. de fièvre puerp., th. P., 1869.

Bucquoy. — Leçons sur les mal. du cœur, P. 1869.

Peter. — Gaz. hôp., 1869.

Hervieux. — Traité clinique et pratique des mal. puerp. suites de couches. Bulletin thér., 1864.

Lucas Championnière. — th., 1870.

Ollivier. — Note sur une cause peu connue des mal. organiques du cœur et sur la pothogénie de l'hémiplégie puerpérale (Soc. biol., 26 décembre 1868, Gaz. méd. 1870, p. 83). — Nouvelle note sur l'endocardite puerp. Soc. biol., 1869 ; Gaz. méd., 1870.

Braunberger. — Essai sur les manifestations rhumatoïdes de la puerpéralité, th. P., 1870.

P. Lorain. — Le pouls, ses variations et ses formes diverses dans les maladies. P. 1870.

Jaccoud. — Traité de path. interne, t. II, 1871, art. Péritonite, p. 375.

Floquet. — De la métro-péritonite puerp., th. P., 1871.

M. d'Espine. — Contribution à l'étude de la septicémie puerpérale (Arch. de méd. 1872).

INDEX BIBLIOGRAPHIQUE

DES PRINCIPAUX TRAVAUX PUBLIÉS SUR LE POIDS, LA TEMPÉRATURE ET LE PUERPÉRISME INFECTIEUX CHEZ LES NOUVEAUNÉS.

HIPPOCRATE. — Lib. III. (Aph 24, et t. IV, p. 430.) trad. Littré.

UNDERVOOD. — Mal. des enfants, 1723, p. 189.

BUFFON. — Hist. nat. de l'homme, 1749, t. II, p. 447.

ROSEN. — Traité des mal. des enfants, P., 1778.

HAMILTON. — Edinb. 1785.

MARWEL GARTHSHORE. — (Médec. de Londres). Méd. communic. t. II. 1785. (cité dans la th. de Duhamel).

Dʳ O'DONOVAN. — Érysipèle épid.

SAUVAGES. — Nosographie méthod.

DUGÈS. — Th. vinaug., 1821.

W. EDWARDS. — De l'influence des agents physiques sur la vie, 1824, p. 132.

SCHWARTZ. — Erziehungslehre, t. III, p. 414, traité d'éducation.

BURDACH. — Phys., t. IV.

QUÉTELET. — Recherches sur le poids de l'homme aux différents âges. Ann. d'hyg., 1ʳᵉ série, 1833, t. X, et essai sur l'homme, 1835, t. II, p. 28.

ELSASSER. — (Stuttgard). Annuaire de Schmidt, t. VII, p. 315. Dict. en 30 vol., art. Érysipèle.

BERNDT. — Analecten über kinderkrankheiten. Band 11, s 27, 1834.

BILLARD. — Traité des mal. des enfants, P. 1833 et 1837.

DELWART. — (Annal. Soc. encycl. des sc. méd. de Bruxelles, 1839).

HUNEFELD. — Journal für prakt, chemie, 1839, t. XVI, p. 206.

CUCUEL. — Péritonite accidentelle chez le nouveau-né, th. P. 1839.

ROBIN. — Périton. acciden. chez le nouveau-né, th. P., 1839.

TROUSSEAU. — Journ. de méd., 1844. Clinique de l'Hôtel-Dieu, 1868, dernière édition. Arch. de méd.

Henri ROGER. — Arch. gén. de médecine, 1845, t. VI. Séméiotique des mal. de l'enfance, 1864.

SCHIDLER. — Gaz. méd. hebd. d'Autriche. Analogies et rapports qui existent entre les états vitaux physiol. et path. des fem. en couches et des enfants nouveau-nés (cité par Danyau à l'Académie en 1858).

HOFFMANN. — Nouveau journ. d'accouch. et de mal. des femmes, Berlin, t. XXVI, p. 145.

SIMPSON. — Peritonitis beim fœtus. Medical and surgical journal, oct., 1838. Edimb.

DUHAMEL. — Considérations sur la f. puerp., sur les rapports pathologiques qui existent entre les mères affectées de cette maladie et leurs enfants, th. P., 1850.

DURAND, (Victor-Charles). — De l'érysipèle des nouveau-nés, th. P., 1850.

MULLER'S. — Arch. für anat. und phys., 1851, p. 136.

BOUCHUT. — Mal. des enf. nouveau-nés, P., 1852

HUETER de Marboug. — (Neue Zeitschr. f. Geb. XXXI et XXXII, 1851, 1852, Mal. puerp. des nouveau-nés.

LORAIN. — De la f. puerp. chez la femme, le fœtus et le nouveau-né, th. P., 1855.

MOORE. — Journ. of med. science, 1855, t. XX, p. 88.

GAVARRET. — De la chaleur produite par les êtres vivants, 1855.

BELLETRE. — (Schmidt, t. IV, 1855.)

MEYNET. — Th. P., 1857.

MARTINS. — Journ. de phys., I, 1858.

MALGAIGNE. — Traité d'anat. chir., 2o édit., 1859.

BARTSCH. — Obs. sur le chang. de subst. des nouveau-nés. Marb., 1859, p. 6.

BRESLAU. — Sur les changements de poids des nouveau-nés. Mém. de la Soc. méd. chir. de Zurich, 1860.

VON SIEBOLD. — Sur les rapports entre les poids et la longueur des nouveau-nés. Revue mensuelle d'accouchements et des mal. des fem. Berlin, t. XV, p. 337.

HAAKE. — Sur les changements de poids des nouveaux-nés. Revue mens., t. XIX, p. 339.

MAC-CLINTOK.—Dublin, Quart. Jour., mai 1861. Températures à la
naissance.

BARRIER. — Maladies de l'enfance, p. 1861.

SUE. — Mém. des savants étrangers, t. II, p. 472.

HECKER et BUHL.—Él. de clinique obstétricale. Observation et rech.
faites à la Matern. de Munich, avec 9 tableaux, lith. Leipzig,
1861. (Analy. dans le t. CXXXVII, du Canstatt en 1867.) *ou*
(Schmidt, t. CXXVI, p. 139, et t. CXXXIX, p. 344) *ou*
(Canstatt, t. II, p. 13, 1861 et 1862, t. IV).

BOERENSPRUNG — Monatsch für Geburstskunde, 1862

WINCKEL (de Berlin). — Monatschrift für Geburtskunde und
Frauenkr., 1862. (Analy. dans Union méd., 1863.)

HAACK (de Leipzig), sur les changements de poids du nouveau né.
Revue mensuelle des maladies des femmes et de l'accouchement, 1862, t. XIX, p. 340.

Natalis GUILLOT. — Union méd., 1862, p. 61 à 65.

SCHRŒDER. — (Arch. Virchows, t. XXXV.)

BOUCHAUD. — De la mort par inanition et études expérimentales sur
la nutrition chez le nouveau-né. Th. P., 1864.

JACQUEMIER. — Dict. encycl. des sciences méd. P., 1864, t. X, art.
allaitement, p. 268.

MARTIN. — De l'érysipèle. Th. P., 1865.

DUNCAN (d'Edimbourg). — Poids et volume du nouveau-né en rapport avec l'âge de la mère. (Annal. d'hygiène, 1865, 2ᵉ série,
t. XXIV).

TROUSSEAU. — Clinique méd., 1855, t. III, p. 145.

HECKER. — Sur le poids et la taille des nouveau-nés dans leur rapport avec l'âge de la mère. Recueil mensuel d'accouchements,
septembre 18 6

Henri BERGERON. — Epidémie de gangrène de l'ombilic th. P. 1866.

LOMBARD (de Genève), 1866. Quelques réflexions sur l'éducation
physique.

ALLIX. — Etude sur la physiologie de la première enfance, th. P.,
1867.

ODIER et BLACHE. — Quelques considérations sur les causes de la
mortalité des nouveau-nés et sur les moyens d'y remédier.
(Acad. de méd., 1866 et Soc. de biol., 1867.)

Bouchut. — Traité pratique des maladies des nouveau-nés, 1867,
3ᵉ édit.

Fonssagrives. — Entretiens familiers d'hygiène, P., 1867.

Coudereau. — Rech. phys. et physiol. sur l'aliment. des enfants,
th. P., 1869.

Sautarel. — De l'examen du poids du corps comme moyen de con-
trôle clinique, th. P., 1869.

R. Lépine. Note sur la température des nouveau-nés. Soc. biol.,
1869, p. 208.

Andral. — Température des nouveau-nés. Communication à l'Académie des sciences. 18 avril 1870 (Gazette hebdom. de De-
chambre, 1870.

TABLE DES MATIÈRES.

DEUXIÈME PARTIE.

A. PARENT, imprimeur de la Faculté de Médecine, rue Mr-le-Prince, 31.

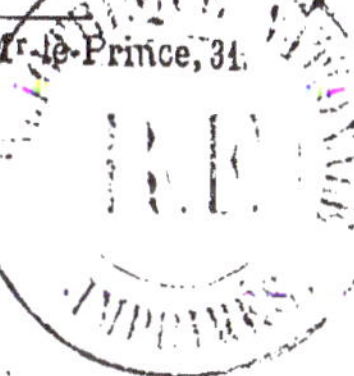